泌尿外科疾病治疗与检验技术

马林 / 牛鑫 / 郑海波 / 孙启娥 / 于光彩 / 樊国栋 主编

天津出版传媒集团
天津科学技术出版社

图书在版编目（CIP）数据

泌尿外科疾病治疗与检验技术 / 马林等主编 . -- 天津 : 天津科学技术出版社 , 2024.4

ISBN 978-7-5742-2051-5

Ⅰ . ①泌… Ⅱ . ①马… Ⅲ . ①泌尿外科学－诊疗

Ⅳ . ① R69

中国国家版本馆 CIP 数据核字 (2024) 第 086459 号

泌尿外科疾病治疗与检验技术

MINIAO WAIKE JIBING ZHILIAO YU JIANYAN JISHU

责任编辑：李 彬

责任印制：兰 毅

出　　版：天津出版传媒集团 / 天津科学技术出版社

地　　址：天津市西康路 35 号

邮　　编：300051

电　　话：（022）23332377

网　　址：www.tjkjcbs.com.cn

发　　行：新华书店经销

印　　刷：天津市宏博盛达印刷有限公司

开本 787×1092 1/16 印张 17.625 字数 350 000

2024 年 4 月第 1 版第 1 次印刷

定价：70.00 元

编委会

主　编：马　林　枣庄市妇幼保健院
牛　鑫　枣庄市妇幼保健院
郑海波　滕州市中心人民医院
孙启娥　枣庄市峄城区古邵镇中心卫生院
于光彩　枣庄市薛城区常庄镇中心卫生院
樊国栋　枣庄市立医院

副主编：甘　旭　枣庄市中医医院
张　颖　枣庄市立医院
王宜海　枣庄市立医院
成　强　山东国欣颐养集团滕南医院
刘艳平　滕州市第一人民医院
段成胜　滕州市鲍沟中心卫生院

目 录

第一章 泌尿及男性生殖系统先天性畸形 001

第一节 肾脏畸形......001

第二节 输尿管畸形......003

第三节 膀胱畸形......014

第四节 尿道畸形......016

第五节 阴茎、阴囊畸形......022

第六节 睾丸畸形......025

第二章 泌尿及男性生殖系统感染......029

第一节 肾盂肾炎......029

第二节 肾皮质脓肿......044

第三节 肾积水......046

第四节 膀胱炎......052

第五节 尿道炎......054

第五节 睾丸、附睾炎......057

第三章 泌尿及男性生殖系统结核......062

第一节 泌尿系统结核......062

第二节 男性生殖系统结核......065

第四章 性传播疾病......068

第一节 淋病......068

第二节 非淋菌性尿道炎......074
第三节 尖锐湿疣......076
第四节 生殖器疱疹......080

第五章 泌尿及男性生殖系统损伤......086

第一节 肾脏损伤......086
第二节 输尿管损伤......088
第三节 膀胱损伤......092
第四节 尿道损伤......096
第五节 阴囊损伤......101
第六节 睾丸损伤......102
第七节 膀胱阴道瘘......104

第六章 肾脏肿瘤......107

第一节 肾盂癌......107
第二节 肾脏错构瘤......111
第三节 肾母细胞瘤......113

第七章 膀胱肿瘤......120

第一节 膀胱腺癌......120
第二节 膀胱肉瘤......123

第八章 阴茎、阴囊肿瘤......128

第一节 阴茎癌......128
第二节 阴囊湿疹样癌......132

第九章 睾丸肿瘤......135

第一节 睾丸肿瘤......135
第二节 精原细胞瘤......139

第十章　前列腺癌 145

第十一章　尿控功能异常..152

第一节　遗尿症 152

第二节　神经源性排尿功能异常 158

第三节　膀胱过度活动症 167

第四节　压力性尿失禁..170

第十二章　男性不育症..175

第一节　精索静脉曲张 175

第二节　无精子症 177

第三节　梗阻性无精子症.. 180

第四节　阴茎勃起与勃起功能障碍.. 183

第五节　睾丸生精功能与生精功能障碍 184

第六节　精索静脉曲张与男性不育.. 187

第七节　精液异常与男性不育 189

第八节　男性中辅助生殖技术的应用 191

第十三章　泌尿系统疾病的检验诊断 193

第一节　尿液常规试验 193

第二节　尿液的特殊检查.. 195

第三节　早期肾损伤试验.. 198

第四节　肾功能试验 200

第五节　常见泌尿系统疾病的实验诊断 202

第十四章　性传播疾病的检测 225

第一节　淋病的检测 225

第二节　衣原体感染的检测 227

第三节　支原体感染的检测 230

第四节　人类免疫缺陷病毒抗体的检测 233

第五节 梅毒的检测 235
第六节 人乳头状瘤病毒感染的检测 238
第十五章 男科实验室检查项目 241
第一节 脂质过氧化和抗氧化系统的检测 241
第二节 精子核功能测定 244
第三节 精子线粒体功能测定 246
第四节 精浆免疫抑制物质测定 249
第五节 精液中细胞凋亡分析 252
第六节 精浆肿瘤标志物的检测 255
第十六章 精液的显微镜检查 258
第一节 精子密度分析 258
第二节 精子活动率的分析 260
第三节 精子存活率分析 264
第四节 精子形态学分析 266
第十七章 遗传学检测 268
第一节 染色体核型分析 268
第二节 特异性基因检测 269
第三节 受精前与种植前遗传学诊断 271

第一章　泌尿及男性生殖系统先天性畸形

第一节　肾脏畸形

【概述】

重复肾是指由两部分肾脏组织结合，有共同的被膜，表面有浅沟分隔，而肾盂、输尿管、血管均各自分开的一种肾脏先天性畸形。其发病率约 2% ~ 3%，可为单侧或双侧，单侧居多，右侧多于左侧，女性多于男性。在胚胎期，中肾管如同时发出两个输尿管原基，或由一个原基分为两个原基，到胎儿后期即发展成重复肾和重复输尿管。重复肾的上位肾脏往往呈不发育状态且小于下面的肾脏，同时引流也经常发生障碍而引起感染、结石和积水。重复输尿管多数开口于正常输尿管的内下方，即男性开口于三角区、后尿道、精囊等处，女性开口于阴道、前庭或括约肌远侧尿道。重复输尿管异位开口在临床上并不少见。

【病因】

肾脏可以发生多种多样的畸形，畸形的肾脏对其他器官可以产生压迫，肾脏本身则可以发生感染、出血、结石，也可导致肾实质性或肾血管性高血压，严重的肾实质减少，则发生肾衰竭。肾不发育可发生在一侧或两侧 额外肾是单独存在的第三个肾脏 为泌尿系最罕见的畸形 发生在左侧为多。

肾畸形包括先天性的肾畸形和后天造成的肾畸形。遗传因素如先天性多囊肾、尿道下裂、部分肾脏不发育等，都有明显的家族史。说明遗传因素是引起畸形的原因之一。物理和化学因素实验证明受精囊对高热 (40 ~ 42℃) 特别敏感易于产生畸形，羊水过少可使胎儿受压影响发育，因工作环境防护不当或出于诊断及治疗目的接触 x 线照射过量的孕妇其胎儿也易发生畸形。激素作用性激素、垂体激素、甲状腺素、胰岛素等内分泌紊乱可产生各种畸形病变。

肾畸形又分为：肾脏数目异常、肾脏结构异常、肾形态异常、肾脏位置异位、肾盂的异常、肾血管异常。

【辅助检查】

膀胱镜检查：可发现患侧多个输尿管口，高位肾盂之输尿管口一般位于低位肾盂之输尿管口的内下方。逆行插管并造影可进一步证实为重复肾、重复输尿管畸形。

【诊断】

60% 病例无明显症状，仅在 B 超或静脉肾盂造影时发现；若有泌尿系统并发症时，则出现症状。结合症状、B 超、静脉肾盂造影、CT 三维成像、MRI 水成像等检查较易得出诊断，并且能判断上位肾的功能、上位输尿管的开口位置、有无并发症。

【鉴别诊断】

肾畸形一般是胚胎时期发育异常所致，可能会出现双侧肾缺如、独肾代偿性肥大及重复肾等，应该如何鉴别？

1. 双侧肾缺如

见于无头怪胎，出生时已死亡或生后数分钟至数日死亡。无临床意义。

2. 独肾代偿性肥大

体积可达正常肾脏的两倍。伴膀胱三角区一侧不发育，同时无输尿管开口，即使有，输尿管也发育不全。如肾功能正常，不影响寿命。

3. 重复肾脏

多与同侧肾脏 的实体融合成一体，但有两个肾盂和输尿管

【治疗】

目前尚无任何方法可以阻止疾病的发展。为此早期发现，防止并发症的发生与发展，及时正确的治疗已出现的并发症至关重要。必要时应及给予肾替代疗法，能提高生活质量，延长生存时间，主要治疗方法如下：

1) 一般治疗

对肾明显肿大者，应注意防止腹部损伤。肌酐清除率正常时，不限制饮食，水分及电解质等的摄入。当患者处于肾功衰竭及尿毒症时，应按相应的治疗原则处理。

2) 囊肿减压术

囊肿去顶减压术，减轻了囊肿对肾实质的压迫，保护了剩余的肾单位免遭挤压和进一步损害，使肾缺血状况有所改善，部分肾功能单位得到恢复，延缓了疾病的发展，对早中期患者有降压、减轻疼痛、改善肾功能、延长生存期等优点。手术成功的关键是尽可能早施行手术，双侧均应手术，囊肿减压必须彻底。不放弃小囊肿和深层囊肿的减压。晚期病例减压治疗已无意义。自 Roving 报道应用囊肿穿刺减压以来，对这种手术能否减轻患者痛苦和延长生命，一直有争论。我们自 1987 年以来对 28 例多囊肾 (55 侧肾) 进行囊肿穿刺治疗取得好的效果。其中 19 例进行穿刺硬化治疗随诊 1 ～ 10 年，肾功正常效果好，其适应证是：囊肿大囊 (4cm 以上) 在 4 个以内其余都是小囊，肾功能尚好，或有轻度改变。采用分次穿刺硬化治疗。其余 9 例 (18 侧肾脏) 因囊肿大小相差不等，或大囊肿多，肾功改变明显，是中晚期患者，患者拒绝手术治疗，我们不仅对囊肿进行穿刺抽液减压治疗，也延长了患者的生命。有 5 例已坚持穿刺抽液减压 4 ～ 5 年，肾功仍维持在原来状态 2 例，3 例肾功能改善。

3) 中药治疗

有报道采用温阳益肾、健脾利水的治疗原则取得一定疗效，延缓了进程。主要药物有茯苓、白术、陈皮、泽泻、巴戟天、淫羊藿、补骨脂、制附片，白芍、干姜、生苡仁和豆卷等。

4) 透析与移植

进入终末期肾功能衰竭时，应立即予以透析治疗。宜首先血液透析。由于多囊肾患者血细胞压积和血黏度相对较高，易形成血栓而堵塞透析造瘘管，如有条件可做肾移植术。

第二节 输尿管畸形

一、输尿管开口异位

【概述】

输尿管异位开口是指输尿管开口于正常位置以外的部位。男性多开口于后尿道、射精管、精囊等处，女性则可开口于前尿道、阴道、前庭及宫颈等处。约 80% 输尿管口异位见于双输尿管中的上输尿管。双肾双输尿管并输尿管口异位 80% 以上见于女性，单一输尿管口异位则较多见于男性。约 10% 输尿管口异位是双侧性。

【症状体征】

男性异位输尿管口大多在外括约肌以上，一般没有明显的临床症状。以尿路感染为主，也可产生不同程度的腰骶部疼痛和反复发作的附睾炎。女性则主要表现为有正常排尿的同时有持续性尿失禁和尿路感染，并导致外阴部皮肤湿疹、糜烂。仔细检查可在女性的前庭、阴道和尿道等处找到针尖样细小的开口，尿液呈水珠样持续滴出。

【辅助检查】

有尿路感染时尿常规检查可见白细胞，尿培养可有致病菌生长。

1. 静脉尿路造影　可了解异位输尿管开口的类型及开口的位置、异位输尿管开口的相应的重复肾上肾部的发育及积水情况，还可了解并发重肾双输尿管情况。

2.CT 检查　可了解患肾的大小、形态、肾皮质厚度，特别是 IVP 未显影的病例。

3. 膀胱尿道镜检及逆行肾盂造影，了解是否有开口于膀胱内的异位开口。

【诊断】

1. 压力性尿失禁　其特点是当腹压增加时(如咳嗽、打喷嚏、跑跳等激烈活动)，尿液不自主地从尿道流出，而非尿液持续的外流。在膀胱以外部位找不到异位的输尿管开口。尿路造影示肾、输尿管均正常。

2. 膀胱阴道瘘　表现为尿液从阴道持续流出。在瘘孔较小时，仍可有膀胱正常排尿，故需与输尿管异位开口鉴别。患者一般都有难产、妇科检查或盆腔手术、放射治疗等既往史。阴道镜检查可见瘘孔。若瘘孔较小，观察不清，可于阴道内放入纱布，经导尿管向膀胱内注入亚甲蓝，如纱布变蓝即可确诊。也可向膀胱内注入泛影葡胺行膀胱造影，摄正侧位片，见造影剂从膀胱进入阴道即可确诊。膀胱镜检查可发现膀胱内瘘孔而两侧输尿管开口正常。

3. 输尿管阴道瘘　也表现为尿液从阴道内持续外流。多由于盆腔手术、难产、输尿管结核引起。阴道镜检查可发现瘘孔，从瘘孔插入输尿管导管行逆行造影可显示肾盂和输尿管。IVU 检查显示无双肾盂双输尿管畸形，并可见造影剂进入阴道。膀胱镜检查见双侧输尿管开口正常。

4. 神经源性膀胱　有尿失禁表现，但有神经损伤或全身性疾病史；有尿潴留，在耻骨上可触及膨胀的膀胱。神经系统检查会阴部及马鞍区感觉减退；IVU 显示双肾及输尿管积水，肾功能减退，但无肾输尿管重复畸形。在膀胱以外找不到异位的输尿管开口。

【鉴别诊断】

1. 压力性尿失禁 仅于腹压增加时出现尿失禁，并非持续漏尿，且无输尿管异位开口的证据。

2. 膀胱阴道瘘 一般有妇科手术、外伤、难产病史，阴道内放置纱布，经导尿管向膀胱内注入亚甲蓝，纱布变蓝即可鉴别。

【治疗】

手术是治疗输尿管开口异位的唯一方法，国内刘文善与国外 Gross 认为，输尿管开口异位属于重复畸形的部分组织，且常伴有不可恢复的病理变化，因此不应将输尿管移植于膀胱或与正常输尿管吻合。但 Dodson 认为，如肾功能尚未受损，采用输尿管膀胱吻合甚为合理。应根据各种不同异位开口类型和肾、输尿管病变的严重程度制订具体的手术方案。其基本原则：①患侧有严重感染，肾盂、输尿管显著积水，肾功能基本丧失，而对侧肾脏功能又证实良好者，则可行患侧肾切除术，如为重复肾，则作重复肾的上肾段切除术，两者均应尽量将输尿管大部切除，以免发生输尿管残端综合征，苯酚烧灼残留的输尿管内黏膜或电凝烧灼残端黏膜，可防止结扎残端输尿管感染；②如肾功能尚好或受损不严重，应保留肾脏，可选作输尿管－输尿管端侧吻合术或输尿管膀胱再植术加抗反流术。

二、下腔静脉后输尿管

【概述】

下腔静脉后输尿管，事实上是血管的异常，而不是输尿管的先天性畸形。胎儿在发育过程中，腰部有三组平行的静脉出现：处于背部的为上主静脉、下主静脉及处于腹部的后主静脉。胚胎时，输尿管在上、下主静脉的前面，后主静脉的后面经过。正常情况下，腹部的后主静脉萎缩，右侧的上、下主静脉发展成下腔静脉，因此，输尿管在下腔静脉的前面。如果右后主静脉发育反常，非但不萎缩，反而发展成下腔静脉，则可造成下腔静脉后输尿管。因此，这类畸形多发生于右侧。下腔静脉后输尿管的病理变化，是腔静脉对输尿管的压迫，使近端尿潴留和。肾积水，并可继发感染和结石，从而影响肾脏的功能。

【病因】

在胚胎期后主静脉、下主静脉及上主静脉 3 对静脉的分支互相吻合在两侧形成静脉环。胚胎 12 周时，后肾从骨盆上升，穿越此环到腰部，故此环又称肾环，输尿管从中经过；当后主静脉萎缩时，其血液循环由下主静脉及其分支承担，下腔静脉由肾环后面形成，因此输尿管的位置应在下腔静脉的前方。如果后主静脉不萎缩，代替了肾环后面的部分，肾环前面即变成了下腔静脉，使输尿管位置为下腔静脉的后方；如静脉环的腹侧不消失，因为有右下主静脉在背侧及腹侧，故形成双下腔静脉，导致右输尿管位于双下腔静脉间。

【症状体征】

本病的主要病理改变是梗阻所致，由于输尿管受压梗阻造成尿液引流不畅，导致患者腰部或腹部钝痛，甚至绞痛；血尿是常见症状之一，一部分患者伴有泌尿系结石。虽然下腔静脉后输尿管是先天性畸形，但大多数病人都在成年后才出现症状。

【辅助检查】

1. 排泄性尿路造影　了解肾脏功能及右肾积水情况，输尿管行程与形状。

2. 逆行性尿路造影　显示右肾积水，右输尿管移向正中线，越过第三、第四腰椎体前方，并呈 S 状或镰刀状弯曲，此征象具有特征性。也可于右侧输尿管内留置不透 X 线导管，摄斜位片，正常输尿值与腰椎有距离，如两者接近，则为下腔静脉后输尿管。若同时行下腔静脉插管，可清楚两导管之间的位置关系。

3.CT 及 MRI 检查　可了解肾积水、肾功能、有无肾结石，更能清楚了解输尿管及下腔静脉的解剖关系。

【诊断】

1. 肾脏肿瘤　大的右侧肾脏肿瘤将输尿管推向中线移位时，应与下腔静脉后输尿管相鉴别。肾脏肿瘤多有肉眼血尿病史，当肿瘤体积大到足以将输尿管向内侧推移时，应能在腹部触及肿块；B 超及 CT 检查能明确肿块与肾脏的关系和大小；尿路造影可显示肾盂肾盏受压变形或完全消失。

2. 右输尿管结石　右侧输尿管结石可引起右肾积水，但多有阵发性右肾绞痛伴血尿。尿路造影可发现输尿管内结石影，并且结石以上输尿管和肾盂扩张积水。

3. 右输尿管狭窄　可引起肾积水。病史中可询及引起输尿管狭窄的原因，尿路造影可发现输尿管狭窄及以上输尿管扩张和肾积水。

4. 原发性巨输尿管　可有肾、输尿管积水。尿路造影示输尿管迂曲扩张，但不向中线移位，无“S”形改变。输尿管近膀胱开口处狭窄，末端呈纺锤状。

【鉴别诊断】

肾积水：引起肾积水的原因比较多，可分为两大类：①机械性梗阻；②动力性梗阻。输尿管结石并肾积水有阵发性绞痛伴有血尿史；泌尿系肿瘤有腰腹部肿块及无痛性肉眼血尿史。动力性梗阻引起的肾积水，输尿管迂曲扩张，一般不向中线移位，无“S”形改变。鉴别有困难时，采用输尿管和下腔静脉同时插管造影，CT 及 MRI 检查则易于鉴别。

【治疗】

治疗方案应根据肾功能受损害的程度而制定。对于无显著的临床症状者，则无须手术。如患肾有严重积水、反复感染而又久治不愈，合并结石和肾功能严重受损而同时对侧肾功能良好，则可做肾、输尿管切除术。如肾功能尚佳，应保留肾脏，在肾盂与输尿管连接处上方切断，游离输尿管，并套过下腔静脉，使之复位后再作吻合。在某些情况下，受压处和梗阻以上的输尿管往往因感染及纤维性变而与下腔静脉紧密粘连，以至无法剥离时，只能作肾切除术。输尿管下段切断和游离复位后，作输尿管 - 输尿管端端吻合术者，易产生吻合口狭窄或损伤供应血管，最后有可能导致第 2 次手术而将肾切除。1957 年 Goodwin 等提出采用切断下腔静脉使输尿管复位、再行下腔静脉吻合的方法，获得良好疗效，有人认为此法危险性较大，但仍不失为可选用的治疗方法之一。

三、先天性巨输尿管

【概述】

先天性巨输尿管是由于输尿管末端肌肉结构发育异常（环形肌增多，纵形肌缺乏），导致输尿管末端功能性梗阻、输尿管甚至肾盂严重扩张，积水。该病的特点是输尿管末端功能性梗阻而无明显的机械性梗阻，梗阻段以上输尿管扩张并以盆腔段为最明显，又称为先天性输尿管末端功能性梗阻。

【病因】

病因目前无一致看法，可能是胚胎发育中输尿管肌层的增生或肌束与原纤维间的比例失调，输尿管下端近膀胱处狭窄，狭窄段与扩张段呈鲜明对比，部分病例可见输尿管下端腔内有横向黏膜皱褶或帆布样瓣膜。

远端无动力性巨输尿管无解剖上狭窄，但近端扩张，无蠕动功能，镜下见输尿管肌肉层相对缺乏，环肌增生，有的可见肌间神经细胞数目减少。

【症状体征】

先天性巨输尿管症并无特异性的临床表现，大多以腰酸，胀痛为主诉就诊，偶有因腰部包块，血尿，顽固性尿路感染，肾功能不全就诊者。

【辅助检查】

伴有尿路感染及结石时尿液检查可有红细胞，白细胞及致病菌。

膀胱镜检查三角区和输尿管开口位置一般正常，成人尤为如此，输尿管导管插入可毫无困难，早期病例造影 X 射线片仅见输尿管下段呈纺锤状或球状扩张；注射造影剂后立即拔出输尿管导管拍摄排空片，可见造影剂滞留及延迟排空现象。

X 射线摄片中可见到输尿管内造影剂有逆蠕动反流到肾脏的现象。

根据 X 射线尿路造影，还可观察肾盏与肾实质的形态变化，从而可估计其受损程度。

肾盏：肾盏可从正常，肾盏杯口平坦，杯口不规则，隆起外凸，直到肾盏球形扩展等发生不同程度的变化。

肾实质：肾实质可从厚度正常（一般在 2cm 以上），厚度在 1 ~ 2cm 之间，直到厚度变薄（儿童在 1cm 以下，婴幼儿在 0.5cm 以下）等出现不同程度的损害。

B 超：可见患侧输尿管扩张，有或无明显肾积水。

CT 及 MRI：CT 可见到全程输尿管扩张，可有不同程度的肾积水，输尿管膀胱交界处可见到狭窄，MRI 可见到扩张输尿管全貌，下端狭窄，可伴有肾积水。

【诊断】

1. 病史和临床表现　多因尿路感染、结石、血尿、腰腹部胀痛、肾功能不全或腹部包块就诊或体格检查时被发现。

2.IVP　可见输尿管下端或全长扩张，输尿管膀胱连接部明显狭窄，呈鸟嘴样特征性改变。

3.B 超 排尿期膀胱尿道造影、逆行插管造影、CT 及 MRI 可协助诊断。

【鉴别诊断】

1. 膀胱输尿管反流

严重的膀胱输尿管反流可引起反流性巨输尿管，临床上表现为腰酸腰痛及尿路感染症状，但有排尿时腰痛加重现象，IVU 检查显示患侧肾，输尿管扩张积水，并以下段输尿管更明显，行排尿期膀胱造影时可发现造影剂反流进入输尿管。

2. 输尿管结石

输尿管下段结石可引起肾，输尿管积水，继发感染时可有发热，尿频，尿急和尿痛，病人可有肾绞痛史，疼痛时伴有镜下或肉眼血尿，KUB 平片上可见输尿管行径的不透光阴影，尿路造影显示结石部位排泄梗阻，梗阻上方输尿管及肾盂积水，B 超和 CT 检查可发现阴性结石。

3. 输尿管结核

可致输尿管狭窄而引起肾，输尿管积水，但多数病人以进行性尿频，尿急，尿痛和血尿就诊，有米汤样脓尿，尿沉渣中可找到抗酸杆菌，尿路造影显示肾盂，肾盏破坏，肾实质形成空洞，输尿管呈虫蚀样或串珠样改变，管腔狭窄，常并发有膀胱结核，膀胱镜检查可见病变输尿管口周围充血，水肿和溃疡，并可见结核结节。

4. 输尿管囊肿

输尿管囊肿系输尿管开口处呈囊性扩张，开口细小，排尿不畅，可致输尿管扩张，其扩张范围轻者位于下段，重者全程输尿管扩张，B 超检查时显示膀胱内有一圆形囊性肿物，膀胱造影见膀胱内圆形充盈缺损，膀胱镜检查见输尿管口圆形肿物，表面光滑，有一细小圆孔间断喷尿，囊肿大小随排尿而改变。

【治疗】

成人先天性巨输尿管的治疗取决于输尿管扩张和肾功能损害的程度。

1. 对输尿管扩张程度较轻而肾积水不明显者可随访观察。有文献报道约 40% 的病例可选择保守治疗。

2. 如输尿管扩张明显而肾功能损害不重可行输尿管裁剪整形后膀胱再植术。术中应注意必须切除末端 1 ~ 2cm 的病变输尿管。裁剪时应部分切除输尿管下段外侧壁，长度相当于输尿管全长的 1/3，但不能超过 1/2，以免发生缺血坏死。必须行抗反流的输尿管膀胱再植术，可于膀胱顶侧壁切开浆肌层达黏膜，长为 3 ~ 4cm，于远端剪开黏膜成一小口与输尿管黏膜吻合，将输尿管下段包埋在肌层内缝合浆肌层。

3. 对重度肾积水、肾功能损害严重者应行肾输尿管切除术，伴有感染时可先行肾造瘘引流，待控制感染后再行肾输尿管切除术。

术后并发症及防治

①输尿管坏死：临床表现为尿瘘及切口感染。术中应注意保护输尿管外膜层血管，缝合的输尿管口径不能太细。一旦出现上述并发症可采取引流手术区，延长支架管拔除时间，必要时可作暂时性肾造瘘分流尿液。

②输尿管狭窄：可以由输尿管剪裁过多，缝合后口径太细或尿路反复感染致纤维增生引起。术中应注意输尿管剪裁适宜。

四、输尿管囊肿

【概述】

输尿管脱垂又称输尿管囊肿，输尿管膨出，指输尿管末端呈囊性向膀胱内膨出，膨出的外层为膀胱黏膜，中间为三角区浅肌层的薄层肌肉及胶原组织，内层为输尿管黏膜。输尿管囊肿可开口于膀胱内或异位开口于膀胱颈或更远端。

【病因】

本病形成的胚胎学机制还不明确，有以下几种看法：

1.Chwalle 膜延迟破溃造成输尿管末端扩张及管口狭窄。

2. 发育中的输尿管延迟了从中肾管分离就有可能发生输尿管末端扩张。

3. 发育中的输尿管远端有节段胚胎停滞，使输尿管远端肌肉发育停滞，造成输尿管囊肿。

【辅助检查】

1. 尿常规：合并尿路感染或结石者有红细胞，白细胞。

2. 尿渗透压测定：病程早期即可出现肾浓缩功能受损表现。

3. 肾功能测定：血清肌酐和尿素氮随肾代偿功能的丧失呈进行性升高，肌酐清除率亦为较敏感的指标。

4. 静脉尿路造影：90% 的异位输尿管囊肿发生于双肾畸形的上肾，由于肾功较差，而不显影，显影的下半肾向外下移位呈垂头百合花样；膀胱区有海蛇头状的充盈缺损；还可了解分侧肾功能。

5. 排尿期膀胱尿路造影：50% 的输尿管囊肿并发双输尿管者有下输尿管反流，偶有男性病人脱垂的输尿管囊肿易与后尿道瓣膜相混淆。

6. 膀胱尿道镜检查：明确囊肿的大小及开口情况。

【诊断】

根据临床表现和 B 超、膀胱镜、静脉肾盂造影，可以协助诊断。

【临床分型】

1. 单纯性囊肿　单侧或双侧。

2. 脱垂性囊肿　可脱垂至尿道口，男性至后尿道。

3. 合并输尿管异位　开口在尿道内，或膀胱憩室内。

4. 输尿管开口形成盲端　由于输尿管开口梗阻、囊肿增大、反压，可导致尿流阻滞、感染、结石、输尿管及肾积水，最后引起肾功能衰竭。

【鉴别诊断】

1. 膀胱肿瘤：输尿管附近的膀胱肿瘤可阻塞或侵及输尿管口而引起上尿路积水，膀胱造影时可显示充盈缺损，但膀胱肿瘤的症状以间歇性肉眼血尿为主；尿脱落细胞检查时可找到肿瘤细胞；B 超和 CT 检查示膀胱内实质性肿块；膀胱镜检查可见膀胱内乳头状，绒毛状或实性新生物，活组织检查可明确诊断。

2. 输尿管肿瘤：输尿管下段肿瘤常引起肾，输尿管积水，肾功能减退，但多以肉眼血尿为主要临床表现；尿脱落细胞检查可找到肿瘤细胞；IVU 显示输尿管下段充盈缺损；膀胱镜检查有时可见输尿管口有肿瘤组织突出。

3. 膀胱脱垂：多发生在女性，可在尿道外口看到突出的暗红色肿块，可引起输尿管梗阻，致肾，输尿管积水，膀胱镜检查可见膀胱黏膜充血水肿，输尿管开口处无囊性肿块。

【治疗】

1. 原位输尿管囊肿：经膀胱镜内切开囊肿，适用于成人，但需注意出血，有时需电灼止血。小儿病例宜采用耻骨上切开膀胱的手术途径，暴露输尿管囊肿后，从囊肿上的输尿管开口向下方切开 4 ～ 5mm；囊肿较大者应切除，切除后其周围壁层与膀胱黏膜用 4～0 肠线间断缝合一圈。

2. 异位输尿管囊肿：单纯囊肿切开治疗异位输尿管是错误的。手术方法的选择应根据病例的具体情况而定，主要依据患侧肾脏破坏轻重、输尿管扩张的程度、对侧肾脏的功能、是否同时有感染和结石等。经耻骨上切开膀胱，将囊肿全部切除包括伸延至尿道部分，以防止术后发生尿道梗阻；切除后症状一般可获得改善，但感染很少能够即时消失，扩张的肾盂及输尿管可以减轻，但完全恢复正常者罕见。如术后感染严重而无法控制者，可二期作患侧肾、输尿管全切术，如为重复肾则作肾部分切除包括其所属的全部输尿管。如伴有膀胱后壁软弱者必须修补。

3. 输尿管膀胱再植术：若输尿管囊肿切除后出现膀胱输尿管反流，则应考虑作输尿管膀胱抗反流的再植术。

无论哪种手术，术后必须应用抗菌药物有效地控制感染，以期达到治愈目的。

五、膀胱输尿管反流

【概述】

膀胱输尿管反流是指由于先天性或后天性的原因而使输尿管膀胱壁段失去了抗反流的作用，当尿流积聚或逼尿肌收缩而膀胱内压力增高时，尿流从膀胱内倒流入输尿管甚至肾盂内。这些原因包括膀胱输尿管连接部活瓣作用先天性不全或继发于尿路梗阻及神经源性膀胱功能障碍。

【病因】

1. 反复尿路感染与反流肾炎特异性症状　表现为尿频、尿急、尿痛症状，严重感染时，可出现脓尿。

2. 有无发热、乏力、嗜睡、厌食、恶心呕吐及生长发育迟滞。

3. 高血压和肾功能不全　有肾瘢痕形成可出现高血压，其最严重的后果是导致继发性高血压及慢性。肾功能不全。

【症状体征】

婴幼儿常表现为尿路感染与反流的非特异性症状，包括发热，乏力，嗜睡，厌食，恶心呕吐及生长发育迟滞，也可有肾绞痛及肾区压痛，如继发感染，会出现尿频，尿急，尿痛症状，严重感染时，可出现脓尿，偶尔劳累后也会出现酸痛，合并肾瘢痕形成者可因高血压就诊，其最严重的后果是发生肾盂肾炎性瘢痕，导致继发性高血压及慢性肾功能不全，体格检查时除可触及增大的肾脏外，偶可触及增粗的输尿管，肾区可有轻度的叩击痛，双侧膀胱输尿管反流者，可有肾功能不全的症状。

【辅助检查】

1.排泄性尿路造影　可见患侧上尿路显影延迟；肾输尿管扩张、积水；输尿管可有迂曲。

2.排尿期膀胱造影　向膀胱内注入造影剂后，嘱患者做排尿动作，可见造影剂反流至输尿管，乃至肾脏。

3.膀胱镜检查　可观察输尿管口的形状和大小，增加膀胱内压时出现输尿管反流，输尿管向外侧移位，管口关闭不全，呈圆形洞穴状。

4.尿动力学检查　了解下尿路梗阻情况及膀胱逼尿肌收缩功能，可以确定继发性反流的原发病因。

5.同位素肾图　呈梗阻性肾图，肾功能损害严重时呈无功能性肾图。

【诊断】

1.病史和临床表现　婴幼儿常表现为尿路感染与反流肾炎特异性症状，包括发热、乏力、嗜睡、厌食、恶心呕吐及生长发育迟滞，高血压及慢性肾功能不全。

2.排尿期膀胱造影　可见造影剂反流至输尿管，乃至肾脏。

【临床分型】

根据排尿期膀胱造影的结果，可将膀胱输尿管反流的程度分为：Ⅰ度，反流至输尿管下段，但输尿管不扩张；Ⅱ度，反流至肾盂及肾盏，但肾盂及肾盏均不扩张；Ⅲ度，输尿管、肾盂及肾盏均有轻度扩张，但无或仅轻度肾盏变钝；Ⅳ度，输尿管中度迂曲，肾盂及肾盏中度扩张，但多数肾盏维持杯口形态；Ⅴ度，输尿管、肾盂、肾盏均明显扩张，多数肾盏失去杯口形态，输尿管迂曲。

【鉴别诊断】

1.先天性巨输尿管　一般肾、输尿管扩张积水轻，其输尿管扩张较显著，尤以下段为甚。先天性巨输尿管症输尿管口形态、位置正常，插管通畅，无机械性梗阻存在，排尿期膀胱造影无膀胱输尿管反流可与之鉴别。

2.输尿管口囊肿　可引起肾、输尿管积水。IVP 显示囊肿突入膀胱形成的充盈缺损，并有“眼镜蛇头”样改变、膀胱造影无输尿管反流，B 超及 CT 检查均显示膀胱内囊性肿物。膀胱镜检查见输尿管开口部位囊性肿物，中央有孔排尿，呈节律性充盈与萎陷。

3. 下尿路梗阻 性疾病下尿路梗阻性疾病如前列腺增生症、尿道狭窄、神经源性膀胱等疾病的晚期，都可以引起膀胱输尿管反流。体格检查、X线检查、内镜检查等均有原发病的表现，而且下尿路梗阻性疾病所致的膀胱输尿管反流常为双侧性。

【治疗计划】

1. 非手术治疗 轻度反流（Ⅰ～Ⅲ度）适用非手术疗法，因1～3度的反流自然消失率较高，约50%～60%。治疗目的是用药物控制尿路感染，防止肾盂肾炎对肾脏的损害。选用适当抗生素并配合定期排尿法和连续排尿法以减少膀胱内残余尿，定期复查尿常规、尿培养和排尿期膀胱尿道造影观察疗效。

2. 手术治疗 严重反流（Ⅳ度、Ⅴ度）、反流进行性加重或持续至成年、药物不能控制肾盂肾炎反复发作者，均需手术治疗。手术的主要目的是延长膀胱黏膜下输尿管的长度，使该段输尿管长度5倍于输尿管直径。对明显扩张之输尿管需裁剪后再行输尿管膀胱再植。

3. 腔内泌尿外科手术 通过膀胱镜将硬化剂注射到输尿管口周围黏膜下，改变输尿管口的形态并紧缩输尿管口，使之达到抗反流目的。近期疗效尚可，远期疗效有待于进一步观察。

第三节 膀胱畸形

膀胱外翻

【概述】

膀胱外翻畸形，系生后即发现在下腹壁正中有程度不同的腹壁缺损，致使膀胱自内翻出。严重者膀胱全部外翻，两侧输尿管口外露，耻骨联合缺损，并有严重的尿道上裂形成。

【病因】

关于膀胱外翻的病因，目前多认为是由于胚胎发育时出现了误差，而非发育之某一阶段的停顿，因为人胚胎的发育通常不经过相应的膀胱外翻阶段。

【症状体征】

膀胱外翻较少见，多数患儿在幼年因泌尿道上行性感染而死亡，患儿下腹壁部分缺损，外翻膀胱黏膜裸露，色鲜红，异常敏感，易擦伤出血，可见双侧稍凸起的输尿管口阵发性排尿，衣裤湿渍，伴尿臭，下腹壁，会阴，大腿内侧皮肤可出现皮炎或湿疹，外翻膀胱大小差别很大，外翻膀胱黏膜早期光滑，可因长期暴露，机械摩擦形成绒毛，息肉或出现鳞状上皮化生，膀胱壁因逼尿肌纤维化而变厚，变硬。

【辅助检查】

1. 平片：骨盆发育异常，耻骨联合完全分开，分开的宽度约和骶骨宽度相当，使骨盆张开呈马蹄形，两股骨外旋。

2. 尿路造影：膀胱位置下降。

须注意伴发畸形，做静脉尿路造影了解上尿路情况，B 超检查双肾，输尿管是否有畸形，行肾核素扫描，了解肾功能，肾血流情况，进行全面检查，了解心肺功能是否正常。

【病情分析】

根据患儿症状，体征即可确诊：

1. 患儿衣裤湿渍，伴尿臭，常呈摇摆步态。

2. 下腹壁部分缺损，膀胱黏膜外翻，鲜红色，敏感，易出血，双输尿管口外露，阵发排尿，耻骨联合分离。

3. 男婴伴尿道上裂，阴茎短小；女婴阴蒂，阴唇前连合分离。

4. 伴有上尿路或全身其他脏器畸形。

5. 排除假性膀胱外翻，膀胱上裂或重复外翻。

【治疗】

治疗的目的是保护肾功能，控制排尿，修复膀胱、腹壁及外生殖器。女性手术修复较男性容易。由于膀胱壁纤维化和膀胱壁长期暴露而有水肿及慢性炎症，故应于生后 72h 内做单纯膀胱内翻缝合术。若不作骨盆截骨术可在膀胱放回到盆腔后于中线缝合筋膜及耻骨的纤维软骨组织。如耻骨联合间距过宽，估计不能缝合，则手术延期到出生后 7 ~ 10 天作骨盆截骨术及膀胱内翻缝合术。初期成功的缝合对日后膀胱容量及控制排尿非常重要。在膀胱内翻缝合时应留置膀胱造瘘管 3 ~ 4 周，不需放尿道支架管，术后 3 ~ 4 周应用 Bryant 牵引以防伤口裂开。如小儿恢复良好，到 1.5 ~ 2.5 岁时在麻醉下测量膀胱容量，如膀胱容量在 60ml 以上，可同时修复膀胱颈及尿道上裂，如容量在 40mL以下，则仅修复尿道上裂，以使增加容量，至 3 ~ 5岁时再修复膀胱颈。在修复尿道上裂前 5 周肌内注射丙酸睾酮 (丙酸睾丸酮)2mg/kg，可使阴茎增大，这种作用于术后 4 周消失。应用 Young-Dees-Leadbetter 术式修复膀胱颈后可以不需间歇性导尿。

术后须随诊上尿路情况，有无反流、梗阻及尿排空情况。术后 4 个月复查静脉尿路造影及排尿性膀胱造影，以检测有无上尿路扩张、反流以及有无残余感染。尿流率检查有助于诊断膀胱颈修复术后膀胱尿液排空有无梗阻。若患儿膀胱容量小，或手术时小儿年龄大，术后仍不能控制排尿，须考虑膀胱扩大术或可控性尿路改流术。女性患者产后易并发子宫脱垂，因阴道短浅、盆底薄弱，又曾接受膀胱颈手术，最好行剖宫产以免产后出现尿失禁。

第四节　尿道畸形

一、尿道上裂

【概述】

尿道上裂 (epispadias) 是指尿道背侧壁部分或全部缺如，尿道开口于阴茎背侧，尿道口的远端呈沟状，是极为少见的一种先天性尿道畸形。

【病因】

一、 发育异常

在胚胎第 8 周，前腹壁下部形成阴茎的生殖结节始基向后移位过多，尿生殖窦末端连接的尿生殖沟的位置靠前，使以后形成的尿道位于阴茎背侧，如尿生殖沟不在中线汇合，就形成尿道上裂，根据尿道在阴茎背侧的开口位置，男性尿道上裂可分为 3 型。

1. 阴茎头型：尿道开口于阴茎头的背侧冠状沟之前。

2. 阴茎体型：尿道开口于阴茎体背侧，阴茎根部至冠状沟之间的任何位置上，这一类型最为常见。

二、畸形

尿道开口于膀胱颈，有的甚至合并不同程度的膀胱外翻和耻骨联合分离，尿道外括约肌及膀胱颈部肌肉发育不全，女性尿道上裂分为阴蒂型，耻骨联合下型及完全型，主要表现为阴蒂分裂，大，小阴唇分离，耻骨分离，完全型伴有尿失禁。

三、病理改变

1. 尿道位置反常：位于阴茎背侧阴茎海绵体上面。

2. 尿道前壁有不同程度缺损：缺损部尿道呈沟状，其上覆盖尿道黏膜。

3. 阴茎畸形：阴茎头扁而宽，呈铲状，阴茎背曲，阴茎海绵体分离，阴茎短小，包皮背侧缺乏而腹侧多。

4. 尿道括约肌发育障碍：引起尿失禁，膀胱失用性萎缩。

【诊断】

主要根据临床表现，诊断简单可靠，重点在于区分尿道上裂的类型。

【鉴别诊断】

单凭视诊即可确诊，对尿失禁者，应注意检查膀胱颈肌肉及尿道括约肌功能。

女性尿漏：输尿管异位开口，膀胱阴道瘘，输尿管阴道瘘等疾病因有尿漏症状，需要与女性尿道上裂伴尿失禁相鉴别，一般通过询问病史、详细体检，寻找漏尿的具体部位，两者不难鉴别。先天性泌尿系畸形以肾脏和输尿管畸形最常见，常见的症状是血尿、排尿异常、腹痛、腹部包块。并发症与并存症以尿路感染最常见。

【治疗】

治疗尿道上裂需达到2个目的：达到正常排尿、维持正常的性交及生殖功能。为了达到这些目的必须进行：①膀胱颈成形；②矫正阴茎畸形；③尿道重建。

1. 膀胱颈成形

这是治疗尿失禁的主要手段，但也是一个非常棘手的问题。在2～3岁以前由于尿道括约肌发育尚不十分完善，并存在着自然遗尿现象，很难确定尿失禁程度，膀胱颈成形后亦难观察疗效。因此，膀胱颈成形应待病儿稍长，能有意识进行排尿后施行为好。可用 Leadbetter 术式做膀胱颈缩紧，延长尿道。用膀胱三角区的全层肌层，做成平滑肌管。切除原有膀胱颈及后尿道背侧的纤维组织，再将其合成管状，使管腔缩小，以形成新的膀胱颈及后尿道。由于术后 90% 的小儿都发生膀胱输尿管反流，故于缩窄膀胱颈的同时做防反流的输尿管膀胱再吻合术。也有的用膀胱前壁行膀胱颈尿道成形术，可避免行输尿管膀胱再吻合术。膀胱颈成形术后，仍需经过一段时间的排尿训练，能达到正常排尿。

2. 矫正阴茎畸形

一般主张在性成熟后再行阴茎畸形矫正术。矫正阴茎畸形主要包括 2 个方面的问题：①伸长阴茎；②矫正阴茎下弯。如阴茎发育不好，应首先用雄激素治疗，待其发育后再行手术。手术时将左右两侧的阴茎悬韧带切断，阴茎方能伸长。将尿道黏膜与阴茎完全分离，直达精阜，阴茎才能伸直。保留尿道黏膜，包皮不得切除，留待行尿道成形术用。

3. 尿道形成

大部分学者用尿道沟的黏膜条或尿道沟周围的皮肤行尿道成形术。也有的主张用包皮皮肤。无论用什么方法，新形成的尿道应置于腹侧两个阴茎海绵体之间，并应将 2 个分离的阴茎海绵体缝拢，在行尿道成形术时，需行耻骨上膀胱造瘘。

二、尿道下裂

【概述】

尿道下裂是一种比较多见的先天性畸形。因为前尿道发育不全而导致尿道开口达不到正常位置，尿道口于正常尿道口近侧至会阴部，部分病例因尿道开口远侧无尿道，被尿道板纤维组织代替而形成阴茎下弯畸形。该病多见于男性，可有家族史。

【病因】

内分泌因素（15%）：

部分病例雄激素受体和 5α－还原酶缺陷，也有发现在人绒毛膜促性腺激素 (human chorionic gonadotropin，HCG) 刺激后，尿道下裂患者的雄激素增高反应明显低于正常对照组人群，提示尿道下裂患者的下丘脑－垂体－性腺轴不正常。

环境因素（15%）：

有研究发现在妊娠早期用过黄体酮保胎的新生儿中尿道下裂的发生率较高，同时有研究表明，尿道下裂患者的雌二醇和雌酮的水平增加，这些研究提示雌性激素有拮抗雄激素作用。

染色体异常和基因突变（20%）：

在尿道下裂患者中的染色体畸变率较正常人群有明显增高，其中包括有常染色体畸变及性染色体畸变。发现尿道下裂患者可存在雄激素受体基因，性别决定基因，5α-还原酶基因，抗苗勒管激素基因，CYP21B 基因的突变。

【症状体征】

1. 阴茎头型

尿道口位于冠状沟腹侧，常呈裂隙状，有的可并发尿道狭窄，背侧包皮长，腹侧无包皮及系带，阴茎头裸露，较细小且稍扁宽，呈球状，阴茎向腹侧弯曲，但程度较轻，多不影响性交及排尿。

2. 阴茎型

尿道口位于冠状沟至阴茎阴囊交界处的任何部位的腹侧，尿道口远侧端的尿道板分开，不形成管状，阴茎向腹侧弯曲，尿道口愈靠近侧弯曲愈严重，影响性交及排尿，也影响生育，阴茎头及包皮形状与阴茎头型尿道下裂相同。

3. 阴茎阴囊型

尿道口位于阴囊的正中线上，阴囊常呈分裂状似女性大阴唇，尿道口远端形成纤维素，阴茎弯曲严重，需蹲位排尿，阴茎短小而扁平，有的甚似女性阴蒂，有的睾丸未降入分裂的阴囊或形成阴茎阴囊转位。

4. 会阴型

尿道口位于会阴部，阴囊分裂，发育不全，可合并隐睾，阴茎小而弯曲，极似肥大的阴蒂，整个生殖器发育似女性外阴，以致被不少父母误认为女性，需蹲位排尿。

【辅助检查】

一般来说，尿道下裂的诊断并不困难，依据外观即可诊断。但会阴型尿道下裂尤其合并双侧隐睾时要注意有无性别异常，除查体注意患者体形、身体发育、第二性征外，还应行下列检查来确定性别。

1. 染色体核型、口腔或阴道黏膜的性染色质。

2.17- 酮类固醇测定。

3. 剖腹或腹腔镜检查及性腺活检。

【诊断】

尿道下裂是外生殖器畸形，经体检容易确诊；注意分型和是否合并其他畸形。

【鉴别诊断】

阴茎阴囊型和会阴型尿道下裂应注意与女性假两性畸形及真两性畸形相鉴别，特别是合并隐睾者，不论何种类型的尿道下裂，其性染色质应为阴性，性染色体为XY，尿内17-酮类固醇正常，性腺为睾丸。

1. 女性假两性畸形

其病因是由于肾上腺皮质某些酶先天缺陷，致使肾上腺皮质的激素合成及代谢异常，使雄激素性质的中间代谢产物增加，女性胎儿外生殖器男性化，出生后外阴继续向男性方向发展，阴蒂肥大酷似阴茎，尿道口位于肥大的阴蒂根部而极似会阴型尿道下裂，阴道狭小，其主要鉴别要点如下：

①认真检查外阴：除尿道口外，尚有阴道开口；肥大的大阴唇内无睾丸。

②尿17-酮类固醇检查：数值升高。

③性染色质检查：用口腔黏膜上皮或阴道黏膜上皮，皮肤或白细胞，经特殊染色后检查性染色质的阳性率，本病为女性，其阳性率应高于10%。

④性染色体检查：应为XX，必要时可做肾上腺影像学检查，除外肾上腺皮质肿瘤。

2. 真两性畸形

真两性畸形的生殖腺既有睾丸又有卵巢，或为卵睾，故外生殖器可表现出两种性别同时存在的外观，也可呈典型的尿道下裂外观，其性染色质可为阳性，也可为阴性；性染色体2/3为XX，1/3为XY，若性染色质为阳性，性染色体为XX，可排除尿道下裂，如不能确定性别或最后确诊为真两性畸形，则以性腺活体组织检查为依据。

3. 需与肾上腺性征异常症相鉴别。

【治疗】

1. 治疗原则

(1) 当性别确定为男性后，应根据尿道下裂的类型，结合女性生殖道有无、睾丸发育状况，制订全面治疗方案。分阶段进行，各个阶段应保持治疗方案的连续性。

(2) 如小儿阴茎发育差，可于术前用1～2个疗程绒毛膜促性腺激素治疗，待阴茎发育后，再行手术。

(3) 手术目的是矫正阴茎下弯，使尿道口恢复或接近正常阴茎头的位置，使小儿能站立排尿，成人后有生殖能力。

(4) 有尿路感染者，术前必须严格控制感染。

(5) 尿道成形术应暂行尿液分流术，根据尿道下裂类型，选择耻骨上膀胱造瘘或会阴部尿道造瘘。

(6) 倾向于早期治疗。手术年龄既往多偏重学龄期儿童，实际上 1 岁小儿阴茎发育的大小与 5 ~ 6 岁小儿相近，且幼儿手术后反应轻，早做手术能解除家属及小儿的精神压力，故目前以 1 岁后手术为宜，至少应于入学前或入幼儿园前完成。

2. 矫正阴茎畸形

是治疗尿道下裂的第 1 个重要环节。根据阴茎下弯程度及尿道下裂的有无，确定手术方法。

(1) 阴茎下弯无尿道下裂：一般主张不切断尿道，仔细将尿道周围的纤维组织切除，将阴茎头背部的包皮转至腹侧，覆盖于尿道上面。如果用此法不能将阴茎伸直，则切断尿道，伸直阴茎，中间缺损的尿道，行尿道成形术。

(2) 阴茎下弯合并尿道下裂：尿道下裂合并阴茎下弯，尿道周围组织缺损的程度多为 I 级。因此一般要求切开阴茎筋膜至白膜的外面，勿伤及白膜，将白膜外的索状纤维组织完全切除，同时游离尿道口，切除尿道口周围与阴茎粘连的纤维组织，使尿道口后移，这样才能将阴茎伸直。有的学者认为纤维素周围的皮肤常无弹力，其对阴茎的牵扯亦影响阴茎伸直，强调应将这些皮肤切除，缺损的皮肤可用包皮转移至腹侧覆盖。

3. 尿道成形

这是治疗尿道下裂的第 2 个重要环节。尿道成形术失败率较高，概括起来分为 2 类。

(1) 一期手术：矫正阴茎畸形与尿道成形术一次完成，多用于阴茎型尿道下裂。尿道大部分选用包皮成形。包皮优点是皮肤菲薄、有弹性、无毛、距离近、血运好，因此形成的尿道不致坏死，成功率高。也有选用膀胱黏膜皮条形成尿道者，优点是合乎尿道生理，缺点是一旦失败，整个形成的尿道坏死无法弥补。不论用什么组织形成尿道，一期手术的共同优点是一次手术完成，痛苦少，治疗周期短。

(2) 分期手术：分期手术是阴茎畸形矫正与尿道成形术分期进行。手术方法很多，不少是由 Thietsch、Denis Browne 及 Cecil 3 种手术方法演变而来的，这 3 种方法仍为尿道成形术的基本方法。

4. 手术失败原因及预防

尿道下裂手术失败常见原因有以下 4 点。

(1) 阴茎下弯畸形矫正不彻底：是手术失败的重要原因，多因手术切除尿道纤维素不彻底，无弹力的皮肤未曾切除，尿道外口未分离，以及发生血肿、感染等。为了在手术中确定阴茎下弯是否已完全矫正，可于阴茎根部用橡皮带扎紧，阴茎海绵体内注入无菌生理盐水，人为勃起，观察阴茎是否仍有下弯。手术时切忌切除白膜，否则可发生阴茎下弯，这种阴茎下弯很难矫正。

(2) 尿道瘘的形成：是手术失败的另一重要原因，有的报道高达 55%。尿道瘘发生与手术方法有一定的关系，一期手术发生率高，发生原因是新形成的尿道或尿道口有狭窄、止血不彻底导致血肿形成、止血结扎线过多及切口感染等。为此，形成尿道的皮瓣越向远端越要宽些，防止尿道狭窄，用电凝器止血，可防止异物存留。止血必须彻底，防止血肿形成。

(3) 皮肤坏死及裂开：形成的尿道完全坏死者，多见于膀胱黏膜移植、游离皮管移植。用包皮行尿道成形，如果血运不佳，也可发生尿道坏死。其他手术多见于皮肤部分裂开。常见的原因有感染、皮肤缝合过密，边缘缺血坏死。术后敷料包扎过紧也可影响血运，使皮肤坏死。在 Denis Browne 手术，阴茎背部减张切口长度不足，也是伤口裂开的一个重要原因。

(4) 尿道外口狭窄：一旦发现，应立即进行整形，扩张外口。

第五节 阴茎、阴囊畸形

一、包茎

【概述】

先天性包茎可见于每个正常新生儿或婴幼儿。新生儿出生后包皮与阴茎头之间均有粘连，数月后包皮与阴茎头分离，至 4 岁后由于阴茎和龟头生长，阴茎勃起时包皮向上退缩，龟头外露。因包皮口狭小，包皮不能上翻显露龟头称之为包茎，如包皮能上翻外露龟头称之为包皮过长。包皮口狭小者有排尿困难，尿线细，包皮囊鼓起。目前的观点仍认为包茎与阴茎癌有关。

【病因】

有些小儿的包皮口非常细小，使包皮不能退缩，妨碍阴茎头甚至整个阴茎的发育。其尿道外口亦常细小，有时包皮口小若针孔，以至发生排尿困难。有包茎的小儿，由于分泌物积留于包皮下，经常刺激黏膜，可造成阴茎头包皮炎。

后天性包茎多继发于阴茎头包皮炎及包皮和阴茎头的损伤。包皮口有瘢痕性挛缩形成，失去皮肤的弹性和扩张能力，包皮不能向上退缩，并常伴有尿道口狭窄，这种包茎不会自愈。

【症状体征】

包茎患儿由于包皮垢积留于包皮腔，可诱发阴茎头包皮炎。表现为排尿次数明显增多。急性发炎时包皮可出现红肿，严重者可产生脓性分泌物，伴发热等全身中毒症状。积聚的包皮垢于冠状沟处隔着包皮显示略呈白色的小肿块，常被家长误认为肿瘤而就诊。有时包皮口小如针眼，排尿时尿液先积聚在包皮腔内，使包皮如囊肿样膨大，尿线细长，排尿困难。长期排尿困难可导致形成膀胱、尿道结石，出现膀胱输尿管反流使肾脏受损。

【诊断】

隐匿阴茎；患儿肥胖，包皮呈鸟嘴状，阴茎皮肤不附着于阴茎体，阴茎挤压试验阳性。

【治疗】

婴幼儿期的先天性包茎，可将包皮反复试行上翻，以便扩大包皮口。手法要轻柔，不可过分急于把包皮退缩上去。当阴茎头露出后，清洁包皮垢，涂抗生素药膏或液状石蜡使其润滑，然后将包皮复原，否则会造成嵌顿包茎。大部分小儿经此种方法治疗，随年龄增长均可治愈，只有少数需做包皮环切术。后天性包茎患者由于其包皮口呈纤维狭窄环，需行包皮环切术。对于包皮环切术的适应证说法不一，有些国家及地区因宗教或民族习惯，生后常规做包皮环切。有人认为包皮环切可减少阴茎癌与婚后女性宫颈癌的发病率。但有资料说明，常规做包皮环切的以色列与包皮环切术不普及的北欧国家，这两种癌的发病率均很低，无显著差异。

包皮环切术的适应证为：①包皮口有纤维性狭窄环；②反复发作阴茎头包皮炎；③ 5 岁以后包皮口狭窄，包皮不能退缩而显露阴茎头。对于阴茎头包皮炎患儿，在急性期应用抗生素控制炎症，局部每天用温水或4%硼酸水浸泡数次。待炎症消退后，先试行手法分离包皮，局部清洁治疗，无效时考虑做包皮环切术。炎症难以控制时，应做包皮背侧切开以利引流。

嵌顿包茎治疗的目的是将嵌顿的包皮恢复原位。早期嵌顿的包皮水肿较轻，可先应用手法使包皮复原。方法：局部消毒后用粗针头多处穿刺包皮，挤出水肿液，在冠状沟涂液状石蜡，用两手的中、食指夹住阴茎体包皮，两个拇指挤压阴茎头，将阴茎头推入包皮囊内，使之复位。若手法复位失败，则应做包皮狭窄环切开术。手术方法：在阴茎背侧正中用小头圆刀纵向切断狭窄环，长 1.0 ~ 1.5cm，横向间断缝合，合并严重感染时，切口不予缝合。嵌顿包茎手术复位时，如情况允许应尽可能做包皮环切术。否则，待局部炎症、水肿消退后，再择期做包皮环切术。

二、隐匿阴茎

【概述】

隐匿阴茎指阴茎隐匿于下腹皮下，阴茎外观短小，包皮口与阴茎根距离短，包皮背侧短、腹侧长、内板多、外板少。如果用手将阴茎周围皮肤后推，可显示大小正常的阴茎体。很多隐匿型阴茎是继发于肥胖儿下腹部和耻骨前脂肪堆积，此种情况实属埋藏型阴茎，并非隐匿阴茎。

【病因】

隐匿阴茎 (concealed penis) 是肉膜发育异常所致的先天性畸形，它与肥胖所致的阴阜阴囊基部脂肪堆积，阴茎深藏于皮下的情况不同，后者在发育成熟、脂肪组织减少后，阴茎可恢复正常状态。隐匿阴茎患者是由于阴茎部肉膜发育异常，疏松富有弹性的肉膜变成没有弹性的、厚的纤维筋膜，有时还形成索条状物。这些发育异常的筋膜和索条，将阴茎拉向近侧，拘束在耻骨联合的下方。

【症状体征】

病人多有包茎，覆盖阴茎的皮肤很短，但包皮内板却比较充足。隐匿阴茎患者若不施行阴茎松解术，会影响阴茎的发育，造成心理和生理障碍。

【诊断】

主要需与小阴茎、阴茎发育不良、包茎相鉴别。前两者系因内分泌缺陷或染色体异常导致，临床可见阴茎体细小，勃起较少且勃起无力。后者由包皮口狭小致阴茎头不能外露。

【鉴别诊断】

1. 隐匿型阴茎与小阴茎不同，前者一般阴茎体大小正常，只是包埋于皮下，后者阴茎发育不良，阴茎体长度小于正常阴茎体平均值 2.5 个标准差。

2. 应注意区分先天性隐匿阴茎和肥胖所致的埋藏阴茎。

【治疗】

对隐匿阴茎的治疗及手术年龄有很大争论。如能上翻包皮暴露阴茎头，可不必手术，隐匿阴茎随年龄增长逐渐好转。手术目的是扩大包皮口，暴露阴茎头。应注意不要做简单的包皮环切术。手术方法：①沿包皮口环形切开包皮外板，沿 2.6.10 三点方向切开外板约 1.5cm；②沿 4.8.12 三点纵向切开包皮内板 1.5cm，外翻包皮，能顺利暴露阴茎头；③将包皮内、外板呈嵌插皮瓣状缝合。该术式要点：分别错开纵向切开包皮内、外板，呈嵌插皮瓣状缝合切口，手术扩大了包皮口。

另一种手术方法：尽量外翻包皮，在 10 点及 2 点处纵向切开狭窄环，使包皮能外翻，露出阴茎头。距冠状沟 0.8 ~ 1.0cm 环形切开内板，修整缝合包皮。

由于前述隐匿阴茎的特点是外板少、内板多，阴茎背侧皮肤短，腹侧皮肤长，所以有时须将腹侧带蒂包皮瓣转向背侧修复缺损的皮肤。

第六节 睾丸畸形

一、隐睾

【概述】

隐睾系一侧或两侧睾丸未降入阴囊，而停留于下降途中任何部位。在胚胎第 7 个月，睾丸通过内环自腹股沟管沿着腹膜鞘状突下降至阴囊，鞘状突近端闭锁、远端开放，形成睾丸鞘膜。所以睾丸下降不全者，多伴有先天性腹股沟斜疝。隐睾位于腹股沟部者占绝大多数，而停留于腹膜后、会阴及其他部位者较少见。睾丸下降不全的原因不明，也可能和内分泌有关。一般人的隐睾发病率为 0.28%，在未成熟儿中发病率为 9.2% ~ 30%；成熟儿中发病率为 3.4% ~ 8%，1 岁左右隐睾发病率为 0.8% ~ 1.8%。隐睾中 2 / 3 为单侧，1 / 3 为双侧；右侧隐睾占 70%，左侧占 30%。隐睾常伴有腹股沟斜疝。双侧隐睾者不育率 > 90%，隐睾的恶变率为正常下降睾丸的 20 ~ 40 倍，而腹内睾丸较腹股沟管内睾丸高 4 倍。

【病因】

由于胎儿期睾丸正常下降的机制尚不清楚，因此隐睾的病因学也有多种说法。

1. 内分泌学说 有学者通过内分泌功能测定，认为隐睾可能是青春期前下丘脑 - 垂体 - 性腺轴功能失衡，黄体生成素 (LH)- 间质细胞 (leydies cell) 轴分泌不足，导致血浆睾酮降低，因为睾丸下降与睾酮水平密切相关，也有学者测定隐睾患者睾酮水平正常，提出主要是5α－还原酶缺乏，使双氢睾酮产生障碍，或是靶器官雄激素受体不足或受体基因突变等因素，妨碍睾酮与靶细胞受体蛋白结合。

某些垂体促性腺激素和雄激素紊乱疾病如 Kallmann 综合征（LH-RH 不足），无脑畸形垂体发育不全等多伴有隐睾症，也表明垂体促性腺激素及雄激素之间与睾丸下降有一定关系。近来有人在隐睾患者血中发现抗促性腺激素细胞抗体，提出隐睾可能是患者垂体自身免疫性疾病。

2. 解剖因素　主要有：①睾丸引带缺如：睾丸下降过程中，睾丸引带有牵拉作用，引带末端主要分支附着于阴囊底，睾丸随行引带的牵引而降入阴囊。②鞘状突未闭。③腹股沟部发育异常：内环过小或阴囊入口有机械性梗阻。④精索血管或输精管过短。

3. 睾丸本身发育缺陷　有些病例存在睾丸本身的缺陷，如睾丸在宫内扭转后萎缩，仅存有精索血管和输精管残端，睾丸与附睾分离，附睾缺如等先天性缺陷影响睾丸下降

【症状体征】

没有并发症的隐睾患者一般无自觉症状。主要表现为患侧阴囊扁平，单侧者左、右侧阴囊不对称，双侧隐睾阴囊空虚、瘪陷。若并发腹股沟斜疝时，活动后患侧出现包块，伴胀痛不适，严重时可出现阵发性腹痛、呕吐、发热。若隐睾发生扭转，如隐睾位于腹股沟管或外环处，则主要表现为局部疼痛性肿块，患侧阴囊内无正常睾丸，胃肠道症状较轻。如隐睾位于腹内，扭转后疼痛部位在下腹部靠近内环处，右侧腹内型隐睾扭转与急性阑尾炎的症状和体征颇为相似，主要区别是腹内隐睾扭转压痛点偏低，靠近内环处。此外，患侧阴囊内无睾丸时应高度怀疑腹内睾丸扭转。

【辅助检查】

1.CT 有助于腹股沟管或腹腔内睾丸的定位，但结果仅作为参考。

2. 放射性核素检查　放射性核素标记 HCG 与睾丸 LH / HCG 受体结合，Y 射线照相扫描可显示睾丸所在。

3. 选择性精索内静脉或动脉造影用于临床难以触及超声未发现的隐睾。

4. 腹腔镜检查对于上述检查仍不能确定者，腹腔镜可达到 80% 以上的诊断率。

【诊断】

应与睾丸缺如、异位睾丸、回缩性睾丸等相鉴别。

回缩性睾丸多见于婴幼儿，是由于提睾肌过度收缩所致，随着年龄增长，睾丸增大和提睾肌作用减弱，这种现象将逐渐减少。回缩睾丸用手轻柔地向下推挤，可回纳至阴囊内，松手后睾丸可在阴囊内停留一段时间。与滑动睾丸的区别是后者被推进阴囊后，一旦松手睾丸即退回原来位置，属隐睾范畴。

异位睾丸可在耻骨联合上方、股部或会阴部找到睾丸。正常睾丸下降时，绝大多数情况下，沿着引带末端的阴囊分支而进入阴囊底部，如睾丸未降至阴囊底部，而沿睾丸引带末端的其他分支下降至耻骨部、股部或会阴部，则形成异位睾丸。约占隐睾的 1%。

【治疗】

无论是单侧或双侧隐睾，在病理上都存在着退行性变，且随年龄增大而加重，因此隐睾确诊后，如生后 1 年仍不下降，即开始治疗。

1. 激素治疗　隐睾尤其是双侧隐睾的病因可能与内分泌有关，因此 1 岁后可给予内分泌治疗，目前应用的内分泌有：

(1) 绒促性素 (HCG)：治疗目的是改善间质细胞 (leydig's cell) 和支持细胞 (Sertoli cell) 功能，促进睾丸发育，增加睾酮分泌，促使睾丸下降。有效率约为 14% ~ 50%，剂量为 1000 ~ 1500U，隔天肌内注射，1 个月后随访。总量应 > 1 万 U，2 万 U 并不增加疗效，相反会有促使睾丸萎缩的不良反应。

(2) 黄体生成素释放激素 (LH-RH)：有效率为 30% ~ 40%，剂量为 1.2mg/d。每侧鼻孔 200μg，3 次 /d，经鼻雾化吸入，4 周为 1 疗程，3 个月后随访。

(3)LH-RH HCG：两者联合应用，可提高疗效，剂量 LH-RH 1.2mg/d，分 3 次经鼻雾化吸入，持续 4 周后 HCG 1000 ~ 1500U，每周 1 次，共用 3 周。

2. 手术治疗　睾丸固定术是治疗隐睾的主要方法，初诊时已超过 6 个月或激素治疗无效，1 岁以后即可行手术治疗，采用腹股沟部斜切口的睾丸肉膜囊外固定已被国内外广泛应用，对精索血管过短的隐睾可分两期手术，以充分保证睾丸的血供，但也有第 2 次手术误伤精索血管的可能，对长襻输精管高位隐睾可应用 Fowler-Stephens 术式，近来推荐此术式的改良方法，Fowler-Stephens 分期手术，即初期手术仅高位切断精索血管蒂，不作睾丸固定，第 2 期有待丰富侧支循环建立后，将睾丸固定于阴囊内，减少了睾丸萎缩的机会。

3. 未触及睾丸的处理　经 2 名有经验的泌尿科医师对患者经卧位、立位仔细检查，未能触及睾丸者称未触及睾，约 85% 以上位于腹股沟部位，Hali 等对 161 个未触及睾丸者行腹股沟探查，仅 6 个未找到睾丸，其中 5 个不伴有疝囊，进一步作腹腔镜及腹内探查，证实为睾丸缺如，1 例同侧有疝囊，于腹腔内找到睾丸，表明隐睾患者睾丸有无与疝囊有密切关系，因此 Hali 提出对体检、影像学及激素激发试验等项检查未扪及的睾丸，治疗方法当以腹股沟探查为首选，如腹股沟有疝囊、无睾丸，应进一步作腹腔镜或剖腹探查，如同侧无疝囊亦无睾丸，可诊断为睾丸缺如，没有必要进一步探查。如腹腔镜发现内环处有血管索状物，表明腹腔内可能有睾丸残余结节存在，应予切除，具体方案见图 3。

腹腔镜在隐睾诊断与治疗中的应用：1901 年，Kelling 应用膀胱镜经人工造口进入狗的腹腔，通过过滤的空气造成气腹进行腹腔检查，首次提出了腹腔镜概念。至 1910 年 Jacobaeus 才将这一技术应用于临床。此后，许多学者在设备、技术等方面进行了大量探索和改进。1924 年 Zollikofer 改用 CO_2 作气腹；1929 年 Kalk 设计出 135° 镜及气腹针；1938 年 Veress 制成弹簧气腹针，此针沿用至今并以他命名，即 Veress 气腹针。1960 年 Semm 发明了自动气腹机，同年 Hopkins 改进了冷光源导光系统，使腹腔镜也可方便应用冷光源；1996 年 Hopkins 又设计出柱状石英腹腔镜。此改进对现代腹腔镜的广泛应用，起到了积极推动作用。

1976 年 Cortesi 等在泌尿外科首次应用腹腔镜对隐睾进行了定位和活检，成为目前腹内隐睾和睾丸缺如的一种安全、准确的诊断方法。据 1974 年美国泌尿外科协会 (AUA) 统计，隐睾占整个泌尿外科腹腔镜手术的 11%，平均手术时间 14min，准确率达 98%，并发症仅为 1.6%。腹腔镜不仅能对隐睾进行定位和评估，而且还能进行腹内隐睾固定或切除术。自 1982 年 Scott 及 Cohen 首次应用腹腔镜治疗高位隐睾以来，已有较多应用腹腔镜治疗隐睾的报道，并逐渐受到泌尿外科医生的重视。

（马林　樊国栋 甘旭）

第二章　泌尿及男性生殖系统感染

第一节　肾盂肾炎

【概述】

肾盂肾炎（pyelonephritis）是指肾脏盂的炎症，大都由细菌感染引起，一般伴下泌尿道炎症，临床上不易严格区分，根据临床病程及疾病，肾盂肾炎可分为急性及慢性两期，慢性肾盂肾炎是导致慢性肾功能不全的重要原因。肾盂肾炎是由各种致病微生物直接侵袭所引起的肾盂肾盏黏膜和肾小管，肾间质感染性炎症。

一、急性肾盂肾炎

【概述】

急性肾盂肾炎(acute pyelonephritis)是细菌侵犯肾盂，肾盏及肾实质所引起的急性化脓性炎症。病程不超过 6 个月。感染途径有两种：①上行性感染，细菌由输尿管进入肾盂，再侵入肾实质。70% 的急性肾盂肾炎是源于此途径。②血行性感染，细菌由血流进入肾小管，从肾小管侵入肾盂，约占 30%，多为葡萄球菌感染，尿路梗阻和尿流停滞是急性肾盂肾炎最常见的原因，单纯的肾盂肾炎很少见。

【病因】

(一) 发病原因

肾盂肾炎感染的细菌主要来自尿路上行感染，当用各种器械检查或者经尿道手术时，细菌可由体外带入，经尿道上行感染，但更常见的是移居于会阴部的肠道细菌经尿道,膀胱,输尿管至肾脏,尿路梗阻和尿流停滞是急性肾盂肾炎最常见的诱因，尿路在梗阻以上部位扩张和积液，有利于细菌繁殖，引起肾盂肾炎，肾盂肾炎经常是由革兰阴性杆菌所引起，约占 70% 以上，其中大肠埃希杆菌最为常见，其次是变形杆菌，克雷白杆菌，产气杆菌，铜绿假单胞菌等；革兰阳性细菌约占 20%，常见的为链球菌和葡萄球菌，近年来研究发现有些大肠埃希杆菌株表面有 P 纤毛，其黏附素与尿路上皮细胞特异性 P 纤毛大肠埃希杆菌受体结合，黏附于尿路上皮引起急性肾盂肾炎，P 纤毛的黏附素分为Ⅰ级，Ⅱ级，Ⅲ级，其中具有Ⅱ级黏附素的菌株与肾盂肾炎紧密相关，血行性感染仅约 30%，多为葡萄球菌感染。

(二) 发病机制

尿路感染是由致病菌入侵所致，其发病机制与病原菌感染有关，病原菌入侵感染的途径和方式大致分以下几种。

1. 上行性感染大约 95% 的尿路感染，其病原菌是由尿道经膀胱，输尿管而上行到肾脏的，正常情况下，尿道口上端 1 ~ 2cm 处有少量细菌存在，只有当机体抵抗力降低或尿道黏膜损伤时，细菌才能入侵，繁殖，尿液的冲洗，尿液中的 IgA，溶菌酶，有机酸，黏膜的完整性，膀胱移行上皮分泌的抗黏附因子 (Muein) 均能抵制病原菌的入侵，近年来电镜证实，大肠埃希杆菌表面有许多 P 菌毛，它们能特异性地识别和结合于尿路上皮细胞表面的相应受体，从而使菌体紧密黏附在尿路上皮细胞上，避免被尿液冲洗掉，大肠埃希杆菌有菌体 (O) 抗原，鞭毛 (H) 抗原，荚膜 (K) 抗原，多糖类的 K 抗原能抑制吞噬细胞杀菌活性，与其致病力直接有关，变形杆菌无 P 菌毛和 K 抗原，不易黏附于膀胱的移行上皮，但能黏附于外生殖器的鳞状上皮细胞上，留置导尿管，尿路结石，创伤，肿瘤，前列腺增生肥大，先天性尿路畸形 (包括膀胱壁内输尿管，括约肌发育不全引起的膀胱输尿管反流)，神经元性膀胱等均是上行性感染的危险因素。

2. 血行性感染血行性感染仅占尿路感染的 3% 以下，肾的血流量占心搏出量的 20% ~ 25%，败血症，菌血症时，循环血中的细菌容易到达肾皮质，糖尿病，多囊肾，移植肾，尿路梗阻，肾血管狭窄，镇痛剂或磺胺类药物的应用等增加了肾组织的易损性，常见的病原菌有金黄色葡萄球菌，沙门菌，假单胞菌属和白色念珠菌属。

3. 直接感染机会罕见，经淋巴道感染尚未证实。

(1) 尿路梗阻：各种原因引起的尿路梗阻，如肾及输尿管结石，尿道狭窄，泌尿道肿瘤，前列腺肥大等均可引起尿液潴留，使细菌容易繁殖而产生感染，妊娠子宫压迫输尿管，肾下垂或肾盂积水等均可使尿液排泄不畅而致本病。

(2) 泌尿系统畸形或功能异常：如肾发育不全，多囊肾，海绵肾，蹄铁肾，双肾盂或双输尿管畸形及巨大输尿管等，均易使局部组织对细菌抵抗力降低，膀胱输尿管反流使尿液由膀胱反流到肾盂，因而增加了患病机会，神经元性膀胱的排尿功能失常，导致尿潴留和细菌感染。

(3) 尿道插管及器械检查：导尿，膀胱镜检查，泌尿道手术均可引起局部黏膜损伤，把前尿道的致病菌带入膀胱或上尿路而致感染，据统计，一次导尿后持续性菌尿的发生率为 1% ~ 2%；留置导尿 4 天以上，则持续性菌尿发生率为 90% 以上，并有致严重肾盂肾炎和革兰阴性菌败血症的危险。

(4) 女性尿路解剖生理特点：女性尿道长度仅 3 ~ 5cm，直而宽，尿道括约肌弱，细菌易沿尿道口上升至膀胱，同时尿道口与肛门接近，为细菌侵入尿道提供条件，尿道周围的局部刺激，月经期外阴部易受细菌污染，阴道炎，宫颈炎等妇科疾患，妊娠期，产后及性生活时的性激素变化，均可引起阴道，尿道黏膜改变而利于致病菌入侵，故成年女性尿路感染的发生率高于男性 8 ~ 10 倍。

(5) 机体抵抗力减弱：全身疾病如糖尿病，高血压，慢性肾脏疾病，慢性腹泻，长期使用肾上腺皮质激素等使机体抵抗力下降，尿路感染的发生率明显增高。

4. 细菌的毒力因素尿路感染多是单个菌种引起，例如大肠埃希杆菌，它占尿路感染中的大多数，能引起从无症状的菌尿到膀胱炎及全部的肾盂肾炎，侵入到尿路的大肠埃希杆菌不仅仅是最流行的粪便中的菌丛，而且，它们有一些特殊的菌株，这些菌株具有各种毒力特点，它们能穿梭于肠道中，持续在阴道中，然后上行，侵入到解剖正常的尿路，在尿路有异物，VUR 或梗阻时，则更易发生上行性感染。

大肠埃希杆菌的抗原为 O 抗原（半抗原或细胞表面抗原），H 抗原（鞭毛抗原）和 K 抗原（膜抗原），无症状性菌尿有关的血清学类型与来自有症状患者的菌株明显不同，这样，具有约 170 种不同 O 抗原中的 8 种 (O1，O2，O4，O5，O7，O16，O18 和 O75) 大肠埃希杆菌株占由这种菌种引起的肾盂肾炎的 80%，在 70% 以上肾盂肾炎性致病菌中分离到少许 K 抗原 (K1，K2，K5，K12 和 K13 或 K51)，相反，H 抗原似乎不会单独与毒力有关，可能不是大肠埃希杆菌 O 抗原本身引起这些大肠埃希杆菌株的尿路致病性，确切地说，决定 O 抗原结构的基因和与其紧密相连的基因跟这些细菌株的致病性有关紧密相连

总之，尿路感染的发生机制是一个相当复杂的过程，概括起来可包括以下几个步骤；

(1) 带有 P 菌毛的细菌菌落在肠道和尿道口周围并播散至尿道。

(2) 通过输尿管中尿液的湍流，细菌上行至肾脏，如炎症没及时控制，则肾组织损伤，最终发生纤维化。

(3) 通过尿液反流，细菌在泌尿道内逆行并与泌尿道的上皮细胞的相应受体结合，局部繁殖引起肾脏炎症，感染的肾脏能刺激抗肾组织抗原的自身免疫反应，从而导致在没有细菌连续增殖时肾损害的持续存在。

在急性肾盂肾炎时肾小管的损害可释放小管抗原进入血循环，诱发抗体介导的

小管间质性疾病，可是若干研究仍未证明细菌性肾盂肾炎的患者或动物血清中存在抗肾抗体或在实验性肾盂肾炎时有局部合成的IgG和IgM，而且在动物或人的肾盂肾炎中，通过免疫荧光显微镜观察既无粒细胞性IgG和补体（提示免疫复合物型小管疾病），又无线性沉积（提示抗小管基膜疾病），可是，Losse在实验性兔肾盂肾炎中，发现有直接抗大肠杆菌抗原的抗体，这种抗体也可与来自肝肾组织的抗原起反应，对肾盂肾炎时抗体介导的自身免疫反应来说一个有争议的论题是，肾盂肾炎局限于一侧肾脏常导致其完全梗阻，而对侧肾脏则正常，这发生于单侧梗阻的患者，实验动物也重复证明了这点。

5. 病理变化

致病菌通过上行感染途径从下尿路到达肾盂，肾盏，集尿系统，肾小管和肾实质等部位都有特殊的细菌克隆，肾脏充血和水肿导致肾脏体积增大，但这种病变并非均质性的，肾乳头内白细胞浸润，并很快蔓延到肾皮质，肾小管内含大量的嗜中性粒细胞，在局部释放细胞毒素使肾小管上皮坏死，随着疾病进展，肾内形成很多小的脓肿，肾小球一般不受影响，除非发生严重的坏死或全肾感染。

【常见症状】

典型的急性肾盂肾炎起病急骤，临床表现为发作性的寒战，发热，腰背痛（肋脊角处有明显的叩击痛），通常还伴有腹部绞痛，恶心，呕吐，尿痛，尿频和夜尿增多，本病可发生于各种年龄，但以育龄妇女最多见，主要有下列症状。

1. 一般症状 高热，寒战，体温多在38 ~ 39℃，也可高达40℃，热型不一，一般呈弛张型，也可呈间歇或稽留型，伴头痛，全身酸痛，热退时可有大汗等。

2. 泌尿系症状 患者有腰痛，多为钝痛或酸痛，程度不一，少数有腹部绞痛，沿输尿管向膀胱方向放射；体检时在上输尿管点（腹直肌外线与脐平线交叉点）或肋腰点（腰大肌外缘与十二肋交叉点）有压痛，肾区叩痛阳性，患者常有尿频，尿急，尿痛等膀胱刺激症状，在上行性感染时，可先于全身症状出现。

3. 胃肠道症状 可有食欲不振，恶心，呕吐，个别患者可有中上腹或全腹疼痛。

4. 菌血症和脓毒血症 虽然有症状的急性肾盂肾炎患者，在其疾病过程中都可并发菌血症，但这种菌血症与更为严重的革兰阴性脓毒血症（即补体，凝血和激肽系统的激活所致的感染性休克，DIC或两者同时出现）无明显的相关。

5. 休克和DIC 当肾盂肾炎出现休克或DIC时，必须排除尿路梗阻的可能，其中尤为重要的一种情况是与急性肾乳头坏死相关的梗阻性肾病，它可由肾乳头的脱落而造成输尿管梗阻，如果糖尿病病人出现严重的肾盂肾炎或菌血症，尤其是病人对治疗反应差时，应高度怀疑并发肾乳头坏死的可能。

6. 儿童患者 儿童患者的泌尿系症状常不明显，起病时除高热等全身症状外，常有惊厥，抽搐发作，2 岁以下小儿如出现发热，呕吐，非特异性的腹部不适或不好动，可能是急性肾盂肾炎；个别唯一有意义的证据可能是不好动，UTI 占其发热性疾病的 10% 左右；对于年龄较大的小儿，其临床表现与成人较为相似，当小儿反复出现遗尿时，常常提示与肾内感染相关的尿液浓缩功能的减退。

【影像学检查】

1.X 线检查 腹部平片在急性肾盂肾炎时，有时可明确肾盂及输尿管内有无可疑的尿路结石阴影。静脉尿路造影可发现肾盏显影延缓和肾盂显影减弱。有时可见输尿管上段和肾盂轻度扩张，这并非由于梗阻，而是细菌内毒素麻痹了集合系统的缘故。在急性肾脏感染期间忌施逆行性尿路造影，以免炎症扩散。

2.CT 扫描 肾区 CT 平扫和增强扫描，患侧肾外形肿大并可见楔形强化降低区，从集合系统向肾包膜放散。

3.B 型超声检查 显示肾皮质髓质界限不清，并有比正常回声偏低的区域。

【诊断】

1. 病史及临床表现 血行性急性肾盂肾炎。起病快而急，有畏寒、高热、体温升高达 39 ~ 40℃，头胀、头痛、寒战、恶心、呕吐和腰部酸痛等。上行性急性肾盂肾炎有明显膀胱刺激症状，尿频、尿急、尿痛和血尿，患侧腰部疼痛，同时可有突然发生的脓毒性症候和胃肠道症状，患侧肾区肌肉强直，脊肋角有明显叩痛。

2. 辅助检查 血常规、尿常规、X 线检查、CT 扫描和 B 型超声检查，均可提供诊断依据。

【鉴别诊断】

1. 发热性疾病 当急性肾盂肾炎的全身感染症状突出而尿路局部症状不明显时，易与发热性疾患如疟疾，伤寒，败血症等相混淆，误诊病例约占 40%，但是，若能详细询问病史，尤其注意显著的寒战与脊肋角的叩击痛往往提示本病的可能性，通过尿沉渣与细菌学检查，鉴别不难。

2. 腹部器官炎症 有些急性肾盂肾炎可无尿路局部症状，而表现为腹痛，恶心，呕吐，发热，白细胞增高等，易误诊为急性胃肠炎，阑尾炎及女性附件炎等。

3. 与 FHCS 鉴别 少数病例要注意与 Fits-Hhagh-Curts 综合征 (FHCS) 鉴别，1930 年 Curts，1934 年 Fits-Hugh 首先报道的，该病患者的特征是淋菌性输卵管炎合并肝周围炎，后来发现沙眼衣原体感染也会出现同样症状，目前把盆腔炎性疾患伴发的肝周围炎称为FIICS,生育年龄妇女,先有妇科症状,然后出现右上腹疼,在肝,胆，胰检查无异常时，应将本综合征与右侧肾盂肾炎相鉴别，尿细菌学检查有助于二者的鉴别。

【治疗 】

对于急性肾盂肾炎的治疗经历了从长疗程到短疗程、再到长疗程这样一个学术发展过程。前些年较热门的 3 天疗法或大剂量单次治疗方法，已被证明有易复发和转为慢性感染的缺点，既往国内外所规定的“尿路感染必须有足够疗程”的治疗原则重新被广泛应用。

1. 一般治疗 急性肾盂肾炎伴有发热、显著的尿路刺激症状或有血尿的急性肾盂肾炎患者应卧床休息，体温恢复正常，症状明显减轻后即可起床活动。一般休息 7 ~ 10 天，症状完全消失后可恢复工作。发热、全身症状明显者，根据病人全身情况给以流质或半流质饮食，无明显症状后改为普通日常饮食。高热、消化道症状明显者可静脉补液。每天饮水量应充分，多饮水，多排尿。使尿路冲洗，促使细菌及炎性分泌物的排出，并降低肾髓质及乳头部的高渗性，不利于细菌的生长繁殖。

诊断明确的肾盂肾炎，针对高热、头痛、腰痛给予退热剂、镇痛药口服，尿路刺激症状明显时可用溴丙胺太林 (普鲁本辛)、山莨菪碱等抗胆碱能药物，排尿痛时可使用碳酸氢钠、枸橼酸钠等碱性药物口服。

2. 抗菌药物治疗 急性肾盂肾炎大多起病急且病情重。应根据病人症状体征的严重程度决定治疗方案。在采尿标本作细菌定量培养及药敏报告获得之前，要凭医生的经验决定治疗方案。鉴于肾盂肾炎多由革兰阴性菌引起，故一般首选革兰阴性杆菌有效的抗生素，但应兼顾治疗革兰阳性菌感染。

(1) 轻度和中等度严重的肾盂肾炎：因引起急性肾盂肾炎主要细菌是革兰阴性菌，以大肠埃希杆菌为主，因此初发的急性肾盂肾炎可选用口服有效抗菌药 2 周。常用抗菌药为磺胺甲 ? 唑 / 甲氧苄啶 (复方磺胺甲基异恶唑)、新喹诺酮类、阿莫西林 (羟氨苄西林) 等。中山医科大学采用口服磺胺甲 ? 唑 (SMZ) 1.0g、甲氧苄啶 (TMP) 0.2g、碳酸氢钠 1.0g，2 次 /d，14 天为 1 个疗程，即所谓 STS 疗法，效果良好。如果磺胺过敏可采用阿莫西林 0.5g，4 次 /d，或诺氟沙星 0.4g，2 次 /d，口服，疗程均为 14 天。近年来，新喹诺酮类效果良好，一般 2 ~ 3 天即显效，不需按药敏结果更换药物。如无好转应参考药敏试验更换抗生素。在 14 天疗程后，通常尿菌的阴转率可达 90% 左右。如尿菌仍阳性，应选强有力的抗生素联合使用治疗 4 ~ 6 周。

(2) 临床症状严重的肾盂肾炎：宜采用肌内或静脉给予抗菌药物。宜用氨苄西林 6 ~ 8g/d，或头孢噻肟 (cefataxime)6g/d，静脉滴注。必要时二药联合应用。氨基甙类抗生素肾毒性大，应慎用，对原有慢性肾脏病或老年人应尽量避免使用。经过上述治疗后，如病情好转可于退热后继续用药3天再改口服抗生素，以完成2周疗程。如未能显效，应按药敏结果更换抗生素。有复杂因素的肾盂肾炎病人，其致病菌多有耐药性，有时在治疗上会很困难。按药敏可试用下述抗生素：

①奈替米星 (netilmicin)2mg/kg，每 12 小时 1 次静脉注射。

②头孢曲松 (ceftriaxone)2.0g，每 24 小时静注 1 次。

③氨曲南 (aztreonam)2.0g，每 8 小时静注 1 次。

复杂型肾盂肾炎易于发生革兰阴性杆菌败血症，应联合应用两种或两种以上抗生素治疗。一般疗程 2 ~ 3 周，先给予静脉用药，3 ~ 5 天后如症状好转，可改为口服治疗。头孢哌酮、阿米卡星霉素对葡萄球菌、克雷白杆菌、变形杆菌、铜绿假单胞菌、大肠埃希杆菌的敏感率均在 90% 以上。前者 1 ~ 2g，每 8 ~ 12 小时 1 次；后者 0.4g，每 8 ~ 12 小时 1 次。氟喹诺酮类药物对变形杆菌、枸橼酸杆菌及克雷白杆菌敏感率在80% 以上。哌拉西林、氨苄西林、呋喃妥因对D群肠球菌100% 敏感。用法：前二者 1 ~ 2g，每 6 小时 1 次；后者 0.1g，3 次 /d。在用药期间每 1 ~ 2 周应作尿培养，以观察尿菌是否转阴。经过治疗仍持续发热者，则应注意肾盂肾炎并发症可能，如肾盂积脓，肾周围脓肿等，应及时进行肾脏 B 超等检查。

(3) 治疗后追踪：在疗程结束及停药后第 2，6 周应分别作尿细菌定量培养，以后最好能每月复查 1 次，共 1 年。如有复发，应再行治疗。

疗效评定：

①治愈：疗程完毕后症状消失，尿菌阴性，并于第 2，6 周复查尿菌仍阴性，可判断为治愈。

②治疗失败：疗程结束后尿菌定量检查仍阳性，或者治疗后尿菌阴转，但于第 2，6 周复查时尿菌又阳性，且为同一菌种。

3. 抗菌药物治疗选择原则 在使用抗菌药物之前，最好作清洁中段尿细菌定量培养及尿常规检查并在做尿常规检查的同时作尿沉渣找细菌，尽早确定是杆菌感染还是球菌感染，有助于选择抗菌药物。还应该判断其感染途径，如系上行感染多由肠杆菌所致，如为血源性感染则多由球菌引起。在选择抗菌药物治疗肾盂肾炎时应考虑到：

①抗菌效果好，对致病菌敏感，不易产生抗药性；

②药物在肾组织，尿液和血液中都有较高的浓度；

③不良反应小，对肾脏无毒性；

④重症患者宜联合用药；

⑤要有足够的疗程，一般不短于 14 天。

治疗肾盂肾炎常用的抗菌药物有如下制剂：

(1) 青霉素 G(penicillihe G) 是细菌繁殖期的杀菌剂，通过抑制敏感细菌细胞壁上肽聚糖合成过程中所需的转肽酶，从而抑制了四肽侧链上 D- 丙氨酸与五肽桥之间的联结，使细菌不能合成完整的肽聚糖，干扰细菌细胞壁的合成。大剂量青霉素 G 对大肠埃希杆菌、变形杆菌、产碱杆菌有效。主要由肾脏排泄，24h 内 60% ~ 80% 自尿中排出，尿中浓度可较血中浓度高 100 倍。

(2) 氨基青霉素类为广谱抗生素有 4 种：

①氨苄西林 (ampicilline) 对溶血性链球菌、肺炎球菌、葡萄球菌有效。对肠球菌及革兰阴性杆菌也敏感。一般剂量 2 ~ 4g/d，儿童 50 ~ 100mg/kg。

②匹氨西林 (pirampicilline)：为氨苄西林的双酯，口服吸收良好，能迅速水解为氨苄西林而发挥抗菌作用。正常人口服 250mg，其血、尿浓度较相当剂量的氨苄西林分别高 2 ~ 3 倍。

③阿莫西林 (amoxycilline) 为对羟基氨苄西林，抗菌谱与抗菌活性与氨苄西林相似，但对变形杆菌的杀菌作用比氨苄西林强。氨基青霉素类尿中浓度很高，故对尿路感染效果好。

(3) 抗铜绿假单胞菌广谱青霉素，属于这一类的抗生素有：

①羧苄西林 (carbenicillin)：其抗菌谱与氨苄西林相似。其特点是对铜绿假单胞菌及变形杆菌作用强。口服吸收差，需注射治疗，肾功能损害时作用延长。单用易产生耐药性，常与庆大霉素合用，但不能混合静脉注射。毒性低，偶可引起粒细胞缺乏及出血。

②磺苄西林 (sulbenicillin)：抗菌谱与羧苄西林相似，抗菌活性强，尿中浓度高。不良反应主要为胃肠道反应，偶有皮疹、发热等。

③替卡西林 (ticarcillin) 抗菌谱与羧苄西林相似，抗铜绿假单胞菌活性较其强 2 ~ 4 倍，胆汁中药物浓度高，主要经肾脏排泄。主要用于治疗铜绿假单胞菌所致各种感染。

④呋布西林 (furbenicillin)：抗铜绿假单胞菌较羧苄西林强 6 ~ 10 倍，对金葡菌、链球菌、痢疾杆菌等也有强大的杀菌作用，不良反应同羧苄西林。

⑤阿洛西林 (azlocillin)：对多数肠科杆菌、肠球菌及铜绿假单胞菌均有较强作用。对耐羧苄西林和庆大霉素的铜绿假单胞菌效果较好。

⑥哌拉西林 (piperacillin) 抗菌谱广与羧苄西林相似，抗菌作用较强，对各种厌氧菌有一定作用。与氨基苷类合用对铜绿假单胞菌和其他脆弱拟杆菌以及肠科杆菌有协同作用。

(4) 耐酶青霉素：主要用于耐青霉素的金葡萄感染，其中异恶唑类青霉素的侧链上为苯基异恶唑，通过空间位置障碍作用保护了 β 内酰胺环，使其不易被细菌的青霉素酶水解。属于这类的青霉素有：苯唑西林 (oxacillin)、氯唑西林 (cloxacillin)、双氯西林 (dicloxacillin) 和氟氯西林 (flucloxacillin) 等，其中以双氯西林及氟氯西林作用最强。

(5) 第一代头孢菌素：特点是对革兰阳性球菌抗菌作用较第二、三代强，对青霉素酶稳定，但仍可被革兰阴性菌的 β－内酰胺酶所破坏，对肾脏有一定毒性。常用药物包括：头孢噻吩 (ephalothin，先锋霉素Ⅰ)、头孢唑啉 (cefazolin，先锋霉素Ⅳ)、头孢氨苄 (cephalexin，先锋霉素Ⅴ)、头孢拉啶 (cefradine，先锋霉素Ⅵ)。其中，头孢唑啉对大肠埃希杆菌、奇异变形杆菌作用很强，主要由肾排泄，在肾组织中浓度很高，一般对肾无损害，但个别病人可有尿素氮增高及蛋白尿。治疗尿路感染，肾盂肾炎 1 ～ 2g/d，分次肌注，也可静脉注射，儿童每天剂量为 20 ～ 40mg/kg。另外常用的头孢拉啶，口服吸收良好，用药后肾组织中浓度较血清高 8 倍。本品几乎全部由肾脏排泄，很适用于尿中感染。2 ～ 4g/d，分 4 次服，儿童按 50 ～ 100mg/kg 计算，可肌内或静脉注射。

(6) 第二代头孢菌素：其特点是对革兰阳性菌作用与第 2 代头孢菌素相仿或略差，对多数革兰阴性菌作用明显增强，部分对厌氧菌有高效，但对铜绿假单胞菌无效；对多种 β－内酰胺酶比较稳定；对肾毒性较第一代有所降低。临床上用以治疗大肠埃希杆菌、克雷白杆菌、肠杆菌、吲哚阳性变形杆菌等所致尿路感染和其他组织感染。应用较多有头孢呋辛 (cefuroxime) 和头孢孟多 (cefamandole) 等。

(7) 第三代头孢菌素：其特点为对革兰阴性菌包括肠杆菌属和铜绿假单胞菌及厌氧菌如脆弱类杆菌有较强的作用；血浆半衰期长、体内分布广、组织穿透力强；对 β 内酰胺酶有较高的稳定性；对肾脏基本无毒性。临床上主要用来治疗肾盂肾炎、败血症等严重感染。头孢他啶 (ceftazi-dine) 是目前抗铜绿假单胞菌最强的抗生素。此外，头孢哌酮 (cefoperazone，先锋必) 也有效。对肠道科细菌以头孢曲松 (cefriaxone，菌必治) 与头孢噻肟 (cefotaxime) 相仿，头孢哌酮稍差。

(8) 第四代头孢菌素：近年研制的头孢匹罗 (头孢哌洛姆)、头孢吡肟 (头孢哌姆) 以及头孢唑兰 (cefozopran，CZOP) 对铜绿假单胞菌及革兰阳性球菌也有效。

(9) 非典型 β－内酰胺类：包括头霉素 C(cephamycin)、拉氧头孢 (latamoxef，噻吗灵)、亚胺培南 (imipenem)、克拉维酸 (clavulanic acid，棒酸)、舒巴坦 (sulbactam，青霉烷砜)、氨曲南 (aztreonam) 等。其中亚胺培南与肽酶抑制药西司他丁 (cilastatin)的合剂亚胺培南 / 西司他丁钠 (泰能) 具有高效、耐酶等优点均可用于重症肾盂肾炎及尿路败血症的治疗。

(10) 氨基糖苷类抗生素：氨基糖苷类抗生素对革兰阴性杆菌有良好的效果。

①庆大霉素 (gentamycin)：对葡萄球菌及革兰阴性菌感染效果好，对铜绿假单胞菌亦有效，主要由肾脏排泄，尿中浓度较血清高数十倍，故对尿路感染有较好效果。

②阿米卡星 (amikacin，丁胺卡那霉素)：本品对革兰阴性杆菌和铜绿假单胞菌作用较强，对庆大霉素和卡那霉素耐药的菌株仍然有效，200 ～ 400mg/d，分次肌注。

③妥布霉素 (tobramycin)：对铜绿假单胞菌作用强大，对第Ⅷ对脑神经及肾脏有毒性作用。适用于尿路感染，剂量 1 ～ 5mg/(kg · d)，分 2 次肌注。

④奈替米星 (netilmicin)：抗菌谱与庆大霉素近似，对氨基甙乙酰转移 AAC(3) 稳定，对产生该酶而使卡那霉素、庆大霉素、妥布霉素、西素米星等耐药的菌株，对本品可敏感。成人 3 ~ 6.5mg/(kg · d)，分 2 或 3 次肌注。

⑤西素米星 (sisomicin)：本品抗菌谱与庆大霉素相似，对庆大霉素耐药菌株也有效。对金葡萄有良好作用，用于严重的革兰阴性菌感染。成人剂量，3mg/(kg · d)，分 3 次。

⑥地贝卡星 (dibekacin，双去氧卡那霉素 B)：抗菌谱与庆大霉素相似，作用较庆大霉素弱，对铜绿假单胞菌作用略强。主要由肾脏排泄，有肾毒性，较卡那霉素轻。100 ~ 150mg/d，儿童 1 ~ 4mg/(kg · d)，分 2 次肌注，儿童慎用。

(11) 四环素类 (tetracyclines)：四环素、土霉素、金霉素沿用已久。因耐药菌株日益增多，现已少用于肾盂肾炎的治疗。

①米诺环素 (minocycline)：对四环素耐药的葡萄球菌和大肠埃希杆菌有效，尿中浓度较血清高 10 ~ 30 倍，适用于肾盂肾炎。成人首剂 200mg，以后 100mg/ 次，2 次 /d。

②美他环素 (甲烯土霉素)：尿中浓度较血清高 50 倍，每天剂量 0.6g，儿童 10mg/kg。

(12) 氯霉素类抗生素常用者有：

①氯霉素 (chloramphenicol)：对多数革兰阳性球菌和阴性杆菌有效，其主要不良反应为骨髓抑制、神经、精神症状，新生儿不宜使用 (易致灰婴综合征)、尿路感染时可短期应用，每天剂量 1.0g，儿童 50mg/kg，分 4 次口服。 ②甲砜霉素 (thiamphenicol)：又称硫霉素，抗菌作用较氯霉素强，主要由肾脏排泄，尿中浓度较血中高 50 ~ 100 倍，故对尿路感染较氯霉素为好。有轻度胃肠道不良反应，骨髓抑制较氯霉素为轻。1.5 ~ 2.0g/d，儿童 20 ~ 50mg/kg，分 3 次服用，也可静脉滴注。

(13) 喹诺酮类抗菌药：目前已发展到第四代。第一代常用于肾盂肾炎的是萘啶酸，第二代是吡哌酸；第三代为含氟衍生物，如诺氟沙星 (氟哌酸)、氧氟沙星 (氟嗪酸)、培氟沙星 (甲氟哌酸)、环丙沙星 (丙氟哌酸) 等。近年来已发展到第 4 代以氟罗沙星为代表，临床应用治疗肾盂肾炎效果很好。

①诺氟沙星 (norfloxacin)：对革兰阳性及阴性菌包括铜绿假单胞菌有效，主要用于尿路及肠道感染。

②氧氟沙星 (ofloxacin)：对革兰阳性 (包括对甲氧西林耐药的金葡菌，MRSA) 革兰阴性菌包括铜绿假单胞菌均有较强的作用，口服吸收快而完全，血药浓度高而持久，血浆半衰期 5 ~ 7h，70% ~ 90% 药物经肾排泄。

③依诺沙星 (enoxacin)：又名氟啶酸，抗菌谱与抗菌活性与诺氟沙星相似，对厌氧菌作用较差。50% ~ 65% 经肾脏排泄。

④环丙沙星 (ciprofloxacin)：又名环丙氟哌酸，对耐药的铜绿假单胞菌，一些对氨基甙类、第三代头孢菌素耐药的革兰阴性和阳性菌仍敏感。

⑤洛美沙星 (lomefloxacin)：体外抗菌作用与诺氟沙星、氧氟沙星相似，体内则比前二者强但不如氟罗沙星。

⑥氟罗沙星 (fleroxacin)：又名多氟沙星，抗菌谱广，现有各喹诺酮类药体内抗菌活性皆不及本品，50% ~ 60% 经肾脏排泄。

⑦芦氟沙星 (rufloxacin)：本品对金葡萄、大肠埃希杆菌、伤寒沙门菌及不动杆菌有很强的抗菌活性，适用于急慢性肾盂肾炎、急性膀胱炎及前列腺炎等。

⑧司氟沙星 (sparfloxacin)：本品对革兰阳性球菌抗菌力比环丙沙星、氧氟沙星、依诺沙星强 2 ~ 32 倍，对革兰阴性杆菌与上述制剂作用强度相似；对厌氧菌比环丙沙星、氧氟沙星、依诺沙星高 2 ~ 32 倍；对沙眼衣原体比红霉素、氧氟沙星高，与米诺环素 (二甲胺四环素) 相当。

(14) 大环内酯类抗生素：此类抗生素包括红霉素 (erythromycin)、乙酰螺旋霉素 (acetylspitamycin)、罗红霉素 (roxithromycin)、克拉霉素 (clarithromycin)、阿奇霉素 (azithromycin)、交沙霉素 (josamycin)、麦迪霉素 (medecamycin)、罗培霉素 (rokitamycin) 及奥林霉素 (oleandomycin) 等。主要用于革兰阳性细菌感染，尿路感染很少使用。红霉素对尿路感染的“L”型细菌有效。

(15) 磺胺类抗菌药：磺胺类药物为广谱抗菌药物，用于肾盂肾炎治疗的有下列几种：

①磺胺异恶唑 (sulfisoxazole，SIZ)：抗菌作用很强，血中乙酰化程度很低，尿中浓度较血中高 10 倍，不易析出结晶，为较理想的磺胺药，很适用于尿路感染。每天剂量 4g，儿童 25 ~ 50mg/kg，分 4 次服。

②磺胺甲恶唑 (sulfamethoxazole，SMZ)；抗菌作用与磺胺异恶唑 (SIZ) 相似。在血中乙酰化率较高，长期服用时加用碳酸氢钠，以避免发生血尿和晶体尿。适用于治疗尿路感染。本品与甲氧苄啶 (TMP) 组成磺胺甲 ? 唑 / 甲氧苄啶 (复方新诺明)，其疗效可增强数倍。剂量：成人，2g/ 次，2 次 /d，口服，儿童 25mg/kg。

(16) 呋喃类：用于治疗尿路感染有呋喃妥因 (呋喃坦啶)，口服吸收迅速，很快从肾脏排泄。本品对大肠埃希杆菌、葡萄球菌及肠球菌均有良好的疗效，对变形杆菌和产气杆菌也有效。本品在尿中达 150 ~ 300μg/ml，经肾脏对在酸性尿中可使肾小管重吸收增强，而转运于肾组织，提高肾组织内药物浓度，有利于肾盂肾炎的治疗。每天剂量 0.2 ~ 0.3g，儿童 5mg/kg，分次口服。

(17) 磷霉素 (phosphomycin)：本品是广谱抗生素，对葡萄球菌、大肠埃希杆菌、变形杆菌、伤寒杆菌、铜绿假单胞菌有较弱的抗菌作用。口服后在尿中浓度为血中约高 10 倍，故对尿路感染效果较其他部位为好。此外，本品尚能保护近曲小管的磷酯酶活性，可减轻庆大霉素和顺铂引起的近曲小管的中毒性损害，剂量 2 ~ 3g/d，儿童为 50mg/kg，4 次分服。静滴 6 ~ 16g/d，分 2 或 3 次给予。偶可发生过敏性休克。

二、慢性肾盂肾炎

【概述】

慢性肾盂肾炎是细菌感染肾脏引起的慢性炎症，病变主要侵犯肾间质和肾盂、肾盏组织。由于炎症的持续进行或反复发生导致肾间质，肾盂、肾盏的损害，形成疤痕，以至肾发生萎缩和出现功能障碍。平时病人可能仅有腰酸和（或）低热，可没有明显的尿路感染的尿痛，尿频和尿急症状，其主要表现是夜尿增多及尿中有少量白细胞和蛋白等，病人有长期或反复发作的尿路感染病史，在晚期可出现尿毒症。

【病因】

如果尿路梗阻，畸形及机体免疫功能低下等易感因素持续存在，抗菌治疗未能彻底控制急性肾盂肾炎期形成的肾盂黏膜下的炎症或小脓疡，可留下小瘢痕，引起肾内梗阻，致使疾病反复发作及慢性迁延。

有人认为慢性肾盂肾炎的发病可能有自身免疫参与，有部分病人在急性肾盂肾炎期尿培养发现致病菌，而在以后的慢性进程中，尿培养却再没有致病菌出现，而疾病仍逐渐进入慢性肾盂肾炎，推测肾感染后，机体产生了抗大肠埃希杆菌的抗体，而肾组织与这些细菌有共同抗原性，致病菌消失后，这种抗体继续与肾组织抗原发生免疫反应，从而引起肾损害，现已发现有一种肾小管抗原 (Tamm-Horsfall 蛋白，称 THP)，与大肠埃希杆菌有共同的抗原性，抗大肠埃希杆菌的抗体可同时抗肾小管上皮细胞的 THP，这可能与肾间质的慢性炎症发生有关。

近代研究发现，任何慢性肾脏病，一旦出现肾间质的炎症细胞浸润，都有可能通过细胞因子释放致成肾组织损伤，慢性肾盂肾炎的发生和发展亦可能与此有关。

L 型细菌的存在使肾盂肾炎的治疗更困难，这些细菌首先由 Lister 发现，故命名 L 型细菌，其形成是由于在抗菌药治疗中或抗体，补体，溶菌酶的作用下，致病菌的胞膜破裂，仅存原浆质，隐藏在肾髓质的高渗区继续生存，一般的抗菌药不能将它彻底杀灭，待其生存环境好转，L 型细菌又恢复原形，继续生长繁殖，使肾盂肾炎复燃，造成病情迁延难治，据调查尿培养阴性的慢性肾盂肾炎中，约 20% 可找到 L 型细菌。

【症状】

本病半数以上患者有“急性肾盂肾炎”既往史，实际上不是急性肾盂肾炎，而是慢性肾盂肾炎的首发症状，其后有乏力，间歇性低热，厌食，腰酸，腰痛，季肋部或腹部轻度不适等症状，并伴有尿频，尿急，尿痛等下尿路刺激症状，急性发作表现也时有出现，典型的慢性病变其过程则更为隐匿。

慢性肾盂肾炎临床症状和体征可分为二大类：一是直接与感染有关的表现，另一类是与肾脏受损伤程度和部位有关的表现，直接与感染有关的表现常不明显，比感染和炎症症状更为明显的是由于长期肾小管间质损害，导致的肾脏生理功能紊乱的表现，如高血压，储 Na 功能的丧失（表现为失盐性肾病），尿浓缩功能减退，高钾血症及酸中毒倾向，尽管上述表现在所有肾脏疾病中均有不同程度的存在，但在慢性肾盂肾炎时，生理功能紊乱程度与肾功能衰竭（血肌酐升高）程度不平行，在其他类型肾脏疾病中，血肌酐水平为 2 ~ 3mg/dl 时，其生理功能紊乱很小；而在慢性肾盂肾炎患者，当血肌酐在同样水平时，则已出现多尿，夜尿，高钾血症和酸中毒等表现。

临床上此类病人由于尿浓缩稀释功能受损，特别容易发生脱水，老年患者尤其常见，当此类患者在发生呕吐，腹泻或进食减少时，常易发生血容量降低，休克，肾功能急剧下降（合并肾前性急性肾衰）。

慢性肾盂肾炎多引起肾性高血压，一般认为与患者高肾素血症及一些缩血管多肽的释放和血管硬化，狭窄等病变有关，少数患者切除一侧病肾后，高血压可得以改善，至病程晚期，患者可出现肾小球功能损害，氮质血症直至尿毒症，在小管间质损害的基础上，可出现局灶节段性的肾小球硬化，表现为大量蛋白尿或肾病综合征，这些病人预后差，可进展为终末期肾病。

慢性肾盂肾炎临床表现复杂，容易反复发作，其原因主要是因为有诱发因素的存在和肾盂肾盏黏膜和肾乳头因瘢痕形成而变形，有利于致病菌的潜伏。

另外，由于抗生素的长期应用，使细菌产生耐药性或进入细胞内，细菌在体液免疫或抗生素作用下，细菌胞膜不能形成，在髓质高渗环境下这种以原浆质形式存在的细菌仍有生命力，一旦遇到有利环境便重新生长胞膜并繁殖致病，此即原浆型菌株（L 型），所以，慢性肾盂肾炎被认为是较难根治而逐渐进展的疾病。

【影像学检查】

1.X 线检查 腹部平片可显示一侧或双侧肾脏较正常为小，同时发现有无尿路结石存在。静脉尿路造影可见肾盏扩张，肾实质变薄，有时显影较差，输尿管扩张。逆行肾盂造影能显示上述变化。如行膀胱排尿期造影，部分病人中可显示膀胱输尿管反流。

2. 膀胱镜检查 可能发现在患侧输尿管口有炎症变化，输尿管插管受阻，静脉注射靛胭脂证实患肾功能减弱。

3.放射性核素扫描　可测定患肾功能损害，显示患肾较正常小。动态扫描还可查出膀胱输尿管反流。

【诊断】

目前多数学者认为，其诊断标准应该严格，影像学检查发现有肾皮质瘢痕和肾盂肾盏变形，肾功能学检查有异常，且在病史中或尿细菌学检查有尿路感染的证据者，如无上述改变，则尿路感染的病史虽长亦不能诊断为本病，对慢性肾盂肾炎患者需做全面彻底检查，以明确：①致病菌；②单侧或双侧感染；③原发病灶；④ 肾实质损害范围及肾功能减损程度；⑤有无尿路梗阻。

【鉴别诊断】

1.下尿路感染：若显示尿蛋白，Tamm-Horsfall 黏蛋白，β－微球蛋白等增高，尿沉渣抗体包裹细菌阳性，白细胞管型以及肾形态和功能异常，均有助于慢性肾盂肾炎的诊断，必要时可作膀胱冲洗灭菌培养，若膀胱冲洗灭菌 10min 后留取膀胱尿菌数较少，提示膀胱炎；如灭菌前后菌数相似，则为肾盂肾炎。

临床上有一种称为尿道综合征(又称为症状性无菌尿)的疾病,好发于中年女性，患者以尿频，尿急，尿痛，排尿不适为主要表现，尿中白细胞亦可增多，常被误诊为不典型慢性肾盂肾炎而长期盲目应用抗菌药物治疗，甚至造成不良后果，必须予以鉴别，尿道综合征多次中段尿定量培养，无真性细菌尿并排除假阴性可资鉴别。

2.肾结核：肾结核患者多有肾外结核病史或病灶存在，肉眼血尿多见，膀胱刺激症状显著而持久，往往有结核中毒症状，尿沉渣涂片可找到抗酸杆菌，尿细菌普通法培养呈阴性，尿结核菌培养阳性等可资鉴别，必要时作静脉肾盂造影，如发现肾实质虫蚀样破坏性缺损则对诊断肾结核有帮助。

3.慢性肾小球肾炎：在无明显水肿，蛋白尿，高血压时，其临床表现与全身感染症状和尿路刺激症状不明显的不典型慢性肾盂肾炎相似，尤其当慢性肾小球肾炎患者并发尿路感染，或晚期两者均出现慢性肾功能减退时，鉴别更难，一般认为病史中有全身水肿;尿中有以中分子以上蛋白为主，含量较多的蛋白及管型，白细胞少;先有肾小球滤过功能受损，且重于肾小管功能受损；以及肾 X 线检查显示两肾对称性缩小，外形光整，无肾盂肾盏变形等支持慢性肾小球肾炎，而病程中肾和尿路刺激症状明显；尿常规以白细胞为主，有以小分子为主的少量蛋白尿；中段尿细菌培养为阳性；肾小管功能损害早于和重于肾小球功能损害，以及肾 X 线检查两肾大小不等，外形不平，肾盂肾盏变形等，则支持慢性肾盂肾炎。

4. 非感染性慢性间质性肾炎：起病隐匿，临床表现多样，尿与肾功能化验与慢性肾盂肾炎相似，易混淆，但非感染性慢性间质性肾炎有以下特点：①有较长期尿路梗阻或有长期接触肾毒性物质史；②有肾小管功能障碍；③氮质血症，但无水肿和高血压病史；④轻度蛋白尿，进一步检查为肾小管性蛋白尿；⑤静脉肾盂造影可见双侧肾影不等，外形不规则（瘢痕形成），可有肾盏变形（扩张和变钝）；⑥肾图，核素扫描或B超显像，可显示双侧肾脏病变不相等，而慢性肾盂肾炎与其不同的是主要表现为尿路刺激症状，间歇性真性细菌尿；静脉肾盂造影有慢性肾盂肾炎征象，即局灶的，粗糙的皮质瘢痕，伴有邻近的肾小盏变钝或呈鼓槌状变形，肾盂有时亦可变形，有扩大，积水现象，如鉴别仍有困难，可考虑作肾活检，有助于确诊或排除其他慢性肾脏疾病。

5. 慢性肾盂肾炎的血尿型：高血压型和隐匿型患者，应分别与引起血尿的其他疾病，高血压病，无症状菌尿等相鉴别，通过详细询问病史，观察肾和尿路症状，体征以及反复做尿常规，细胞和细菌学检查，必要时作肾X线检查等，可鉴别。

【治疗】

1. 一般治疗：寻找并去除导致慢性肾盂肾炎发病的易感因素，解除尿路梗阻，纠正尿路畸形，提高机体免疫功能。已有肾功能损害的患者，要注意维持水电解质平衡。有高血压的患者，要降压治疗。

2. 抗生素治疗：慢性肾盂肾炎选用的抗菌药物与急性肾盂肾炎相似，但治疗较急性期困难，一旦处理不当，不仅疗效不佳，而且因肾功能受损而影响预后。

慢性肾盂肾炎的抗菌治疗原则为：

(1) 常需两类药物联合应用，必要时尚可中西医结合治疗。

(2) 疗程可适当延长，通常治疗2～4周，若无效或复查中再发，可选用敏感药物分为2～4组轮换应用，每组药用1个疗程，疗程结束后停药3～5天，共2～4个月。如上述长程抗菌治疗仍无效或常复发者可采用低剂量长期抑菌治疗。临床常用磺胺甲硝唑/甲氧苄啶（复方磺胺甲基异恶唑）、呋喃妥因（呋喃坦啶）、头孢氨苄（头孢立新）、阿莫西林、诺氟沙星等任何一种药1次剂量，于每晚排尿后入眠前服用，可长期服至6～12个月，多可防止再发，尤其对重新感染引起再发的慢性肾盂肾炎更为有效。

(3) 抗菌治疗的同时，特别是在疗效不佳或频频再发时，必须寻找并去除易感因素。

(4) 急性发作期的用药同急性肾盂肾炎。

3. 外科治疗：对不易根治的尿路感染，应尽可能应用外科手术纠正尿路梗阻或畸形。术前积极进行抗生素治疗，使菌尿少于1000/ml，术后再用抗菌药，以免发生败血症。

4. 治愈标准

(1) 临床治愈 症状消失，停药 72h 后，每隔 2 ～ 3d 作尿常规及细菌培养，连续 3 次阴性。

(2) 痊愈 临床治愈后，尿常规及细菌培养每月复查 1 ～ 2 次，连续半年均阴性。

第二节 肾皮质脓肿

【概述】

肾皮质化脓性感染为葡萄球菌经血运进入肾脏皮质引起的严重感染，在没有形成液化的肾脏炎性肿块称为急性局灶性细菌性肾炎，形成脓肿时称之为肾皮质脓肿或化脓性肾炎，几个脓肿融合则称为肾痈，在广谱抗生素发展的今天，由于及时应用抗生素控制原发感染灶，肾皮质化脓性感染的发生率较前减少，而且多数表现为急性局灶性细菌性肾炎。

【病因】

一、发病原因

最常见的致病菌为金黄色葡萄球菌，细菌可由体内其他部位的化脓性病灶，经血液循环进入肾脏，如疖，痈，脓肿，感染的伤口，上呼吸道感染或者肾邻近组织感染，偶可继发于尿路梗阻如尿路结石或先天性畸形如儿童的膀胱输尿管反流。

二、发病机制

早期病变局限于肾皮质，形成多发性微小脓肿，这些微小脓肿可集合成多房性脓肿，如未及时治疗，可形成肾痈，少数可穿破肾包膜，侵入肾周脂肪，形成肾周肿块。

【症状】

常先有其他部位的细菌感染病史，突发性的寒战，高热，腰痛，伴乏力食欲不振，初期无尿频，尿急等膀胱刺激症状；后期因为感染侵入肾盂而出现膀胱刺激症状，患侧腰部肌肉紧张，肾区和脊肋角有明显叩击痛。

【影像学检查】

1.CT 肾扫描显示 肾皮质腔内有脓腔，CT 值介于囊肿和肿瘤之间，但难与肿瘤内坏死相区别。

2.B 型超声 B 超所见为不规则的脓肿轮廓，肾窦回声偏移，稍向肾边缘凸出，脓肿为低回声区，超声诊断难以与肿瘤内坏死相区别。

3. 放射性核素肾扫描 显示占位病变，肾缺损区与肾囊肿相似，用 67Ga 可提示感染组织。

【诊断】

1. 病史及临床表现 本病一般为突然发作，伴有寒战、高热、食欲不振和菌血症症状，犹似急性肾盂肾炎。患者在初期无泌尿系刺激症状，因感染在皮质未侵入肾盂，尿液检查无脓尿。患侧肾区及压痛，患侧腰部可触及肿大的肾脏，肌肉紧张，脊肋角有明显叩痛，肾痛时为最剧烈，此因化脓性病灶局限于肾皮质，使肾被膜张力骤增所致。

2. 辅助检查 血常规、尿常规、X 线检查、CT 检查、B 超检查和放射性核素扫描均可提供诊断依据。

【鉴别诊断】

1. 肾周围炎和肾周围脓肿 主要表现为畏寒，发热，腰痛，但患者有腰椎向患侧弯曲，肢体活动受限，且 KUB 平片显示肾区密度增加，腰大肌阴影消失，B 超和 CT 则可以鉴别是肾皮质还是肾周围的化脓性感染。

2. 急性肾盂肾炎 主要表现为突发性的畏寒，高热，常伴有尿频，尿急，尿痛等膀胱刺激症状，也会出现腰痛和肾区叩击痛，但尿路刺激症状更严重，而肾区叩痛较轻，B 超检查肾无液性暗区，静脉泌尿系统造影 (IVU) 无肾盏受压变形移位性变化，CT 亦无肿块。

3. 肾结核 其主要表现为尿频，尿急，尿痛等膀胱刺激症状，伴有低热，盗汗，乏力，贫血等全身性结核中毒症状及不同程度的脓尿，但肾结核患者多无高热，而尿频较为严重，24 h 尿中可查到抗酸杆菌，早期肾结核 IVU 表现为肾盏边缘不整齐，如虫蚀状，后期呈缺少 1 个或几个肾盏的征象，结核性脓肾时尿呈米汤样混浊，伴低热，B 超可见肾内有积液。

4. 肾囊肿 单纯性肾囊肿主要表现为腰痛，可伴有高血压症状，通常无发热，B 超检查显示肾实质有圆形液性暗区，其边缘清楚；肾囊肿穿刺液呈草黄色透明液体。

5.肾肿瘤 主要表现有腰痛及腰腹部肿块，CT检查与B超检查显示肾实质内有占位性病变，肾肿瘤可出现间歇性无痛性血尿，IVU显示肾盂肾盏变形，破坏或消失，CT注造影剂扫描示肾肿瘤有增强。

6.急性胆囊炎 主要表现为右上腹部持续性疼痛，可伴畏寒，发热，且有腹肌紧张，墨菲征阳性，但尿常规正常，无白细胞，B超检查可见胆囊壁毛糙，胆囊增大。

7.胸膜炎 主要表现为胁腰部疼痛，疼痛常于深呼吸和咳嗽时加剧，常伴有畏寒，发热，体检可发现患侧呼吸运动减弱，呼吸音减低，但无明显的肾区叩击痛。

【治疗】

1.抗生素治疗 在细菌培养结果未报告之前，可先根据经验选用抗生素，当尿培养或血培养得出结果后，静脉应用敏感的抗生素。

2.积极治疗原发病 如有结石，则应取出结石。

3.手术治疗 如药物治疗无效，可行脓肿切开引流；若脓肿引流不畅，且肾功能差，对侧肾功能又良好者，可考虑行肾切除。

第三节 肾积水

【概述】

由于尿液从肾脏排出受阻，蓄积，造成尿液潴留而引起肾内压升高，以致肾盂肾盏逐渐扩张，肾实质萎缩与破坏，统称为肾积水。肾盂积水是由于尿路阻塞而引起的肾盂肾盏扩大伴有肾组织萎缩，尿路任何部位的管道狭窄或阻塞以及神经肌肉的正常功能紊乱，尿液通过即可出现障碍，造成尿流梗阻，梗阻以上部位因尿液排出不畅而压力逐渐增高，管腔扩大，最终导致肾脏积水，扩张，肾实质变薄、肾功能减退，若双侧梗阻，则出现尿毒症，后果严重。肾积水可分为原发性和继发性两种。

【病因】

一、 发病原因

肾积水可分为原发性和继发性两种，原发性肾积水又称为先天性肾积水，自发性肾积水，特发性肾积水，最主要的病因是肾盂输尿管连接部的梗阻，它往往是由于这个部位的肌细胞被大量胶原纤维分离，失去了正常的排列，不能有效地传递来自起搏细胞的电活动，阻断了正常蠕动的传送。

发病机制

泌尿系统的正常功能是尿液的形成，储存和排出，尿液的形成是由肾小球的滤过，肾小管的分泌和再吸收所组成，正常情况下，肾盂收缩，舒张的协调动作，从而产生肾盂静水压约为 10cmH_2O 左右，保证尿液顺利通过，当尿路梗阻时，肾盂内压可增到 50 ~ 70cmH_2O，一方面使包囊压增高，另一方面使肾小球毛细血管压降低，由此肾小球的滤过压减低直至停止，尿液的反压力使肾小管远端扩张，近端变性，丧失原有的分泌及再吸收功能，由于肾内压增加使血管受压，尤其是肾小球的输出动脉受压后，肾组织营养发生障碍，肾乳头退化萎缩，由凸形变凹形，肾小管系统退化而使肾实质变薄，最后萎缩成纤维组织囊状，用光学和电子显微镜观察肾盂输尿管连接部梗阻处，主要是该处壁肌有改变，如胶原组织增生，沉积及纤维组织浸润，这可能是造成局部狭窄继而形成梗阻的主要原因，输尿管收缩的节律失调，尿液滞留也同样可以形成梗阻，这就是部分肾积水患者，肾盂输尿管连接部管腔虽然通畅但仍可导致梗阻的原因，肾内积液并非静止不变，而是经常循环，在积水 2 周后，肾盂尿内尿素即有明显减少，而葡萄糖及氯化物却有明显增加，肾盂内尿液再吸收的途径可能是：

1. 肾盏穹隆静脉反流。

2. 肾小管反流。

3. 间质反流。

4. 淋巴管反流。

故急性完全梗阻若能在 5 ~ 6 周之内解除梗阻，肾功能仍可有所恢复，这也就提示我们对肾积水，尤其急性梗阻时，不能轻易决定行肾脏切除，梗阻形成后肾积水是否继续发展，取决于梗阻的严重程度（梗阻是否继续发展），肾盂肾盏的适应性（缓冲作用）及尿流的速度，若达到相对的平衡，则可停止发展，从而稳定在轻度肾积水阶段。

【症状】

多数病人在 20 ~ 40 岁，前列腺精囊结核无明显症状，偶感会阴和直肠内不适，严重的精囊，前列腺结核往往表现为精液减少，脓精，血精，久婚不育， 附睾结核一般开始为硬结，无痛，生长缓慢，病变发展肿大形成寒性脓肿，与阴囊皮肤粘连，溃破形成窦道经久不愈，流出稀黄色脓液，双侧附睾结核约占一半、双侧病变精液无精子。

1. 腰痛：为持续性钝痛或坠胀不适。

2. 腰腹部肿块：起初始于肋缘下，逐渐向侧腹部及腰部延伸，大者可越过中线为表面光滑的囊性肿块，边缘规则，有波动感，压痛不明显。

3. 血尿：一般为镜下血尿，并发感染，结石或外伤后血尿加重。

4. 少尿或无尿：若双侧肾脏，孤立肾或仅一侧有功能的肾脏出现积水，同时伴肾功严重受损害的病人，则出现少尿或无尿。

5. 少尿与多尿交替出现：见于一部分原发性肾积水的病人，可于 1 次大量排尿后肿块骤然缩小，疼痛减轻，尿量减少时则肿块迅速增大，疼痛加重。

6. 高血压：重度肾积水病人中约 1/3 出现高血压，呈轻度或中度升高，可能由于扩张的肾盂肾盏压迫小叶间动脉引起肾实质缺血所致。

7. 自发性肾破裂：在无创伤情况下，因继发感染致肾盂破溃，造成肾周围血肿及尿外渗，表现为突发性腰腹疼痛，有广泛性明显压痛伴肌肉紧张。

8. 发热：继发感染时体温升高。

9. 消化道症状：可有腹痛，腹胀，恶心，呕吐，大量饮水后上述症状加重。

10. 双侧梗阻出现慢性肾功能不全，尿毒症。

肾积水常无典型的临床表现，主要表现为原发病的症状和体征，肾积水诊断时，首先应明确肾积水的存在，而后查明肾积水的原因，病变部位，梗阻程度，有无感染以及肾功能损害情况，通过全面细致的病史采集，症状与体征的分析，以及实验室和各项影像学检查综合分析，多可明确诊断。

【影像学检查】

1.X 线检查 腹部平片显示肾影增大或肾影不清，有时可发现上尿路结石。静脉尿路造影显示患侧肾显影差或不显影，如对侧肾同时合并有结石，对侧肾显影亦差，临床可出现尿毒症。

2.CT 肾扫描 可显示肾脏内有脓液聚积。

3.B 型超声 对脓肾的诊断比尿路造影更有帮助。

【诊断】

1. 病史及临床表现 临床表现有两大类型，一类为急性发作型，以寒战、高热、全身无力、呕吐和腰部疼痛为主。另一类为慢性病程型，病人常有长期肾感染病史，或有上尿路结石病史，反复发作腰痛，腰部可扪及肿块。

2. 辅助检查 血常规、尿常规、X 线检查、CT 检查和 B 超检查，均可提供诊断依据。

【鉴别诊断】

1. 多囊肾：发病年龄为 40 ~ 60 岁，半数以上患者合并有高血压，一侧或两侧上腹部可触及囊性肿块，但肿块表面呈多发囊性结节状，无波动感，IVU 示肾盂肾盏受压伸长或变形而无扩张，超声检查和放射性核素肾扫描示两侧肾体积增大，肾区有多发圆形囊肿影像，CT 检查示双肾增大，肾实质内可见多数边缘光滑，大小不等的囊性肿块。

2. 单纯性肾囊肿：体积增大时常可触及囊性肿块，超声检查示肾区有单个边缘整齐的圆形透声暗区，IVU 示肾盂肾盏受压，变形，移位但无积水，CT 检查示一圆形壁薄，界限清楚的低密度肿块，增强后肾实质密度增强而肿块无增强。

3. 肾周围囊肿：腰部可出现边界不清的囊性肿块，肿块活动度差，波动感不明显，但往往有外伤史，IVU 示肾脏缩小，移位，但肾盂肾盏形态正常无扩张，超声检查示肾脏周围出现透声暗区。

4. 肾上腺囊肿：腰部可发现巨大囊性肿块，X 线平片可见环状钙化，IVU 示肾脏下移及肾轴受压移位，肾盂肾盏无变形，扩张，腹膜后充气造影，超声检查，CT 检查均显示肾上腺区域囊性肿块影像。

5. 肠系膜囊肿：腹部可触及边缘清楚的囊性肿物，但肿块较表浅并向左右移动，有肠梗阻症状，胃肠道钡餐 X 线检查有受压征象。

6. 胰腺囊肿：左上腹可触及边缘不清的囊性肿块，但常伴有腹部外伤或急性胰腺炎史，多见于成人，无泌尿系统表现，尿糖试验阳性，胃肠道钡餐 X 线检查有受压征象。

7. 肝囊肿：右上腹部或剑突下可触及囊性肿块，但囊肿位置表浅，易于触及，压痛较明显，不伴有泌尿系统症状，超声检查及放射性核素肝扫描显示囊肿征象。

8. 马蹄肾：腹部脐区触及均匀实质性肿块，伴发积水时则可触及不规则的囊性肿块，但 IVU 示肾轴呈倒八字形，中间可见连接两肾的峡部的阴影，两侧肾盏位置较低并向中线靠拢，肾盏向内侧伸展。

9. 正常妊娠期间常有轻度肾，输尿管积水 除了妊娠子宫压迫输尿管外，是由于妊娠期间黄体酮的分泌引起肾输尿管肌肉松弛所致，这是一种生理性改变，由于解剖关系，几乎都发生在右侧。

【治疗】

（一）治疗目标

在针对病因的消除基础上解除梗阻，改善肾功能，缓解症状，消灭感染，尽可能修复其正常的解剖结构。

（二）治疗的估计

1. 年龄：婴幼儿应尽早处理，青壮年可适当观察，如有进展应及时手术，50 ~ 60 岁以上宜早期考虑手术治疗以保留健全的肾功能。

2. 对肾功能与梗阻的估计：a、至少保留 1/5 的正常肾组织才能维持生命的最低限度功能，如非必要，尽量不作肾脏引流，以防感染的产生。b、对于无症状无感染的肾积水患者，可每 6 ~ 12 个月用 B 超、CT 及静脉肾盂造影复查观察，如无进展可暂不手术。c、肾盂输尿管交界处梗阻可能造成结石，因此在取除结石的同时，必须探查是否存在形成结石的病因。如有狭窄，应同时纠正。

3. 对肾内与肾外肾盂手术的估计：肾内型肾盂处理较困难。

4. 双侧积水的手术时机：在双侧肾盂积水无感染时，可先处理功能差的一侧，使对侧持续处于功能负荷的代偿肥大下。对整形手术一侧肾脏在一定的刺激下恢复较好。对于伴有感染者，则宜选择严重一侧先行手术，并应尽快作对侧。如果仅为功能较好的一侧感染，则应优先考虑手术，以最大限度保留肾功能，控制感染，另一侧在稳定病情后再考虑手术。

在一侧功能较好的肾脏有肾盂积水，但尚可以整形手术力争挽回肾功能，应首先考虑手术。若对侧肾已毁损而无功能，则必需待手术侧的肾脏功能恢复，病情稳定后方可决定是否即行截除。

（三）治疗的方式

1. 保守治疗

(1). 肾积水较轻，病情进展缓慢，肾功能已达平衡和稳定状态可观察，但应定期检查了解积水进展情况。

(2). 可自行解除的梗阻，如孕妇生理性肾积水。

2. 局部处理：对于梗阻部位的病变可用局部处理解决者，如粘连分离，纤维素带切断，血管移位再吻合，结石摘除等。对于局部压迫过长已造成输尿管局部发育严重受损时，应将此段输尿管切除再吻合。

3. 对于梗阻已造成肾脏严重积水时，需先作造瘘引流。

4. 手术治疗

(1) 手术指征：肾积水进行性加重，临床症状明显，肾功能不断下降，梗阻病因明确，有并发症存在，应手术治疗。

(2) 手术治疗的原则：

①解除造成肾积水的梗阻性疾病：如结石应去除，解除纤维素带或迷走血管的压迫，前列腺增生可行电切或摘除等。

②严重的肾积水致患侧肾功能全部丧失或有严重感染积脓，但对侧肾功能良好，可行患肾切除术。

③肾积水致患侧肾功能极差，对侧肾由于其他疾病功能不佳，甚至尿毒症，积水肾宜先行肾造瘘术，待肾功能恢复，再进一步处理梗阻。

④双侧肾积水，注意排除下尿路梗阻原因。一般先治疗情况好的一侧，待情况好转后，再处理严重的一侧。通常先做一侧肾造瘘术。

⑤肾小盏积水，漏斗部梗阻多由结石引起，如无临床症状，一般无需手术。

⑥整形手术原则，注意正常的肾输尿管解剖关系，保持肾输尿管的畅通引流，吻合处应在肾盂的最低处。吻合时防止内翻，力争缝合后呈漏斗状。修复时尽量将纤维组织粘连瘢痕切除干净，勿伤及血供，适当保留周围脂肪组织，以覆盖手术野。

(3) 整形手术：必须掌握整形手术的要点：

①使肾盂输尿管吻合处在肾盂的最低点。

②肾盂输尿管吻合口应构成漏斗状。

③修复时应切除周围纤维、粘连、疤痕组织，但勿损伤血供。

④切除多余的肾盂壁，保持一定的肾盂张力。如肾积水过大，则可将较薄的肾皮质处内翻折叠后固定，以缩小肾内容积。

⑤为减少吻合口漏尿，可置双猪尾巴导管。为避免由于漏尿及溶血郁结而形成吻合口周围疤痕纤维化，可在吻合口外放置负压吸引管充分引流。

⑥整形手术方式很多，但目前从病因病理学角度出发认为以将病段切除再吻合为佳。

(4) 术后问题及处理：一般说来，由于尿路梗阻后所引起的肾积水是长期的病理过程，手术解除梗阻只是从形态学上解决了问题，为肾功能的恢复创造了条件。梗阻解除后肾功能在恢复过程中会出现一系列的问题，必须引起泌尿外科医生的高度重视。否则，对这些问题的处理不当，同样会造成很严重的后果。这些问题包括：

①梗阻后利尿：上尿路急性梗阻缓解后的 1 ~ 3 天内，患者可出现利尿现象。24h 尿量可为 3000 ~ 8000mL。在短时期内持续排出大量的尿液，必然会造成水、电解质、酸碱平衡的失调，严重者还会威胁患者的生命。造成梗阻后利尿的原因主要有两个方面：A、梗阻后血中尿素氮和排钠激素的蓄积，使肾小管对水、钠和氯的重吸收功能降低，B、肾小管上皮变平、吸收面积减少、碱性磷酸酶和 Na -K - ATP 酶明显减少。随着病程的进展，肾小管的功能逐渐得到恢复，尿量会逐渐恢复正常。

②对抗平衡问题：根据肾功能恢复过程中的对抗平衡问题，患肾功能的恢复有赖于体内代谢负荷的刺激。因此，一侧肾积水而肾功能严重受损时，如对侧肾功能完全正常，那么患肾的梗阻即使得到解除，但它得不到体内代谢产物的刺激，故其肾功能的恢复会很慢。而如果对侧肾脏的也有一定的损害，患肾在梗阻解除后功能的恢复会快一些。由此可知，如果两侧肾脏均有梗阻时，在保证患者全身情况许可的情况下，可先解除肾功能相对较好的一侧肾脏的梗阻，然后再尽快解除另一侧肾脏的梗阻。

③梗阻对肾脏的影响：梗阻后由于水钠潴留，全身血容量随之增加，肾素活性增加，可导致高血压。在梗阻解除或切除患肾后，部分患者的血压即可随之下降。肾积水时由于肾脏产生红细胞生成素增加，可导致红细胞增多症，肾切除后也会恢复正常。

第四节 膀胱炎

【概述】

膀胱炎是一种常见的尿路感染性疾病，约占尿路感染总数的 50% ~ 70%。因细菌感染而引起。其致病菌多数为大肠杆菌，通常多发生于女性，因为女性的尿道比男性的尿道短，又接近肛门，大肠杆菌易侵入。膀胱炎最典型的症状是即尿频、尿急，尿痛甚至有急迫性尿失禁，可以有血尿和脓尿。治疗首先需要卧床休息，多饮水，避免刺激性食物，热水坐浴可改善会阴部血液循环，减轻症状。碳酸氢钠或枸橼酸钾等碱性药物，能降低尿液酸度，缓解膀胱痉挛，黄酮哌酯盐（泌尿灵）可解除痉挛，减轻尿路刺激症状。

【病因】

一、 细菌感染

膀胱炎有特异性和非特异性细菌感染。前者指膀胱结核而言。非特异性膀胱炎系大肠杆菌、副大肠杆菌、变形杆菌、绿脓杆菌、粪链球菌和金黄色葡萄球菌所致。化脓菌的感染。诱因有结石、异物、肿瘤或阻塞性病变，包括由于神经系统疾病产生的排尿功能障碍等。

二、不良的生活习惯

性生活过频以及不洁性生活、共用浴巾，抽烟酗酒，经常食用辛辣食品，憋尿，久坐等不良生活习惯等导致泌尿系感染，从而引发膀胱炎。因此保持良好的生活习惯是预防的重要措施。

三、尿路梗阻及排尿障碍

失去了尿液冲洗作用，残余尿则成为细菌生长的良好培养基。

【症状】

排尿时尿道有烧灼痛，尿频，往往伴尿急，严重时类似尿失禁，尿频尿急常特别明显，每小时可达 5 ~ 6 次以上，每次尿量不多，甚至只有几滴，排尿终末可有下腹部疼痛。尿液混浊，有时出现血尿，常在终末期明显。

【影像学检查】

急性膀胱炎忌行膀胱镜检，非急性期可行膀胱镜检排除膀胱颈梗阻或尿道狭窄等情况。对慢性膀胱炎的诊断，需详细进行全面的泌尿生殖系统检查，以明确有无慢性肾脏感染。

【诊断】

1.病史及临床表现 急性膀胱炎可突然发生或缓慢发生，排尿时尿道有烧灼痛，并伴有尿频和尿急，严重时急迫性尿失禁。尿混浊、尿液中有脓细胞，有时出现血尿，常在排尿终末时明显。

耻骨上膀胱区有轻度压痛。单纯急性膀胱炎，无全身症状，不发热，女性病人急性膀胱炎发生在新婚后，称之为“蜜月膀胱炎”。急性膀胱炎的病程较短，如及时治疗，症状多在1周左右消失。慢性膀胱炎有轻度的膀胱刺激症状，但经常反复发作。

2.辅助检查 血常规、尿常规、中段尿液涂片、细菌培养及膀胱镜检均可提供诊断依据。

【鉴别诊断】

1.急性肾盂肾炎 除有膀胱刺激症状外，还有寒战、高热和肾区叩痛。

2.结核性膀胱炎 发展缓慢，但进行性加重，对药物治疗的反应不佳，尿液中可找到抗酸杆菌，尿路造影显示肾有结核病变。

3。间质性膀胱炎 尿液清晰，极少脓细胞，无细菌，膀胱充盈时有剧痛，耻骨上膀胱区可触及饱满而有压痛的膀胱。

4.嗜酸性膀胱炎 临床表现与一般膀胱炎相似，但嗜酸性膀胱炎尿中有嗜酸粒细胞，并大量浸润膀胱黏膜。

5.腺性膀胱炎 鉴别诊断主要依靠膀胱镜检查和活体组织检查。

【治疗】

首先需要卧床休息，多饮水，避免刺激性食物，热水坐浴可改善会阴部血液循环，减轻症状。碳酸氢钠或枸橼酸钾等碱性药物，能降低尿液酸度，缓解膀胱痉挛，黄酮哌酯盐（泌尿灵）可解除痉挛，减轻尿路刺激症状。

具体用药方法为：磺胺甲基异口恶唑 (SMZ)2.0g，甲氧苄氨嘧啶 (TMP)0.4g ，碳酸氢钠 1.0g，一次顿服。或复方新诺明 5 片，或羟氨苄青霉素 3.0g，或甲氧苄氨嘧啶 4 00mg 顿服。为了彻底灭菌，有作者认为其常规疗程仍以 3 天为宜。复方新诺明 2 片加碳酸氢钠 1.0g，每日 2 次。或羟氨苄青霉素 0.5g，每日 4 次。氟嗪酸 0.2g，每日 2 次。均连续服用 3 天，对膀胱炎的治愈率与传统的 14 日疗法相似，且副作用少。其适应症与禁忌证同单程疗法。至于老年人的下尿路感染，Mccne 认为：老年人不论是症状性或无症状性，都应采用 5 ~ 7 天疗程，因为老年人多存在膀胱功能异常，膀胱流出道不全梗阻及阴道、尿道黏膜萎缩等，使治疗增加困难。

单剂疗法和 3 日疗法避免了不必要的长期服药而产生的耐药细菌和副作用的增加，但要加强预防复发的措施。若症状不消失，尿脓细胞继续存在，细菌培养仍为阳性，应考虑细菌耐药或有感染的诱因，要及时调整更适合的抗菌药物，延长应用时间以期达到早日治愈的目的。对于久治不愈或反复发作的慢性膀胱炎，要做详细全面的泌尿系检查，要解除梗阻因素，控制原发病灶，使尿路通畅。对神经系统疾患所引起的尿潴留和膀胱炎，根据其功能障碍类型进行治疗。

第五节　尿道炎

【概述】

尿道炎 (urethritis) 是指尿道黏膜的炎症，是一种常见病，多见于女性，临床上分为急性和慢性、非特异性尿道炎和淋菌性尿道炎，后两种临床表现类似，必须根据病史和细菌学检查加以鉴别。多为致病菌逆行侵入尿道引起。临床表现为尿频、尿痛、尿急和血尿，急性期男性可有尿道分泌物，初始为黏液性，后多有量脓性分泌物。女性则少有分泌物，转为慢性时表现为尿道刺痛和排尿不适，尿道分泌物减少，呈稀薄浆液状，急性发作时耻骨上区和会阴部有钝痛，可见尿道口发红，有分泌物。目前用于治疗的药物种类繁多，应根据病原菌的种类及对药物的敏感性有针对性地选用 2 ~ 3 种药物联合应用，疗效较好。待症状完全消失、尿液检查正常、细菌培养阴性后用药应持续 7 ~ 10 天方可停药。

【病因】

一、 发病原因

引起尿道炎常见的原因如下：

1. 尿道损伤

是泌尿系统最容易损伤的部位。主要发生在男性青壮年时期。女性很少，仅占3%。男性尿道由生殖膈分为前后两部分。前尿道即海绵体尿道，尤以球部损伤较多，主要为骑跨伤所致。尿道器械检查引起的尿道黏膜擦伤，可破坏尿道黏膜防御功能，导致细菌感染。

2. 尿道梗阻

如包皮口狭窄，尿道外口狭窄，尿道狭窄，后尿道瓣膜，尿道肿瘤，女性处女膜伞，尿道口处女膜融合等，因排尿不畅，尿液积存于尿道内可继发尿道感染。

3. 尿道内异物 ：

自外界放入的异物或尿道内结石等，停顿稍久即可导致尿道感染。

4. 邻近器官炎症

如前列腺炎，精囊炎，阴道炎或子宫颈炎等可蔓延到尿道，此常为慢性后尿道炎的顽固病灶。

5. 常与性生活有关

不洁性生活易引起尿道感染。

二、发病机制

感染途径有上行性感染和下行性感染，根据致病菌的不同可分为：

1. 非特异性尿道炎，致病菌以大肠埃希杆菌，链球菌属及葡萄球菌属最常见。

2. 特异性尿道炎，又称淋病性尿道炎 (gonorrheal urethritis)，简称淋病 (gonorrhea)，致病菌为淋病奈瑟菌。

3. 非淋病性尿道炎 (non-gonococcal urethritis)，致病菌为沙眼衣原体，解脲支原体，嗜血短杆菌，真菌，阴道毛滴虫，尖锐湿疣及单纯疱疹病毒等。

尿道急性炎症时，尿道外口红肿，边缘外翻，黏膜表面常被浆液性或脓性分泌物所黏合，有时有浅表溃疡，镜下可见黏膜水肿，其中有白细胞，浆细胞和淋巴细胞浸润，毛细血管明显扩张，尿道旁腺体充血或被成堆脓细胞所填塞。

慢性尿道炎病变主要在后尿道，膀胱颈和膀胱三角区，有时蔓延整个尿道，尿道黏膜表面粗糙呈暗红色颗粒状，因有瘢痕收缩，尿道外口较正常小，镜下可见淋巴细胞，浆细胞和少数白细胞，纤维母细胞增加。

【诊断】

1.病史及临床表现 急性尿道炎在男性病人中的主要症状是有较多尿道分泌物，

开始为黏液性，逐渐变为脓性，在女性病人中尿道分泌物少见。无论男女，排尿时尿道均有烧灼痛、尿频和尿急，尿液检查有脓细胞和红细胞。慢性尿道炎尿道分泌物逐渐减少，或者仅在清晨第一次排尿时，可见在尿道口附有少量浆液性分泌物。排尿刺激症状已不像急性期显著，部分患者可无症状。

2. 辅助检查　尿道分泌物行涂片染色检查或细菌培养、尿三杯试验及尿道膀胱镜检查，均可提供诊断依据。

【鉴别诊断】

1. 急性膀胱炎：主要表现为尿频，尿急，尿痛等膀胱刺激症状，但膀胱炎患者主要以排尿终末疼痛为主，中段尿培养有细菌生长。

2. 急性肾盂肾炎：主要表现为突发性尿频，尿急，尿痛等尿路刺激症状，常伴腰痛及畏寒，发热等症状，体检有肾区叩击痛，尿液常规检查有脓细胞。

3. 急性前列腺炎：也表现为尿频，尿急与尿痛，但前列腺炎有会阴部不适，排尿困难及发热等，直肠指检发现前列腺增大伴压痛。

4. 淋菌性尿道炎：也表现为尿频，尿急与尿痛，尿道口亦有红肿，有稀薄或脓性分泌物，常有不洁性交史，尿道分泌物涂片检查可见淋球菌，可明确诊断。

5. 膀胱结核：也表现为尿频，尿急，尿痛，尿中发现脓细胞，常有泌尿系结核病史，且尿抗酸染色可发现抗酸杆菌。

6. 滴虫性尿道炎：也表现为尿频，尿急与尿道烧灼样疼痛并痒感，尿道分泌物中可找到滴虫。

【治疗】

1. 抗生素应用：目前用于治疗的药物种类繁多，应根据病原菌的种类及对药物的敏感性有针对性地选用 2 ~ 3 种药物联合应用，疗效较好。待症状完全消失、尿液检查正常、细菌培养阴性后用药应持续 7 ~ 10 天方可停药。

2. 辅助治疗：急性期应多饮水，以增加尿量，对尿道有冲洗作用。有尿频、尿急及尿痛时，可服用解痉药物，并除去引起尿道炎的各种诱因。性传播疾病所致的尿道炎，应与配偶同时治疗，否则难以治愈。

3. 局部治疗：适用于慢性尿道炎，急性期禁忌。

①尿道扩张术：有引流及按摩作用，并可预防炎症性尿道狭窄。每周扩张 1 次，扩张至 F24 号。

②尿道内灌注药物：在尿道扩张后，可低压向尿道内灌注 5% ~ 10% 弱蛋白银 5 ~ 10ml，有收敛及减轻炎症的功效。

③内镜电灼术：适用于尿道内有溃疡、肉芽组织时。

第五节 睾丸、附睾炎

【概述】

附睾与睾丸炎症有时为单个器官，有时则为二者同时受累。因此，在泌尿外科临床工作中，由于两个器官炎症累及程度的多寡而分为附睾炎、睾丸炎或附睾睾丸炎。有单侧性或双侧性，急性或慢性炎症的分类。

一、附睾炎

【概述】

附睾炎是青壮年的常见疾病，每当身体抵抗力低下时，大肠杆菌、葡萄球菌、链球菌等致病菌便会乘机径输精管逆行侵入附睾引发炎症。因此，本病多分为急性和慢性附睾炎。急性附睾炎多由泌尿系，前列腺炎和精囊炎沿输精管蔓延到附睾所致，血运感染较少见，经尿道器械操作，频繁导尿，前列腺摘除术后留置尿管等均易引起附睾炎。

【病史】

一、疾病因素

急性附睾炎多由泌尿系，前列腺炎和精囊炎沿输精管蔓延到附睾所致，血运感染较少见，急性附睾炎治疗不彻底可转为慢性附睾炎。

二、医源性因素

本疾病可由于医源性因素引起，既是在医疗操作中导致的损伤产生的炎症。如经尿道器械操作，频繁导尿，前列腺摘除术后留置尿管等均易引起附睾炎。

【症状】

1. 急性附睾炎临床表现：

发病突然，高热，白细胞升高，患侧阴囊胀痛，沉坠感，下腹部及腹股沟部有牵扯痛，站立或行走时加剧，患侧附睾肿大，有明显压痛，炎症范围较大时，附睾和睾丸均有肿胀，两者界限触摸不清，称为附睾睾丸炎，患侧的精索增粗，亦有压痛，一般情况下，急性症状可于一周后逐渐消退。

2. 慢性附睾炎临床表现：

慢性附睾炎较多见，部分病人因急性期未能彻底治愈而转为慢性，但多数病人并无明确的急性期，炎症多继发于慢性前列腺炎或损伤，病人常感患侧阴囊隐痛，胀坠感，疼痛常牵扯到下腹部及同侧腹股沟，有时可合并有继发性的鞘膜积液，检查时附睾常有不同程度的增大变硬，有轻度压痛，同侧输精管可增粗。

【影像学检查】

Doppler 超声检查：超声检查可显示阴囊内容物的解剖影像。可将附睾与睾丸肿胀及炎症范围显示出来，并能与急性睾丸扭转鉴别。

【诊断】

1. 病史及临床表现　不少病人起病突然，发病数小时后形成急性炎症，附睾有局限疼痛与压痛，可放射至腹股沟区及腰部。附睾肿胀进展较快，可在 3 ～ 4 小时内使附睾体积成倍增大。此时体温可达 40℃，亦可出现膀胱炎、前列腺炎症状。慢性附睾炎除了在急性发作时有症状外常无特异症状。

2. 辅助检查　血液分析、尿液分析、尿培养及 Doppler 超声检查均可提供诊断依据。

【临床类型】

根据起病情况和临床表现，分为急性和慢性附睾炎。

【鉴别诊断】

1. 结核性附睾炎　很少有疼痛及体温升高，附睾在触诊时可与睾丸分清。输精管呈串珠状。前列腺高低不平，同时精囊增厚。尿液与前列腺液培养可找到结核杆菌。多数结核性附睾炎患者有泌尿系结核病史。

2. 睾丸肿瘤　睾丸肿瘤是一个无痛肿块，有时在肿瘤内有急性出血，可使睾丸附睾发生疼痛。触诊时可将睾丸肿块与正常附睾相区别。前列腺液及尿液分析时均正常。阴囊超声图像有助于鉴别诊断。如诊断不能肯定时应行手术探查。

3. 精素扭转　常见于青春期前儿童，有时亦见于年轻成人。30 岁以上男性附睾炎多见，扭转较少见。扭转早期附睾可在睾丸前侧扪及，睾丸常向上收缩。后期，附睾及睾丸均增大，并有压痛、Prehu 征（阴囊抬高到耻骨联合处如附睾炎则疼痛可减轻，如为扭转则疼痛加剧）阳性。可用 Doppler 血流图或核素扫描来确定附睾炎。有疑问时，必须不失时机地进行手术探查。

4. 附睾、睾丸附件扭转　见于青春期前男孩。早期附件扭转后发生局限疼痛及肿胀。一旦进入后期即不能区别附睾炎或精素扭转。此时早期外科探查是必须的。

5. 睾丸附睾损伤　不易与急性附睾炎区别。但有损伤史、而无脓尿及不正常尿道分泌物，可以帮助鉴别。

6. 流行性腮腺炎引起的附睾睾丸炎　常伴有腮腺炎，无尿路症状，尿液分析无大量白细胞及细菌。

【治疗】

1. 急性附睾炎的治疗

(1) 一般处理 卧床休息，应用阴囊托或自制的软垫托起阴囊可减轻症状。疼痛重者可用止痛药，局部热疗可缓解症状，并可促进炎症消退。但过早使用热疗可加重疼痛，并有促进感染扩散的危险。所以早期宜用冰袋局部冷敷。性生活和体力劳动可加重感染，故应避免。

(2) 抗菌药物 应选择对细菌敏感的药物，通常静脉给药 1 ~ 2 周后，口服抗菌药物 2 ~ 4 周，预防转为慢性炎症。

(3) 若抗生素治疗无效 疑有睾丸缺血者，应行附睾切开减压，纵行或横行多处切开附睾脏层鞘膜，但要避免伤及附睾管。

2. 慢性附睾炎的治疗

慢性附睾炎单纯应用药物效果不一定理想。除应用有效广谱抗生素外，局部热敷等物理治疗也是很有必要的。也可以采用附睾局部应用黄连素或新霉素等离子透入治疗。若有慢性前列腺炎，必须同时进行治疗。反复发作来源于慢性前列腺炎的附睾炎，可考虑结扎输精管后再进行治疗。对于多次反复发作者，也可考虑做附睾切除术。

二、急性睾丸炎

【概述】

急性睾丸炎分为特异性和非特异性两类，本节仅叙述急性非特异性睾丸炎。急性非特异性睾丸炎多发生在尿道炎、膀胱炎、前列腺炎、前列腺增生切除术后及长期留置导尿管的患者。感染经淋巴或输精管扩散至附睾引起附睾睾丸炎，常见致病菌为大肠杆菌、变形杆菌、葡萄球菌、肠球菌及绿脓杆菌等。细菌也可经血行播散到睾丸，引起单纯的睾丸炎，但睾丸血运丰富，对感染有较强的抵抗力，故这种情况较少见。

【病因】

急性睾丸炎致病菌多为大肠杆菌、链球菌、葡萄球菌及绿脓杆菌。其实，化脓性急性附睾炎最为常见的原因是由附睾炎蔓延而引发的感染，因此，实际上应该是附睾睾丸炎。患者常常出现睾丸疼痛，并向腹股沟放射，有明显的下坠感觉，并伴有高热、恶心、呕吐、白细胞升高等，同时睾丸肿大、压痛非常明显，阴囊皮肤红肿。发现这种情况，需要及时到医院诊治。

【影像学检查】

Doppler 超声检查：超声检查可显示阴囊内容物的解剖影像。可将附睾与睾丸肿胀及炎症范围显示出来，亦可与睾丸扭转鉴别。

【诊断】

1. 体征：有流行性腮腺炎或其他急性传染病表现。一侧或双侧睾丸肿大，明显压痛。与附睾界限不清。有时继发急性睾丸鞘膜积液。

2. 化验检查：血白细胞增高，小便常规正常或偶有蛋白，或镜下血尿。流行性腮腺炎对肾功能有一定损害，小便中可查得特种病毒。

3. 根据临床表现及体征，化验检查即可明确诊断。但临床上还需与急性附睾炎相鉴别。急性睾丸炎早期可扪得发炎的附睾，但后期则与阜丸界限不清。尿道无分泌物、脓尿，没有全身性传染性疾病，可以帮助诊断。

【鉴别诊断】

1. 急性腮腺炎睾丸炎　一般在腮腺炎发生后 3 ～ 4 日出现。无排尿症状，血白细胞增高。尿液分析一般正常，有时有蛋白或镜下血尿。急性期可在尿液内发现腮腺炎病毒。抗菌药物治疗无效。

2.急性附睾炎　在发病早期睾丸和附睾界限清楚时附睾炎较易与睾丸炎区别。至后期时睾丸已有被动充血，不易与附睾炎鉴别。

3.还需和精索扭转、睾丸及附睾附件扭转及嵌顿斜疝相鉴别，Doppler超声检查有助于鉴别诊断。

【治疗】

(1)一般处理：卧床休息，局部热敷及抬高阴囊等。

(2)抗菌素对病毒性睾丸炎无效，需采用中医辨证施治。口服氟哌酸，每次0.2g，每日3次；或泰利必妥，每次0. 2g，每日2次，连用5～7日。静滴青霉素640万u/日，分早晚2次点滴，连用3～5日。青霉素过敏者可用乳酸环沙星注射液静滴，成人每次200mg，每12小时1次，疗程3～5日。也可肌注庆大霉素，每次8万U，每日2次，疗程3～5日。

（樊国栋　马林　张颖）

第三章 泌尿及男性生殖系统结核

第一节 泌尿系统结核

【概述】

泌尿系统结核是成年人的疾病，多发生于 20 ～ 40 岁的青壮年，男性多于女性，幼年及老年患者较少见。

泌尿系统结核 (tuberculous of the urinary tract) 作为泌尿系统的一种特异性感染疾病，为全身结核病的一部分。原发灶大多在肺和骨关节系统，结核杆菌经血行播散至肾皮质。最初累及双肾，在肾内形成结核结节 (TB focus)，病灶进一步发展可累及肾髓质并穿破至肾盏和肾盂，引起临床症状，演变为临床肾结核。不及早治疗可侵犯输尿管、膀胱、尿道和生殖系统。其病理发展过程分为两个阶段。第一阶段：结核杆菌→肾皮质毛细血管丛→结核结节→易自行愈合，临床上常不出现症状，故称为病理型肾结核，多为双侧 (约 90%)。第二阶段：结核杆菌经肾小球达肾小管→停留肾髓质 (肾小管袢) →结核病灶→肾小管、淋巴管直达肾乳头→肾盏肾盂→出现症状，称为临床型肾结核，多为单侧，从病理型过渡到临床型需要 5 年。临床肾结核为进行性疾病，不经治疗不能自愈。

【病因】

放射学诊断泌尿生殖器官结核的病理基础如下：结核杆菌经血或淋巴播散到泌尿生殖系时，常先累及肾皮质。在适宜生长的条件下形成干酪坏死灶，继而发展至肾髓质，在肾乳头部发展成干酪坏死灶，随后蔓延至肾小盏形成结核性空洞，即出现肾结核典型症状，结核病变随尿路可蔓延到泌尿生殖系统各部。

【影像学检查】

1.尿路造影 静脉尿路造影或逆行尿路造影显示肾盏破坏如虫蚀样，广泛破坏呈脓腔后集合系统云雾样改变；输尿管僵硬或节段性狭窄如串珠样改变；膀胱壁毛糙，容量减少，甚至挛缩如乒乓球大小。严重时患肾不显影，对侧肾脏及输尿管扩张积水。

2.B超 一般无特殊意义，对诊断无实用价值。

3.CT 可见肾集合系统结构紊乱，肾盏破坏、实质空洞形成、钙化，肾盂输尿管壁增厚，膀胱壁增厚、挛缩，对侧’肾及输尿管积水扩张。

4.尿沉渣检查 尿沉渣抗酸染色及结核菌培养对诊断有决定意义。常规连续3天留晨尿送检。

5.膀胱镜检查 了解膀胱容量，有无粟粒样结核结节和结核性溃疡。此检查应严格掌握适应证，对于挛缩膀胱患者禁用。

6.诊断性治疗 对临床疑似病例，可试行抗结核药物治疗，观察症状有无好转。

【诊断】

1.病史 肾结核的典型症状不在肾脏而在膀胱，进行性发展的膀胱刺激症状是泌尿系结核的典型症状，而且普通抗生素效果不佳。因此，需详细询问病史，确切了解发病及诊疗经过。部分病人还能发现肺部及骨关节部位结核病灶。

2.临床表现 肾区体征不明显，膀胱区可有压痛，男性生殖系统可有结核体征。晚期病人会有消瘦、慢性病容等，肾功能不全者有尿毒症临床表现。

3.辅助检查 尿中发现结核杆菌，影像学检查(尿路造影、CT等)对此病具有确诊意义。

【鉴别诊断】

1.泌尿系非特异性感染 亦可出现慢性膀胱炎症状，多见于女性，短期内可缓解，但反复发作，症状时轻时重，尿中可培养出化脓性细菌，影像学检查无特异性改变。而结核的症状进行性进展，常规抗炎治疗效果不明显。

2.间质性膀胱炎 临床表现亦为进行性膀胱刺激症状，晚期亦可瘢痕挛缩。尿路造影肾脏无破坏，尿培养阴性，膀胱镜检+活检可明确诊断。

3.泌尿系结石 常有肾绞痛、肾区胀痛不适，影像学检查见高密度影位于泌尿腔道内。而结核的钙化灶位于肾实质。

4. 膀胱肿瘤 无痛性全程肉眼血尿为常见症状，B超、IVP、CT等可发现膀胱内实质性肿块，膀胱镜能证实。

【治疗】

1. 非手术治疗 结核易产生耐药，抗痨需联合用药，常规为杀菌药物联合抑菌药物，疗程6 ~ 12个月。推荐方案：雷米封0.3 g Qd、利福平0.45 g Qd、乙胺丁醇0.75 g Qd。同时监测肝功能，护肝治疗。

2. 手术治疗 其目的为清除病灶、保护患者肾功能。

(1) 肾切除中适应证：①肾结核广泛破坏；②患肾无功能；③肾结核伴同侧。肾盂输尿管梗阻；④合并大出血；⑤药物治疗效果不佳者。以往以开放手术为主，目前腹腔镜肾切除的应用日益广泛。

(2) 肾部分切及病灶清除术：病灶局限或对孤肾患者可考虑此法。

(3) 肾结核相对稳定而输尿管末端狭窄，可考虑输尿管膀胱再植术。

(4) 晚期肾结核的治疗：一侧肾结核、挛缩膀胱、并对侧。肾积水时，应行患肾切除、肠扩大膀胱术。若患者肾功能不全或继发感染，需先行对侧肾脏开放肾造瘘或经皮肾穿刺造瘘。

3. 术后处理

(1) 一般处理：抗炎、补液、止血、监测生命体征；继续抗结核治疗：肠道未通气前雷米封0.3 g iv gtt Qd，通气后口服抗结核药物，仍应联合用药。

(2) 并发症处理

1) 血管损伤：下腔静脉损伤最为常见。发生损伤时，用“沙氏”钳夹闭裂口，用血管缝线连续或“8”字缝闭此裂口。腹腔镜操作时，可试行腔镜下缝合，若有困难，应及时中转开放手术止血。

2) 切口感染：结核患者切口愈合较慢，易发生感染，因此要加强抗炎。一旦感染应充分引流，加强换药，局部炎症消退后，可考虑二期缝合。

3) 继发出血：绝对卧床，应用止血药，若继发大出血保守治疗无效，应急诊手术探查止血。

4) 肠道损伤：术中误伤肠道或肾结核侵犯到肠道，术后可出现肠瘘。轻者可禁食、留置胃管及肛管胃肠减压，无效者需行肠造瘘术。

5) 吻合口漏尿及狭窄：保证引流管通畅，通常瘘口可自行愈合。若出现吻合口狭窄，需上尿路造口引流，待局部瘢痕稳定后再次手术切除狭窄段。

第二节 男性生殖系统结核

【概述】

泌尿男性生殖系结核中最多见的是肾结核，男性生殖系结核大多继发于肾结核，主要发生在前列腺、精囊，附睾，偶可发生于睾丸和阴茎。肾结核的病变愈严重，并发男性生殖系结核的可能性愈高。由于附睾结核常有临床表现，故易早期被患者或医生发现，而前列腺及精囊结核较为隐蔽，较难发现。

【病因】

泌尿系结核与男性生殖系结核关系密切，双侧射精管及前列腺小管均开口于后尿道，感染的尿液通过前列腺尿道时，可进入前列腺及精囊，引起感染，所以临床上常见泌尿系结核并发男性生殖系结核。

但男性生殖系结核究竟是来自肾结核还是主要由原发感染经血行播散引起，则仍存有争论，现在认为临床上常见的肺尖部结核，骨结核，肾结核，结核性脑膜炎等都是在原发感染时，结核菌经血行播散到达该处的，故认为男性生殖系结核也可能为原发感染的血行播散，附睾尾部的结核，一向认为是经前列腺，输精管到达附睾尾的，而支持血行播散的作者，通过附睾血管造影 Macmillan(1954) 发现附睾尾的血管比其他附睾部位的血运都丰富，Gow(1986) 曾对 20 例已经证实的附睾结核患者行前列腺活检，结果只 1 名患者诊断有前列腺结核，虽然活检取材不多，可能遗漏了病变，但 20 例中只 1 例为结核，也颇能说明附睾尾的结核来自血行的可能性很大，有时附睾结核为患者唯一的症状，泌尿系造影及尿结核菌培养均为阴性，而附睾病变及窦道中可培养出结核杆菌，以上资料，说明二者均能引起男性生殖系感染，但以何者为主，尚待进一步的研究，睾丸结核多是附睾结核的直接蔓延，也可由血行感染引起，睾丸结核无附睾受累者很罕见，无法与肿瘤鉴别，如对抗结核治疗无效，应早行探查

【症状】

1. 有泌尿系统或其他部位结核病史。

2. 前列腺及精囊结核可出现血精及精液减少，直肠指检于前列腺及精囊可触及硬结。

3. 附睾结核可触及附睾尾部肿物，质较坚硬，不痛或微痛，与皮肤粘连，可形成经久不愈的窦道。

4. 输精管结核可扪及串珠状结节。

5. 不育是由于双输精管或附睾结核引起精道梗阻所致，精液常规示无精子，精液量减少。

【诊断】

1. 病史 男性生殖系统结核症状较简单，常为附睾结节，接诊时应考虑结核可能，并要详细询问有无膀胱刺激症状。

2. 临床表现 阴囊皮肤有溃烂或窦道形成，附睾可触及无痛性结节或肿块、输精管扪及串珠样改变，肛门指检前列腺质硬、节结、体积变小，精囊可肿大。

3. 辅助检查 B 超发现附睾炎性结节，尿路造影可有泌尿系结核改变，尿常规发现脓尿、血尿，对于生殖系结核的诊断有指导意义。术后肿块组织病理检查可确诊。

【鉴别诊断】

1. 前列腺结石 具有尿频，排尿困难，腰骶部或会阴部疼痛，亦可出现性功能障碍，如勃起功能障碍，早泄，血精，射精痛等症状，直肠指诊可扪及结石或结石摩擦感，X 线平片可见前列腺区结石影，B 超可发现伴后方声影的强光斑。

2. 前列腺癌 晚期可出现排尿困难及尿路刺激症状，直肠指诊前列腺表面高低不平，质地坚硬，有时可触及硬结并有压痛，可经 PSA 检查，CT 及前列腺穿刺活检进行鉴别。

3. 慢性前列腺炎 下腹，腰骶部或会阴区疼痛及坠胀不适感为常见症状，部分患者有排尿紊乱，但无结核病史，直肠指诊前列腺外形正常或肿大，质地多正常或稍硬，尿常规可正常，前列腺液和精液抗酸染色，涂片或结核菌培养阴性。

4. 非特异性肉芽肿性前列腺炎 系前列腺组织对其间质内阻滞的精液，前列腺液，细菌产物的异物反应或自体免疫反应，致组织损伤，坏死，向间质突出而形成肉芽肿性改变，亦可能继发于全身免疫反应，具有尿道刺激症状，会阴部，腰骶部疼痛不适及射精痛等症状，前列腺肿大有硬结，多见于老年患者，前列腺硬结大且生长快，呈山峰样突起，弹性不规则，质地不均匀，常在尿路症状之间或之后发生，迅速出现梗阻症状而发生尿潴留，血，尿常规可发现嗜酸性粒细胞数目增多，前列腺液常规多无异常。

5. 非特异性附睾炎 包括急性和慢性附睾炎，前者常伴高热，阴囊皮肤充血发红，鞘膜积液，疼痛及压痛明显，后者可有或无急性附睾炎史，多位于附睾尾部，少数位于附睾头部，疼痛并有压痛，输精管无串珠样硬结。

6. 丝虫病 有丝虫病流行区居住史及丝虫感染史，其硬结多在附睾头及精素，大

小约 $1cm^2$，时大时小，质地不如结核结节硬，发作时有痛感，血常规嗜酸性粒细胞增高，有时血中可查到微丝蚴。

7. 精液囊肿 有附睾结节，多位于近附睾头部，为囊性感，边缘整齐光滑，附睾正常，诊断性穿刺可抽出乳白色含精子液体。

8. 附睾良性肿瘤 多为大小约 $1cm^2$ 的圆形肿块，稍硬，表面光滑。

9. 附睾淤积 有输精管结扎史，附睾尾部肿大，1 ~ 2cm，表面不光滑（肿大的附睾管），质地比慢性附睾炎稍硬但较附睾结核稍软。

10. 淋菌性附睾炎 有淋病史，呈急性过程，局部红肿疼痛，尿道有脓性分泌物，其中可能查到革兰阴性双球菌，无附睾硬结。

11. 附睾精子肉芽肿 约 $1cm^2$ 大小圆形肿块，表面光滑，中等硬度，常有压痛，B 超可鉴别。

12. 非特异性附睾睾丸炎 阴囊坠痛不适，常有后尿道炎，前列腺炎及精囊炎病史，或可有尿道内使用器械史。

13. 睾丸肿瘤 睾丸肿块较大，生长迅速，质硬，有沉重感，附睾一般正常。

14. 淋菌性附睾睾丸炎 阴囊肿胀疼痛，急性发病 1 ~ 2 天后，睾丸附睾明显增大，尿道口红肿，分泌物较多，阴茎常有痛性勃起，尿道分泌物可查出革兰阴性双球菌。

【治疗】

治疗原则与肾结核相同，前列腺及精囊结核一般采取全身及药物治疗。生殖系结核药物治疗效果较好，治疗时间可酌情缩短，早期附睾结核药物治疗即可治愈，并不都需要做手术切除。如果局部干酪样坏死严重，侵犯了睾丸，病变较大并有脓肿形成或药物治疗效果不明显，则可行附睾切除。若睾丸有病变，病变靠近附睾，则可连同附睾将睾丸部分切除。术时应尽量保留睾丸。为了手术的简便，睾丸尚正常时，即将睾丸附睾一并切除是错误的。附睾切除后，精囊和前列腺结核多能逐渐愈合。如果手术前精液检查无精子，说明对侧输精管远端已有病变并有蔓延到附睾的可能，故应予以结扎，防止对侧附睾睾丸发生病变，如果对侧输精管通畅，则可不作处理，依靠药物治疗。

（马林　牛鑫 王宜海）

第四章 性传播疾病

第一节 淋病

【概述】

淋病是由淋病奈瑟菌（简称淋球菌）引起的泌尿生殖系统的化脓性感染，也可侵犯眼睛、咽部、直肠和盆腔等处以及血行播散性感染，是常见的性传播疾病之一。淋病通过性交传染，少数也可通过患者脓汁污染物传染，女性患者可通过产道传染给婴儿。

【病因】

一、形态与染色

淋球菌呈卵圆形或豆形，菌体长 0.6 ~ 0.8μm，宽约 0.5μm，常成对排列，邻近面扁平或稍凹陷，像两粒豆子对在一起，无鞭毛，不形成芽孢，在急性感染的机体内，其形态较典型，多位于细胞浆内，慢性期则在细胞外，淋球菌革兰染色阴性，用碱性美蓝染色时，菌体呈蓝色，用 Pappehheim Saathof 染色时，菌体呈红色，背景为天蓝色，十分清晰。淋球菌在人工培养基上有五种不同的菌落形态，分别称为 T_1，T_2，T_3，T_4，T_5，其中 T_1 和 T_2 有毒力，T_3 和 T_4 无菌毛，不能感染人类。

二、菌体结构

淋球菌的致病主要与菌体外面的结构有密切关系，淋球菌外面结构为外膜，外膜的主要成分为膜蛋白，脂多糖和菌毛，膜蛋白可使淋球菌黏附于人体黏膜上，通过细胞吞噬作用进入细胞，在细胞内大量繁殖，导致细胞崩解，淋球菌扩散到黏膜下层引起感染，菌毛易黏附于子宫腔和口腔上皮细胞表面，有致病力及传染性。

三、抵抗力

淋球菌较为娇嫩，最怕干燥，适宜在潮湿，温度为35 ~ 36℃，含2.5% ~ 5.0%二氧化碳的条件下生长，其生长的最适pH为7.0 ~ 7.5，淋球菌对外界理化因素的抵抗力相当差，在完全干燥的环境中1 ~ 2h即死亡，但若附着于衣裤和被褥中，则能生存18 ~ 24h，在厚层脓液或湿润的物体上可存活数天，在50℃仅能存活5min，淋球菌对常用的黏膜杀菌剂抵抗力很弱，它对可溶性银盐尤其敏感，1 : 4000硝酸银溶液可使其在7min内死亡，使脓液中的淋球菌2min内死亡，1%苯酚(石炭酸)溶液能在3min内将其杀灭，除耐药菌株外，淋球菌对抗生素敏感，但抗生素的最小抑菌浓度逐渐有所提高。

【症状】

淋球菌感染引起的临床表现取决于感染的程度，机体的敏感性，细菌的毒力，感染部位及感染时间的长短。同时和身体的健康状况，性生活是否过度，酗酒有关。根据临床表现，淋病可分为无合并症淋病与有合并症淋病；无症状与有症状淋病；播散性淋病及急性与慢性淋病等。

【实验室检查】

尿液分杯试验，分别为二杯法、三杯法和四杯法，可以检查前后尿道炎、膀胱炎、前列腺炎。

【诊断】

1. 病史 有不洁性接触史、配偶感染史或间接接触患者的分泌物史。

2. 临床表现 男性有尿痛及尿道流脓等尿道炎症状，女性有轻度的尿道不适及阴道脓性白带增多症状。

3. 辅助检查 男性急性淋菌性尿道炎尿道分泌物涂片革兰染色，查出细胞内有典型革兰阴性双球菌，有初步诊断意义。无症状男性及全部女性病人均应进行淋球菌培养，确定为阳性即可确诊。

【鉴别诊断】

1. 与男、女性淋病鉴别的疾病

(1) 非特异性尿道炎：常有明显的发病诱因，如插导尿管，尿道探子，泌尿生殖道或邻近器官的炎症等病史，分泌物涂片染色可检出 Gram 阳性球菌。

(2)NGU：临床症状与淋病类似，但较轻，潜伏期比淋病长，达 1 ~ 3 周，分泌物量少且呈浆液性，排尿困难极少见，无全身症状，取分泌物作检查时常可发现衣原体或支原体。

(3) 软下疳：损害一般位于外生殖器部位，发生于尿道口，舟状窝者有脓性分泌物，尿道口红肿和剧痛，溃疡处可检出 Ducrey 嗜血杆菌。

(4) 生殖器疱疹：为 HSV 引起，损害为集簇性水疱，一般位于外生殖器，肛周，偶见于宫颈，发生于尿道者可有少量分泌物及尿道刺痛或不适，常伴局部烧灼感，疼痛明显，可反复发作。

(5) 固定型药疹：有服药或注射用药史，多由磺胺类，巴比妥类，水杨酸盐类或四环素类等引起，常于外生殖器皮肤黏膜交界处发生红斑，水肿，水疱，糜烂及渗出等，伴瘙痒或疼痛，尿道口无红肿及外翻等。

(6) 结核性尿道炎：可有尿道刺痛及少量分泌物，但无性接触史，查不到淋球菌，可查见结核杆菌，伴有其他部位结核的症状。

2. 与男性淋病鉴别的疾病

(1) 包皮龟头炎：常见于包皮过长或包茎者，多由包皮垢刺激及继发化脓菌感染所致，包皮内叶，龟头及冠状沟红肿，有较多的污垢及脓性分泌物，无泌尿道症状及尿道口红肿，流脓等。

(2) 尿混浊：尿液呈乳白色，静置后有盐类结晶的沉渣，不伴有自觉症状。

3. 与女性淋病鉴别的疾病

(1) 念珠菌性阴道炎：外阴及阴道口瘙痒，白带较多，如水样或凝乳状，阴道黏膜红肿，糜烂，可有白膜附着于阴道壁，取白膜涂片镜检可见菌丝及孢子。

(2) 滴虫性阴道炎：自觉阴道内有蚁行样瘙痒，阴道分泌物常呈粉红色泡沫状，阴道黏膜多有出血，宫颈可有草莓状突起物和点状出血，阴道分泌物中可检出滴虫。

(3) 细菌性阴道病：主要为顽固性白带增多，呈灰白色，非化脓性，并带有“鱼腥样”气味，从阴道分泌物中可检出 Gardner 杆菌和厌氧菌。

(4) 幼女金葡菌性外阴炎：多见于学龄前或学龄期女孩，好发于夏季，外阴，肛周红肿，有脓疱或脓性分泌物，伴疼痛或瘙痒，分泌物涂片可检出 Gram 阳性球菌。

4. 与 GPID 鉴别的疾病

有急性阑尾炎，感染性流产，盆腔子宫内膜异位症，异位妊娠，卵巢囊肿蒂扭转或破裂等。

1. 治疗原则 对淋病，应遵循以下原则进行治疗。

(1) 尽早确诊，及时治疗：首先，患病后应尽早确立诊断，在确诊前不应随意治疗，其次，确诊后应毫不迟疑地立即治疗，切莫坐失良机。

(2) 明确临床类型：判断是否为单纯型，或有合并症型，或播散型，临床分型对正确地指导治疗极其重要。

(3) 明确有无耐药：明确是否耐青霉素，耐四环素等，这也有助于正确地指导治疗。

(4) 明确是否合并衣原体或支原体感染：若合并衣原体或支原体感染时，应拟订联合化疗方案进行治疗。

(5) 正确，足量，规则，全面治疗：应选择对淋球菌最敏感的药物进行治疗，尽可能作药敏试验，过敏试验或 β－内酰胺酶测定，药量要充足，疗程要正规，用药方法要正确，应选择各种有效的方法全面治疗。

(6) 严格考核疗效并追踪观察：应当严格掌握治愈标准，坚持疗效考核，只有达到治愈标准后，才能判断为痊愈，以防复发，治愈者应坚持定期复查，观察足够长的一段时期。

(7) 同时检查，治疗其性伴侣：患者夫妻或性伴侣双方应同时接受检查和治疗。

（以上提供资料及其内容仅供参考，详细需要咨询医生。）

2. 一般疗法

(1) 性隔离：禁止性生活。

(2) 休息：伴有高热，严重合并症的 STD 患者要适当休息，必要时应卧床休息。

(3) 维持水，电解质，糖水化合物的必须与平衡，补充高糖，高蛋白饮食。

3. 全身疗法

(1) 治淋药物的评价和适应证：治疗淋病的药物很多，但应以高效，安全和价格适宜为原则进行选择。

①青霉素类：通过破坏菌壁合成而起杀菌作用，此类药物适于治疗非耐青霉素酶的淋球菌 (PPNG) 引起的淋病，是本病的“标准疗法”，然而，在治疗前不作药敏试验，将其作为常规疗法是不适当的，当 PPNG 菌株的流行率大于 5% 时，不应采用青霉素类治疗，而应选用其他制剂，加服丙磺舒的目的是减慢青霉素自肾脏排出，并减少其与血浆蛋白结合，提高血内水平，延长半衰期，以充分发挥其抗菌作用。

② β－内酰胺酶抑制剂：PPNG 菌株对青霉素和一些头孢菌素耐药的原因，主要是产生了 β－内酰胺酶所致，棒酸和青霉烷砜是抗菌活性很弱的化合物，与含 β－内酰胺环的抗生素联合应用时，通过抑制－内酰胺酶，保护抗生素免受破坏，可抑

制 PPNG 菌株的生长，但对非 PPNG 菌株则不发挥显著意义的作用。

棒酸和青霉烷砜的药代动力学特点分别与阿莫西林（羟氨苄青霉素）和氨苄西林（氨苄青霉素）相似，各适于与后者联合使用。

③氨基糖甙类和氨基环状糖醇类：主要作用为抑制菌体蛋白合成，用于治疗对青霉素耐药或过敏的患者，前一类常用者有庆大霉素 (gentamycin)，卡那霉素 (kanamycin)， 阿米卡星（丁胺卡那霉素）和 奈替米星（乙基西梭霉素）；后一类药物主要是大观霉素（淋必治），它对 PPNG 菌株和非 PPNG 菌株引起的单纯型淋病的治愈率高达 98% 以上，对有合并症型淋病也有极佳的疗效；并且，该药与青霉素和头孢菌素类不产生交叉耐药性，使用安全，是治疗淋病的最佳药物之一。

目前，在一些地区已出现了耐大观霉素的淋球菌菌株，其换代产品 trospectomycin 的抗菌谱较大观霉素宽，包括 Gram 阳性菌，阴性菌，厌氧菌和衣原体，并且，它的组织内浓度更高，半衰期更长，因此对淋病效果更好，还对衣原体性尿道炎有较好的疗效。

④头孢菌素类：具有破坏菌壁和抑制菌体蛋白合成的作用，虽也属于含 β－内酰胺环的抗生素，但它们对 β－内酰胺酶比较稳定或十分稳定，因此，对 PPNG 菌株和染色体介导的耐药菌株所致的淋病，常能有效地取代青霉素类，大观霉素耐药菌株的出现使它们成为可行性代用品。

常用的头孢菌素有头孢唑林 (cefazolin)，头孢西丁 (cefoxitin)，头孢呋辛（西力欣），头孢噻肟 (cefotaxime)，头孢哌酮（先锋必），头孢唑肟（益保世灵），头孢他啶（复达欣）和 头孢曲松（头孢三嗪），其中以头孢曲松（头孢三嗪）和头孢他啶疗效较佳，拉氧头孢（氧杂头霉唑）在脑脊液中浓度很高，很适于治疗淋菌性脑膜炎。

⑤氟喹诺酮类：通过抑制 DNA 旋转酶而抑制菌体 DNA 及蛋白合成，治疗淋病常用的制剂有诺氟沙星（氟哌酸），依诺沙星（氟啶酸）， 氧氟沙星（氟嗪酸）和环丙沙星（环丙氟哌酸）等，在体外试验中，它们对 PPNG 菌株和非 PPNG 菌株均有良好的抗菌作用，据报告，诺氟沙星（氟哌酸）对单纯型淋病的治愈率为 97%，依诺沙星(氟啶酸),氧氟沙星(氟嗪酸)和环丙沙星(环丙氟哌酸)治疗淋病的效果很好，对衣原体感染也有一定的疗效。

近年，又有一种新药氟罗沙星（多氟哌酸）问世，它抗菌谱广，血清半衰期长，每天口服 1 次即可。

⑥四环素类：通过抑制菌体蛋白的生物合成而发挥作用，对淋病也有较好的疗效，但不作为一线用药，常用的有四环素 (tetracycline)，多西环素（强力霉素）和米诺环素（美满霉素）等。

⑦大环内酯类：抑制菌体蛋白的生物合成，不作为一线用药，主要用作四环素类的替代品，近来报告，阿奇霉素 (azithromycin) 单剂量 1.0g 对无合并症淋病的治愈率为 96.4%，对同时合并衣原体感染的治愈率为 100%。

⑧氯霉素类：抑制菌体蛋白的生物合成，常用甲砜霉素（将克）单剂量2.5g，对无合并症淋病的治愈率为93%。

⑨林可霉素类：在体内组织浓度高，低毒，安全，对厌氧菌有良效，常用克林霉素（氯洁霉素）治疗盆腔炎。

⑩利福霉素类：对Gram阴性和阳性菌的作用均很强，且对麻风杆菌，病毒，衣原体感染有效，常用药物有利福平(rifampin)和利福定(rifamdin)等。

磺胺类：对Gram阴性和阳性菌均有较强的抑制作用，常用的药物有磺胺甲恶唑（新诺明），磺胺甲恶唑/甲氧苄啶（复方新诺明）及丙磺舒等。

(2)单纯型淋病的治疗：

①敏感菌株致急性单纯型淋病：

A.如当地无耐青霉素菌株流行，或分离的淋球菌对青霉素敏感，可用普鲁卡因青霉素480万～640万U，每天分2次肌内注射；或阿莫西林（羟氨苄青霉素）3.0g，1次口服；或氨苄西林（氨苄青霉素）3.5g，1次口服；或青霉素G 480万U，静脉滴注，每天1次，共3天，以上均在第一天同时口服丙磺舒1.0g;其后均用多西环素（强力霉素）或米诺环素（美满霉素）0.1g，口服，每天2次，共7天。

B.对青霉素过敏者可用四环素0.5g，口服，每天4次，共7天，孕妇或8岁以下儿童禁用；或多西环素（强力霉素）或米诺环素（美满霉素）0.1g，口服，每天2次，共7天，孕妇禁用；或红霉素0.5g，口服，每天4次，共7天。

②耐药菌株致急性单纯型淋病：

A.大观霉素2.0g，1次肌内注射，必要时可增至4.0g。

B.舒他西林2.25g，1次口服；或1.5g～3.0g，1次肌内注射，均同时口服丙磺舒1.0g。

C.对大观霉素不敏感者可用头孢西丁2.0g，1次肌内注射；或头孢呋辛1.5 g，1次肌内注射；或头孢噻肟1.0g，1次肌内注射；或头孢曲松（头孢三嗪）0.25g，1次肌内注射，以上均同时口服丙磺舒1.0g。

D.对上述药物不敏感或过敏者，可用诺氟沙星（氟哌酸）0.4g，口服，每天2次，连用2～3天；或依诺沙星（氟啶酸）或氧氟沙星（氟嗪酸）0.2g～0.4g，口服，每天2次，连用2～3天；或环丙沙星（环丙氟哌酸）0.5g，口服，每天2次，连用2～3天，以上药物孕妇，儿童及肝，肾功能不良者慎用或禁用。

E.庆大霉素12万～24万U，分2次肌内注射；或卡那霉素1.0～1.5g，分2次肌内注射；或阿米卡星（丁胺卡那霉素）0.4～0.8g，分2次肌内注射，均连用2～3天，孕妇及儿童禁用。

以上药物治疗后，均用多西环素（强力霉素）或米诺环素（美满霉素）0.1g，口服，每天2次，共7天。

③慢性单纯型淋病：

A. 普鲁卡因青霉素 480 万 U，分两次肌内注射，连用 3 天，并诺氟沙星 (氟哌酸)0.2g，口服，每天 4 次，连用 7 天。

B. 青霉素 G 800 万 U，静脉滴注，每天 1 次，并诺氟沙星 (氟哌酸)0.2g，口服，每天 4 次，同时用磺胺甲恶唑 (SMZ) 1.0g，口服，每天 2 次，连用 7 天。

C. 大观霉素 2.0g，肌内注射，每天 2 次，连用 2 ~ 3 天。

第二节 非淋菌性尿道炎

【概述】

非淋菌性尿道炎 (NGU) 是由沙眼衣原体、解脲支原体等引起的一种性传播疾病 (STD)。在临床上有尿道炎的表现，但在分泌物中查不到淋球菌，细菌培养也无淋球菌生长。女性患者常合并子宫颈炎等生殖道炎症，故在女性又称为非特异性生殖道感染。由于一次性接触可同时感染淋球菌和沙眼衣原体，后者潜伏期长于前者，淋病治愈后，又出现 NGU 症状，称谓“淋病后尿道炎”，实际上就是 NGU 的表现。

【病因】

1. 外伤感染 (15%)

若是认得身体上出现伤口，此时非淋病毒就会通过皮肤、黏膜上破裂的伤口侵入患者体内。侵入之后会在病人的体内潜伏一段时间，一定时间之后就会发病，造成炎症的感染。

2. 免疫力低下 (10%)

免疫力比较弱的人，若是日常生活中不注意保养，是很容易患上各种各样的疾病的。有些人免疫力低下的时候往往是很容易感染非淋的，所以应当引起重视。

3. 接触分泌物传染 (20%) :

非淋的传染性是非常强的，如未患病者接触了患病者私人衣物或使用患有非淋菌性尿道炎的患者穿过的衣裤、床上用品、浴盆、毛巾、坐式马桶的话也是会间接传染的。

4. 不洁性生活 (20%)

非淋是会直接的通过性生活传播的，只要和患有非淋的人进行性生活的话就会被传染，其传染性是非常强的。所以需要引起重视，不能够出现滥交、卖淫等不良性生活。

5. 产道传染 (10%)

若孕妇自身患有非淋是会通过产道将非淋病毒传染给新生儿的，造成新生儿一出生就携带非淋病毒，且非淋还会通过胎盘、羊水传染给胎儿，造成胎儿死腹中。

【症状】

1. 非淋菌性尿道炎潜伏期为 10~20 天。

2. 起病不如淋病急，症状拖延，时轻时重，但比淋病轻，约 50% 的病人有尿痛，尿道痒等症状，初诊时很易被漏诊，男性非淋菌性尿道炎表现为尿道不适，发痒，烧灼感或刺疼，尿道红肿，尿道分泌物多为浆液状，稀薄，晨起有“糊口”现象，女性非淋菌性尿道炎表现为宫颈的炎症和糜烂，分泌物增多，宫颈分泌物中有多数分叶型白细胞（高倍镜下每视野超过 10 个），阴道及外阴瘙痒，下腹不适感，注意：有些病人可无症状或症状不典型，易被漏诊，宫颈分泌物中有多数分叶型白细胞（高倍镜下每视野超过 10 个）。

3. 尿道分泌物少，稀薄，黏液性或黏膜脓性，较长时间不排尿（如晨起）尿道外口可溢出少量稀薄分泌物，有时仅表现为晨起痂膜封住尿道口或污染内裤，检查时，需由后向前按挤前尿道才可能有少许分泌物由尿道口溢出，有时病人有症状无分泌物，也可无症状而有分泌物。

4. 常与淋病同时感染，前者先出现淋病症状，经抗淋病治疗后，淋球菌被青霉素杀死，而衣原体，支原体依然存在，在感染 1～3 周后发病，临床上很易被误认为淋病未治愈或复发。

5. 处理不当或治疗不及时可引起并发症(1%)，如急性附睾炎，前列腺炎，结肠炎，咽炎，女性宫颈炎，宫颈糜烂，前庭大腺炎，阴道炎，输卵管炎，盆腔炎，异位妊娠，不育等。

6. 新生儿通过感染的产道，生后 3～13d 可发生眼结膜炎，眼部有黏液脓性分泌物，也可无分泌物，但多不侵犯角膜，下生后 2～3 周可发生肺炎，症状不断加重，呼吸急促为其特点，但不发热，其中半数患儿有眼结膜炎。

7. 极少数病人可伴发 Reifer 综合征：尿道炎，关节炎，角膜炎，结膜炎及皮疹。

【诊断】

1. 不洁性交史，潜伏期及症状。

2. 尿道分泌物涂片及培养排除淋球菌，念珠菌及其他细菌感染，涂片有大量白细胞，10~15 个以上 /400 倍，5 个以上 /1000 倍显微镜检。

3. 尿道分泌物或宫颈刮片，单克隆衣原体荧光抗体检查或培养，标本取法：男性 2h 以上不排尿，棉拭子插入尿道 2～4cm，轻轻旋转 5s，放置 2～3s，然后取出培养，女性用窥阴器充分露暴宫颈，第一根拭子将宫颈表面分泌物擦掉，第二根拭子插入宫颈1~2cm，旋转10s，停2~3s，取出拭子，不要碰阴道壁。

本病主要应与淋菌性尿道炎相鉴别，后者潜伏期较短，平均3~5天，尿痛比较严重，分泌物多为脓性，量多，淋球菌检查阳性，而NGU的分泌物多为浆液性或黏液脓性，较稀薄，量少，查不出淋球菌。

【鉴别诊断】

非淋菌性尿道炎和淋病鉴别：

(1)病原体不同，非淋菌性尿道炎的病原体是沙眼衣原体和支原体，白色念珠菌，阴道毛滴虫等，而淋病的病原体是淋病双球菌。

(2)临床症状不同，非淋菌性尿道炎的临床症状是分泌物呈乳白色，以慢性尿道炎的形式表现出来；而淋病的开始症状是自尿道口流出大量黄色脓性分泌物，以急性尿道炎的形式表现出来。

【治疗】

治疗原则：非淋菌性尿道炎确诊后，采用广谱抗生素疗法，并且强调要连续不间断用药，要规则、定量、彻底治疗。治疗后10~20天复查再次均为阴性，并用临床症状消失为治愈。本病治疗时所需的疗程较长。

(一)西药治疗

1.目前对四环素、强力霉素、红霉素已有不少菌株产生耐药。新一代合成抗菌药喹诺酮类，不但对衣原体、支原体有效，对淋球菌也高度敏感。

(1)氟哌酸200mg,3/d共用14d。

(2)氟嗪酸200mg,2/d共用14d。

(3)环丙氟哌酸250mg,2/d，共用14d。

2.磺胺、利福平对衣原体有效，对支原体无效。

3.庆大霉素、新霉素、多黏菌素对衣原体无效。

4.链霉素、壮观霉素对衣原体无效，对支原体有效。

5.四环素0.5g，4/d，共用7d，改0.25g,4/d,共用14d。

6.强力霉素0.1g，2/d，共用7d。

7.红霉素硬脂酸盐0.5g，4/d，共有7d。

8.红霉素琥珀酸乙酯0.8g，4/d，共用7d。

9.美满霉素0.2g，0.1g，2/d，共用14d。

第三节 尖锐湿疣

【概述】

尖锐湿疣又称生殖器疣或性病疣，是一种由人类乳头瘤病毒引起的性传播疾病。潜伏期在3个月左右，短者3周，长者8个月以上，平均为3个月，主要是性活跃人群，以20～30岁为发病高峰，发病很大程度上取决于接种的病毒数量和机体特异性免疫力，临床上表现为尖刺状，表面潮湿，故而得名。

【病因】

1.不洁性生活

导致尖锐湿疣的最主要的原因是夫妻间性生活不卫生。据研究表明不洁的男女性生活是感染尖锐湿疣的主要原因。男性朋友的尖锐湿疣主要是由性接触引起。尖锐湿疣患者是主要传染源，传播快、感染率高。请患者在日常的生活中特别的注意。

2.自身免疫力低下

自身免疫力低下也是诱发尖锐湿疣的主要原因之一，一开始没有尖锐湿疣的朋友在日常的生活中接触尖锐湿疣患者的分泌物或被污染的用具如：脚布脚盆、衣被，甚至于厕所的马桶圈等，均可传染。因此，请患者在日常的生活中要特别的注意，以免造成一些不必要的麻烦。

3.外伤感染

引起尖锐湿疣的主要原因是患者的外伤感染所引起来的，尖锐湿疣的乳头瘤病毒可经皮肤或黏膜上的小破裂伤口侵入体内，致使病菌大量的繁殖开始发病。因此，要谨慎对待破裂的伤口。请患者在日常的生活中要特别的注意。

【诊断】

1.病史 有不洁性交的病史或与该疾病患者的密切生活接触史。潜伏期2周～8个月，平均3个月。

2.临床表现 主要发生在外生殖器和肛门周围乳头样、菜花样、鸡冠样赘生物。男性CA主要侵犯冠状沟、阴茎头、系带、尿道口、包皮内板，有时见于阴茎体及其周围皮肤(如阴囊、腹股沟)。女性CA常侵犯阴唇、阴唇系带、阴道和宫颈。肛门、直肠及口腔部位的CA可见于同性恋者。本病偶尔可在腋窝、脐窝、乳房或趾间处发生，也可与梅毒、淋病或念珠菌性阴道炎并存。

3.辅助检查 ①病理组织学检查：是目前最为主要的确诊手段；②细胞学涂片检查、免疫组化、核酸杂交或PCR技术可为诊断提供一定的帮助；③尿道镜检查：对尿道内疣病人可在镜下看到尿道内有鲜红色菜花样肿物，黏膜下血管清晰可见。

【鉴别诊断】

1. 绒毛状小阴唇 又名假性湿疣，好发于年轻女性的小阴唇内侧，阴道前庭和尿道口周围，呈对称密集分布的直径 1 ~ 2mm 白色或淡红色小丘疹，表面光滑，有些可呈绒毛状，鱼子状或息肉状，无明显自觉症状，偶有瘙痒，醋酸白试验阴性。

2. 珍珠状阴茎丘疹 皮疹位于龟头的冠状沟缘部位，可见珍珠状，圆锥状或不规则形的白色，黄白色或肤色丘疹，可为半透明，表面光滑，质较硬，丘疹间彼此互不融合，沿冠状沟规则地排列成一至数行，醋酸白试验阴性。

3. 皮脂腺异位症 龟头，包皮内或小阴唇等部位可见粟粒大小，孤立而稍隆起，成群或成片的黄白色或淡黄色丘疹，无自觉症状，组织学特征为每个丘疹均由一组小的成熟的皮脂腺小叶组成，小叶包绕皮脂腺导管，醋酸白试验阴性。

4. 阴茎系带旁丘疹性纤维瘤 为对称发生于阴茎系带两旁的白色或黄白色的粟粒大小的丘疹，单个或数枚，质软，表面光滑，互不融合，根据病史以及醋酸白试验阴性可与尖锐湿疣鉴别。

5. 光泽苔藓 为发生于阴茎干部位的，发亮的多角形或圆形的平顶丘疹，针尖至粟粒大小，可密集分布但互不融合，其病理学改变具有特征性。

6. 扁平湿疣 属二期梅毒疹，为发生于生殖器部位的丘疹或斑块，表面扁平而潮湿，也可呈颗粒状或菜花状，暗视野检查可查到梅毒螺旋体，梅毒血清学反应阳性。

7. 鲍温样丘疹病 皮损为灰褐色或红褐色扁平丘疹，大多为多发，呈圆形或不规则形，丘疹表面可呈天鹅绒样外观，或轻度角化呈疣状，男性多好发于阴茎，阴囊和龟头，女性好发于小阴唇及肛周，一般无自觉症状，组织病理学检查有助于鉴别。

8. 汗管瘤 表现为小而硬固的肤色或棕褐色丘疹，直径约数毫米，多发，通常无自觉症状，组织病理学检查可确诊。

9. 生殖器鳞状细胞癌 多见于 40 岁以上者，损害为肿块或斑块，浸润明显，质坚硬，易出血，常形成溃疡，组织病理学检查可确诊。

10. 假性湿疣：损害为局限于小阴唇的粟粒大呈鱼卵状淡红色小丘疹或绒毛状改变，皮损表面光滑，醋酸白试验阴性，病理上不具有诊断意义的凹空细胞。

【治疗】

一般只要坚持规则的综合治疗都可治愈。

1. 手术疗法

对于单发、面积小的湿疣，可手术切除；对巨大尖锐湿疣，可用 Mohs 氏手术切除，手术时用冷冻切片检查损害是否切除干净。

2. 冷冻疗法

利用 -196℃低温的液体氮，采用压冻法治疗尖锐湿疣，促进疣组织坏死脱落，本法适用于数量少，面积小的湿疣，可行 1 ~ 2 次治疗，间隔时间为一周。

3. 激光治疗

通常用 CO_2 激光，采用烧灼法治疗尖锐湿疣，本疗法最适用女阴、阴茎或肛周的湿疣。对单发或少量多发湿疣可行一次性治疗，对多发或面积大的湿疣可行 2~3 次治疗，间隔时间一般为一周。

4. 电灼治疗

采用高频电针或电刀切除湿疣。方法：局部麻醉，然后电灼，本疗法适应数量少，面积小的湿疣。

5. 微波治疗

采用微波手术治疗机，利多卡因局麻，将杆状辐射探头尖端插入尖锐湿直达疣体基底，当看到疣体变小、颜色变暗、由软变硬时，则热辐射凝固完成，即可抽出探头。凝固的病灶可以用镊子挟除。为防止复发，可对残存的基底部重复凝固一次。

6. β－射线治疗

我们应用 β－射线治疗尖锐湿疣取得了较为满意的效果，该方法疗效高，无痛苦、无损伤、副作用少，复发率低，在临床上有推广价值。

7. 药物疗法

(1) 足叶草脂：本疗法适用湿润区域的湿疣，例如发生于包皮过长而未曾作包皮环切除手术的龟头及会阴部的湿疣。但对宫颈尖锐湿疣不能用足叶草脂治疗。用 20% 足叶草脂酊剂涂到皮损处或用药前，先有油质抗菌药膏保护皮损周围的正常皮肤或黏膜 ，然后涂药，用后 4~6 小时，用 30% 硼酸水或肥皂水清洗，必要时 3 天后重复用药，该药是国外用于本病治疗的首选药，一般用一次可愈。但有很多缺点，如对组织破坏性大，使用不当可引起局部溃疡。毒性大，主要表现为恶心、肠梗阻、白细胞及血小板减少，心动过速、尿闭或少尿，故使用时必须谨慎，发现上述反应时，应立即停药。

(2) 抗病毒药：可用 5% 酞丁胺霜剂，或用 0.25% 疱疹净软膏，每日 2 次，外涂。无环鸟苷口服，每日 5 次，每次 200mg，或用其软膏外用，α－干扰素每日注射 300 万单位，每周用药五天。或干扰素 300 万单位注入疣体基部，每周 2 次。连用 2~3 周，主要副作用为流感样综合征，局部用药副作用较少且轻微。

(3) 腐蚀剂或消毒剂：常用有 30%~50% 三氯醋酸或饱和二氯醋酸，或 18% 过氧乙酸。用 10% 水杨酸冰醋酸或 40% 甲醛、2% 液化酚、75% 乙醇蒸馏水 100ml 混合溶液，点涂局部，用于龟头、肛周湿疣，每日或隔日一次，效果甚好。消毒剂可用 20% 碘酊外涂，或 2.5~5% 碘酊注射于疣体基部，每次 0.1~1.5ml，或用新洁尔灭外涂或以 0.1~0.2% 外敷，后者需配合全身疗法。

(4) 抗癌药

① 5- 氟脲嘧啶 (5-F u)：一般外用 5% 软膏或霜剂，每日 2 次，3 周为一疗程。2.5%~5% 氟脲嘧啶湿敷治疗阴茎、肛周尖锐湿疣，每次敷 20 分钟，每日一次，6

次为一疗程。也可用聚乙二醇作基质，加入占其干质5%的5- F u粉剂制成栓剂，治疗男女尿道内尖锐湿疣，也可用5- F u基底注射，多者可分批注射。

② 噻替哌：主要用于5-F u治疗失败的尿道内尖锐湿疣，每日用栓剂(每个含15mg)，连用8天，也可将本品60mg加入10~15ml消毒水中，每周向尿道内滴注，保持半小时，副作用有尿道炎。亦可用本品10mg加入10ml浸泡患处，每日3次，每次半小时，治疗阴茎、龟头冠状沟湿疣，主要用于经其他方法治疗后，尚有残存疣体或复发者。也可将此溶液再稀释两倍浸泡局部，以预防复发。

③ 秋水仙硷：可用2%~8%的生理盐水溶液外涂，涂两次，间隔72小时治疗阴茎湿疣，涂后可出现表浅糜烂。

④ 争光霉素或平阳霉素：用0.1%的生理盐水溶液作皮损内注射，每次总量限制在1毫升(1 mg)，大多一次可愈。平阳霉素为争光霉素换代品，用法基本相同，亦有用平阳霉素10 mg溶于10%普鲁卡因20mL内注射。

8.免疫疗法

① 自体疫苗法：用病人自己的疣体组织匀浆(融冷灭活病毒)，并进行加热处理(56℃一小时)收集上清液注射，可用于顽固性肛周湿疣。

② 干扰素诱导剂：可用聚肌胞及梯洛龙。聚肌胞每日注射2 mL，连用10天，停药1~2月后，再继续用药。梯洛龙每日3次，每次300 mg，停药4天，或隔日口服600 mg。

③ 干扰素、白介Ⅱ，灵杆菌素，利百多联合应用，疗效较佳。

第四节　生殖器疱疹

【概述】

生殖器疱疹(Genifal Herpes，GH)即发生于生殖器部位的单纯疱疹，是病毒性传染性皮肤疾病，中医属于热疮的范畴。它与发生于口角外的单纯疱疹不同，绝大多数通过性关系传染。

【病因】

一、 发病原因

单纯疱疹病毒感染：

是单纯疱疹病毒(herpes simplex virus，HSV)，HSV是疱疹病毒的一种，为较大的 DNA 病毒，其直径为 150 ~ 200nm，中心球状区为双股 DNA 构成的核心，外面被覆由 162 个壳微粒排列成的立体对称的 20 面体，周围有含类脂质的包膜。

传播途径：

HSV 主要经过皮肤，黏膜或破损处进入人体内，首先在表皮或真皮细胞内复制，不论有无临床症状，病毒在局部充分复制后感染感觉神经或自主神经末梢，病毒沿神经轴素进入神经节内的神经细胞中，动物实验发现，从皮肤黏膜接种 HSV 到神经节内的神经细胞发现病毒，大约 2 天时间，可见其感染速度相当快。

HSV-1 通常由呼吸道，消化道及皮肤黏膜密切接触感染，所以 HSV-1 常潜伏在三叉神经根和颈上神经节内，故临床所见主要是颜面部位的疱疹，HSV-2 主要因性行为传播，生殖器接触而感染，所以 HSV-2 则常潜伏在骶神经节内，故临床主要表现为生殖器疱疹，患者血清学均为阳性，可终生有泌尿生殖道 HSV 间歇性活动。

细胞免疫功能降低：

在原发性感染后 4 ~ 5 天，体内可产生针对 HSV 的中和抗体和补体结合抗体，使复发性单纯疱疹的病情减轻，并不发生病毒血症，但不能制止其复发，单纯疱疹的复发与细胞免疫功能降低有密切关系。

感染最初阶段，病毒先在神经节及与之相接触的神经组织内复制，然后通过感觉神经到达其末梢而使与之相关的皮肤，黏膜表面发生皮损，病毒从外周感觉神经扩散到皮肤、黏膜，这一情况，可以解释表皮大面积受感染和远离原发部位新病损发生的原因，原发性 HSV 感染病人常有这些特点，而且从远离接种部位的神经组织中发现病毒，初次发病临床症状消退后，在神经内不再分离到感染性病毒，在细胞表面也检不出病毒蛋白，各种刺激因素，如免疫抑制，劳累，感染，精神创伤以及皮肤神经节创伤等都可引起病毒复活。

原发感染缓解后，神经节中找不到感染的病毒和病毒结构蛋白，潜伏感染神经细胞中的病毒基因组和显性感染不同，前者 HSV 的 DNA 是环状的，在潜伏感染的小鼠神经细胞核内和人的三叉神经节中检出的 RNA 转录物中可与编码早期基因 ICPO 的区域杂交，此 RNA 是编码 ICPO 的 DNA 互补链转录来的，此“反义”RNA 可能参与维持神经内潜伏感染但不参与建立潜伏感染，维持潜伏感染的机制不清楚，似乎潜伏感染的细胞仅有 HSV 蛋白质的部分转录。

HSV 可分为两种抗原型，即 HSV-1 和 HSV-2 型，HSV-1 型感染 99% 以上发生于口，咽，鼻，眼及皮肤等部位，而 HSV-2 型感染则常见于 GH，据统计，GH 病原体的 90% 为 HSV-2，10% 为 HSV-1，两者在许多方面不同。

HSV 耐冷怕热，在 50 ~ 52℃水中可迅速灭活，4℃时可存活数周，-70℃时可存活数月之久，但在干燥环境中，温度虽高也可使其存活时间延长，HSV 对常用的消毒剂敏感，0.5% 甲醛溶液，1% 来苏水溶液或肥皂水等均可使其灭活。

二、发病机制

HSV存在于GH病人和病毒携带者的皮肤，黏膜的分泌物，唾液和粪便中，它经呼吸道，口腔，生殖器的黏膜和破损的皮肤处侵入人体，在入口处生长繁殖，后经血液或神经通路播散，引起原发性单纯疱疹的损害，若发生于口，鼻及眼周围者，即为口唇疱疹，而发生于生殖器部位者，即为GH，部分呈无症状的隐性感染状态。

当原发性单纯疱疹的病变消退以后，HSV并未消除，而是潜伏于人体的黏膜，血液和感觉神经节内，在GH，HSV常潜伏于骶神经节内，并经唾液，血液和黏膜分泌物排毒，由于神经细胞缺乏病毒繁殖所需的特异性转录酶，因而HSV在神经细胞内保持静止状态，一旦机体抵抗力降低，在某些诱因如发热，受凉，日晒，情绪激动，消化不良，月经，机械刺激或放射线照射等因素的作用下，使潜伏状态的HSV激活，从后根神经节中释放出来而引起复发性单纯疱疹。

【症状】

HSV感染是一种全身性疾病，病毒经呼吸道，口腔，生殖器黏膜或破损皮肤进入人体，可潜于人体正常黏膜，血液，唾液以及局部感觉神经节和多数器官内，几乎所有的内脏和黏膜表皮内都可分离到HSV。

原发感染多为隐性，大多无临床症状或呈亚临床表现，仅有少数(约1～10%)可以出现临床症状，主要见于免疫功能低下婴幼儿或严重营养不良或有其他感染的儿童，成人罕见，原发感染消退后，病毒可持续潜居体内，正常人中约有半数以上为本病毒的携带者，可通过口，鼻分泌物而成为传染源，由于HSV在人体中不产生永久免疫力，故每当机体抗病能力减退时，如患某种发热性传染病，胃肠功能紊乱，月经，妊娠，病灶感染，过度疲劳，情绪环境改变时，体内潜伏的HSV即被激发而发病。

HSV-1主要引起口唇疱疹，咽炎，角膜结膜炎和散发性脑炎，而HSV-2感染主要引起生殖器疱疹，但在临床上也有相反情况。

HSV感染的潜伏期为1～45天，平均为6天，HSV-1感染主要发生于口角，唇缘，鼻孔等皮肤黏膜交界处，亦可见颜面或口唇，开始局部先有灼痒及轻度紧张感，偶有伴发神经痛，随即出现红斑，在红斑基础上发生簇集性小丘疹，迅速变为粟粒至绿豆大小的水疱，内容澄清，水疱破裂后出现糜烂面，数日后干燥结痂，自觉灼痒，偶有倦怠，不适和轻微发热等全身症状，愈合可遗留暂时性色素沉着，全病程1～2周左右。

HSV-2感染主要发生于生殖器部位，患部先有烧灼感，很快在红斑的基础上发生成群的小水疱，多见男性包皮，龟头，冠状沟，阴茎等处，偶见于尿道；女性常见于阴唇，阴蒂，阴道，宫颈等处，水疱可逐渐变成脓疱，约6天左右破溃而形成糜烂或浅的溃疡，自觉疼痛，病人可发生尿道炎，出现排尿困难，多数人有腹股沟淋巴结肿大疼痛，有的病人可出现发热，肌肉痛及脑膜炎症状，如发于女性宫颈者可形成溃疡坏死，阴道分泌物增多，可有下腹痛，应注意有无宫颈癌发生，孕期患生殖器疱疹时易致流产，早产或死胎，并易使新生儿感染，发生新生儿单纯疱疹，本病一般经过3周左右可以痊愈，但常有反复发作，一般原发疹后1~4个月内复发，症状较原发者轻，范围亦小，局限于生殖器部位，有时仅有1~2个疱疹，病程亦短，自发病至愈合8~12天，本病也可伴有生殖器以外部位的感染，如口唇，臂部及中枢神经系统等。

【诊断】

1.病史 常有不洁性交史，潜伏期通常为3 ~ 9天。

2.临床表现 疱疹主要发生于阴茎头、冠状沟、尿道口、阴茎体和阴囊，女性子宫颈、外阴处。起初表现为疼痛、红肿，继而出现红丘疹，迅速变成水疱，3 ~ 5天后糜烂、溃疡伴剧痛，甚至继发细菌感染而化脓、渗液，2 ~ 3周结痂，一般不形成瘢痕。少数病人有尿道炎症状。女性病人可出现阴道分泌物增多，病损累及肛周及腹部皮肤，甚至有局部淋巴结肿大。

3.辅助检查 ①病毒培养：取疱液做组织培养分离病毒，是常用的确诊方法；②病毒包含体检测：水疱液涂片可见特征性核内包含体及多核巨细胞；③病毒抗原血清学检查：可采用免疫荧光法、酶联免疫吸附试验或核酸杂交技术等；④病毒DNA检查；⑤电镜检查：疱液病毒颗粒达到107 ~ 108个 / ml方可检出。

【鉴别诊断】

1.带状疱疹 外生殖器带状疱疹的主要症状为在红斑的基础上出现群集的水疱，伴疼痛及附近淋巴结肿痛。皮疹常为多处，呈带状。起病前常有前驱症状，如神经痛、感觉过敏等。无不洁性接触史。

2.固定性药疹 外生殖器固定性药疹表现为暗红斑、水疱、糜烂、渗液和灼痛。水疱多为大泡。糜烂、渗出明显。其他部位也常有同样的症状，有用药史而无不洁性接触史。预后多有色素沉着。服同类药物可再发相同的症状。

3.硬下疳 多为单个质硬的溃疡，无明显疼痛，实验室检查梅毒螺旋体(+)，而HSV-1和HSV-2(-)。

4.软下疳 表现为局部质软的溃疡，疼痛明显，无反复发作，杜克勒杆菌培养阳性。

此外，生殖器疱疹还应与龟头炎、接触性皮炎、白塞病鉴别。

【治疗】

本病有自限性，约 1～2 周即可自愈，治疗的目的是防止下次复发，本病目前尚无特效药物，治疗原则为缩短病程，防止继发感染，减少复发。

1. 局部疗法：

原则为干燥，收敛，保护患部，防止继发感染，可外涂 2% 龙胆紫溶液，或选用10% 次没食子酸铋（代马妥 dermatol)，氧化锌油膏或泥膏，紫草生地榆油膏，0.5%新霉素软膏，或 0.25%～0.1% 疱疹净 (IDU) 软膏，5% 疱疹净二甲基亚砜溶液（用于皮肤疱疹）等，对颜面部者亦可用 10% 醋酸铝或锌铜合剂。

2. 全身治疗

治疗原则其一使感染的 HSV 不能活化，甚至消灭病毒；其二调节免疫，防止再发，可用阿昔洛韦静滴或口服，丽珠威口服，干扰素肌注，白细胞介素Ⅱ肌注，我们在治疗复发性生殖器疱疹时，使用四医大生物技术中心产的干扰素 300 万单位肌注，每日一次，10 次为一疗程，共三个疗程，适当配合使用白细胞介素Ⅱ或利百多或灵杆菌素，95% 的病人不复发。

3. 病原疗法

(1) 阿昔洛韦（无环鸟苷）：可选择性地抑制病毒复制，减少新损害的发生，减轻疼痛，缩短创面愈合及排毒时间，对原发性或初次发作的 GH，0.2g，口服，5 次 /d，连用 7 ～ 10 天；对复发性 GH，0.2g，口服，5 次 /d，连用 5 天，或 0.4g，口服，3 次 /d，连用 5 天，或 0.8g，口服，2 次 /d，连用 5 天，轻症患者 1 ～ 1.6g/d，分 5 次口服，连用 5 ～ 7 天；重症病人 15mg/(kg・d)，静注，连用 5 ～ 7 天，脱水和肾功能不全者慎用，近年来， 伐昔洛韦（万乃洛韦），泛昔洛韦 (famciclorvir) 等阿昔洛韦 (ACV) 的衍生物也用于本病的治疗。

(2) 膦甲酸钠：对有 TK 基因缺陷的耐 ACV 病毒感染者，可用膦甲酸钠 40mg/kg，静注，每 8 小时 1 次，至痊愈。

(3) 利巴韦林（三氮唑核苷）：0.6 ～ 0.8g/d，口服或肌注，连用 5 ～ 7 天。

(4) α，β 及 γ－干扰素（α，β，γ-IFN)：100 万 U/d，共 5 ～ 7 天。

(5) 聚肌胞 2 ～ 4ml，肌注，隔天 1 次，连用 5 ～ 7 天。

(6) 阿糖胞苷 (cytarabine) 等也可用。

4. 免疫疗法

Straus 等采用 gD-2 疫苗接种，即重组 HSV-2 在 CHO 细胞表达的糖蛋白 D，诱导的抗原特异性中和抗体相当于或超过 GH 患者产生的水平，100μg/ 次，2 个月后重复 1 次，与对照组相比，复发次数明显减少，对减轻症状和预防感染也有效。

5. 局部疗法

应注意保护创面，保持清洁，干燥，防止继发细菌感染，5% 阿昔洛韦 (ACV) 软膏或乳剂，α 或 β 干扰素乳剂或凝胶，1% 甲紫 (龙胆紫) 溶液，3% 四环素软膏或 25% 氧化锌油剂等均可使用。

6. 对症疗法

如继发细菌感染，应酌用抗生素，若疼痛剧烈时可予以止痛剂。

7. 性伴侣的处理

由于大多数性伴侣可能已经感染 HSV，因此他们也应接受检查，必要时予以治疗。

（马林 牛鑫 成强）

第五章 泌尿及男性生殖系统损伤

泌尿系损伤约占全部急症损伤的10%。随着工业和交通的发展，有逐年增加的趋势，且常与胸、腹、腰部或骨盆的损伤合并存在。损伤的部位多见于男性尿道。在发达地区或战时，以肾脏损伤多见。

第一节 肾脏损伤

【概述】

肾脏位置较深在，且有脂肪囊和周围组织结构的保护，受伤机会较少。肾脏损伤多由火器伤、刺伤以及局部直接或间接暴力所致。依创伤的程度分为挫伤、撕裂伤、碎裂伤和肾蒂伤4种类型。肾脏损伤约占所有泌尿生殖道损伤的65%左右。

【病因】

1.暴力

直接暴力肾区受到直接打击，伤员跌倒在一坚硬的物体上，或被挤压于两个外来暴力的中间。间接暴力人自高处跌落时，双足或臀部着地，由于剧烈的震动而伤及肾脏。间接暴力人自高处跌落时，双足或臀部着地，由于剧烈的震动而伤及肾脏。

2.穿刺伤

常为贯通伤，可以损伤全肾或其一部，一般均伴发腹腔或胸腔其他内脏损伤。钝性损伤(80%)，贯通伤(战争期间及高犯罪地区增加)，以及医源性损伤(由于手术，体外震波碎石或肾活检)。并发症包括出血不止，尿外渗，脓肿形成和高血压。

3.自发破裂肾

也可无明显外来暴力而自发破裂，这类“自发性”的肾破裂常由于肾脏已有病变，如肾盂积水，肿瘤，结石和慢性炎症等所引起。

【辅助检查】

1. X 线检查：腹部平片可见下位肋骨或腰椎横突骨折，肾区阴影增大，静脉肾盂造影可见肾脏形态增大，肾盂肾盏充盈缺损，肾脏不显影或造影剂外溢可明确肾脏损伤的情况。

2. CT 检查：可了解肾脏的形态，损伤的类型，肾周围血肿及尿外渗的范围等情况。

3. 肾动脉造影：可了解伤肾血运及有无肾动脉损伤或栓塞。

【诊断】

1. 腰腹部外伤史 + 血尿，肾损伤诊断即可成立。

2. 体检中要注意全身情况及复合伤的发现神志、胸、腹、脊柱、四肢伤情。

3. 情况允许尽早做大剂量 IVP，了解。肾损伤程度、类型，有无尿外渗，对侧肾功能情况。

4. 特殊检查情况允许，肾 A 造影，可作为肾蒂损伤检查亦可作肾 A 栓塞。

5.CT、肾图、B 超亦有帮助诊断。

【鉴别诊断】

诊断需要详细的病史，体格检查，特殊的实验室检查和 X 线检查。查明损伤的机制很重要，任何提示肾脏损伤的临床表现（例如安全带的印痕，腰部挫伤，低位肋骨骨折），开始的血压和红细胞压积以及出现血尿。诊断从 X 线检查，密切观察或手术探查着手。所有血流动力学稳定的病人都应该进行放射照相检查以准确地评估肾脏损伤的程度。除非是钝性损伤后，血压平稳，镜下血尿并且没有腰部损伤的临床表现的成年患者。

【治疗】

1. 防治休克

无论有无休克，入院时均应尽快建立输液通道，镇静 止痛，绝对卧床休息。有休克者多系伤情严重，在抗休克的同时抓紧检查，确定伤情，酌情予以相应处理。

2. 非手术治疗

适于肾挫伤或轻度撕裂伤。包括绝对卧床休息、抗感染、应用止血药物等。严格限制活动至少 2 周，保持大便通畅，预防呼吸道感染，避免腹压突然增高导致继发性出血。

3. 手术治疗

(1) 手术指征：①开放性肾脏创伤。②伴有腹内脏器伤，或疑有腹腔内大出血或弥漫性腹膜炎。③抗休克治疗血压不能回升或升而复降，提示有大出血。④尿路造影等客观检查提示有明显造影剂外溢，有较大肾实质破裂或肾盂损伤。⑤肾动脉造影显示有肾动脉损伤或栓塞。⑥非手术治疗过程中肾区肿块不断增大，肉眼血尿持续不止，短期内出现严重贫血。⑦明显肾周围感染。

(2) 手术方式：先控制肾蒂，制止出血，清除肾周围血肿及尿外渗后再探查处理肾脏。①肾脏裂伤修补术：肾脏裂伤范围较局限，整个肾脏血运无障碍者予以修补。②肾脏部分切除术：肾的一极严重损伤，其余肾组织无损伤或虽有裂伤但可以修补者。③肾血管修补或肾血管重建术：肾蒂血管撕裂、断裂、血栓形成者。④肾切除术：肾脏严重碎裂伤无法修补者，严重肾蒂伤血管无法修补或重建者，肾损伤后肾内血管已广泛血栓形成者，肾脏创伤后感染、坏死及继发性大出血者。注意在伤肾切除前，必须明确对侧肾脏功能良好，方可进行切除。

第二节 输尿管损伤

【概述】

由于输尿管的管径小和其柔韧性，并受背部肌肉和腹膜后脂肪及骨性结构的良好保护，因此，输尿管损伤是泌尿生殖系最少见的损伤，在输尿管损伤中，绝大多数为医源性损伤，约占 82%，其余为外源性损伤。在外源性损伤中穿透伤约占 90%，钝性损伤约占 10%。

【病因】

1. 外伤性损伤

贯穿性损伤是输尿管损伤最常见的原因，主要是枪伤或锐器刺割伤；非贯穿性损伤少见，多发生于车祸，高处坠落，常发生于骨盆，后腹膜的手术时，如结肠，直肠，子宫切除以及大血管手术，由于上述部位的解剖较复杂，手术野不清，匆忙止血，大块钳夹，结扎，就容易误伤输尿管。

2. 医源性损伤

(1) 手术损伤：见于下腹部或盆部手术，以输尿管下 1/3 段多见，经膀胱镜逆行输尿管插管，扩张，取(碎)石等操作均可导致输尿管损伤的发生，当输尿管有狭窄，扭曲，粘连或炎症时，还可能发生输尿管被撕裂，甚至被拉断，以妇科手术最多见，占医源性损伤的 50% 以上。

(2) 检查器械损伤：多见于输尿管插管，套石，输尿管镜检查等，致输尿管穿孔或撕裂。

(3) 放射性损伤：高强度的放射性物质引起输尿管及周围组织的充血，水肿及炎症，最终因为局部瘢痕纤维化粘连而狭窄。

【症状】

1. 病史：有盆腔手术和输尿管腔内器械操作损伤史或有严重的贯通伤史，手术损伤包括根治性全子宫切除术，巨大卵巢肿瘤切除术，结肠或直肠肿瘤根治术以及腹膜后纤维化松解术等。

2. 腰痛：输尿管被结扎或钳夹损伤后，由于输尿管全部和部分梗阻，导致肾，输尿管积水而引起腰部胀痛，体检时，患侧肾区有压痛及叩击痛，上腹部可触及疼痛和肿大的肾脏。

3. 尿瘘或尿外渗：若术中未及时发现输尿管被切断或切开，术后可发生切口漏尿，阴道漏尿，腹腔积尿或腹部囊性肿块等。

4. 无尿或血尿：双侧输尿管断裂或被完全结扎后，可出现无尿症状，此类损伤易被及时发现，此外，部分患者还会出现血尿；但不出现血尿并不能排除输尿管损伤的可能。

5. 发热：输尿管损伤后，由于尿液引流不通畅或尿外渗等情况，可继发感染或局部组织坏死时，此时可出现寒战，发热等症状，当尿液渗入到腹腔时还可出现腹膜炎症状。

由于早期的症状和体征非特异性，所以对输尿管损伤的诊断要高度警惕。≥ 30% 的病人没有血尿。先予静脉尿路造影，如果造影结果无法作出结论，应进行逆行输尿管肾盂造影。偶尔是在手术室腹部探查过程中作出诊断。若诊断不及时，临床可表现为肠梗阻，尿液外渗，尿路梗阻，无尿和脓毒症。

【辅助检查】

外部暴力引起的输尿管损伤 90% 表现为镜下血尿，其他原因引起的输尿管损伤行尿液检查及其他检查对诊断的帮助很小，除非双侧输尿管梗阻，否则，血肌酐水平是正常的。

1. 静脉尿路造影：95% 以上的输尿管损伤都能通过静脉尿路造影确诊，50% 可定位输尿管损伤部位的水平，可表现为输尿管完全梗阻；输尿管扭曲或成角；输尿管断裂，穿孔，而表现为造影剂外渗，病变上方肾盂输尿管扩张。

2. 逆行输尿管插管和肾盂输尿管造影：当静脉肾盂造影不能明确诊断或有疑问时，应配合逆行输尿管插管和肾盂输尿管造影以明确诊断。

3. 超声检查：可发现积水和尿外渗，是术后早期排除输尿管损伤的较好检查手段。

4.CT 检查：由于损伤部位和性质的不同，CT 表现不同，盆腔手术造成的输尿管破裂往往有造影剂外漏，CT 扫描到高密度的腹水。

5. 靛胭脂静脉注射试验：手术中怀疑输尿管有损伤时，由静脉注射靛胭脂，蓝色尿液就会从输尿管裂口流出。

术中或术后作膀胱镜检查，并做靛胭脂静脉注射时，如伤侧输尿管口无蓝色尿液喷出，输尿管插管至损伤部位受阻，多表示输尿管梗阻。

6. 美蓝试验：通过导尿管注入美蓝溶液，可鉴别输尿管瘘与膀胱瘘，若膀胱或阴道伤口流出的液体仍澄清，可排除膀胱瘘。

7. 排泄性尿路造影和电脑断层扫描：均可显示输尿管损伤处的尿外渗，尿漏或梗阻，逆行肾盂造影可显示梗阻或造影剂外渗。

8. 放射性核素肾显像：可显示结扎侧上尿路梗阻。

【诊断】

1. 腹部及盆腔手术史或输尿管腔内器械操作史。

2. 患者腰部胀痛。

3. 术后出现腹水、伤口或阴道漏尿。

4.B 超发现盆腔或腹膜后积液或假性尿囊。

5.IVP 示一侧肾功能减退或肾积水。

6. 逆行尿路造影，伤侧输尿管梗阻。

7.CTU、MRU 伤侧肾积水、输尿管扩张。

8. 同位素肾图伤侧肾功能受损，呈排泄梗阻曲线。

9. 穿刺液 BUN、Cr 升高，近似尿液。

【鉴别诊断】

结扎双侧输尿管引起的无尿，应与急性肾小管坏死鉴别，必要时做膀胱镜检查及双侧输尿管插管，以明确有无梗阻存在。

1.肾损伤：有外伤史，也可出现尿外渗，肾周积液和肾功能损害，与输尿管损伤有相似之处，但肾损伤出血明显，局部可形成血肿，休克多见，检查肾区多可见瘀斑，肿胀，触痛明显，IVU可见造影剂从肾实质外溢，严重者肾盂，肾盏及输尿管显示不清，B超和CT检查可见肾实质破裂或包膜下积血。

2.膀胱损伤：外伤或手术后出现无尿和急性腹膜炎时，尤其是尿液自伤口流出时，两者易混淆，但膀胱损伤常合并骨盆骨折，虽有尿意感，但无尿液排出或仅有少许血尿，导尿时发现膀胱空虚，或仅有极少血尿，向膀胱内注入100 ~ 150ml无菌生理盐水，稍等片刻后再抽出，抽出液体量明显少于或多于注入量，膀胱造影示造影剂外溢。

3.急性腹膜炎：与输尿管损伤尿液渗入腹腔引起的尿性腹膜炎相似，但急性腹膜炎多因消化道溃疡穿孔，肠梗阻，急性阑尾炎所继发，常有寒战，发热症状；无手术及外伤史，无尿瘘及尿外渗症状。

4.膀胱阴道瘘：输尿管损伤出现阴道瘘者，易与膀胱阴道瘘混淆，但膀胱阴道瘘患者可有外伤，产伤等病史，排泄性上尿路造影，一般无异常发现，膀胱镜检查可发现瘘口，阴道内塞纱布，膀胱内注入亚甲蓝溶液后，可见纱布蓝染。

【治疗】

输尿管损伤治疗目的是恢复正常排尿通路，保护患侧肾脏功能。首先要判断病人全身情况，是否合并其他脏器损伤，先予处理；当合并呼吸循环衰竭、低血容量时，应予纠正。其治疗原则为：

①术中已经发现输尿管损伤，若无污染，应施行一期修复手术。

②若损伤 >24h，宜先行暂时性肾造瘘，引流外渗尿液，3个月后再行修复手术。

③输尿管被误扎者可行误扎部位松解术；输尿管遭切割或穿破者，可行局部修补术，并放置输尿管支架引流。

④输尿管损伤范围 <2cm者，可施行损伤段切除，并作输尿管端端吻合术。

⑤上段输尿管损伤，可行肾盂输尿管吻合术；下段输尿管损伤，可行输尿管膀胱吻合术，<10cm的缺损可行膀胱肌悬吊腰肌术或膀胱壁瓣成形术；尿囊肿范围广或盆腔感染恶化宜先作引流，控制感染后再行输尿管 - 输尿管吻合术。

⑥中段输尿管缺损明显，可行自体肾移植术、回肠代输尿管术或上尿路改道术。

⑦当输尿管长期闭锁，同侧肾严重萎缩，合并肾性高血压且对侧肾正常，可行肾切除术。

⑧手术要求彻底清创，引流尿外渗，无张力匙状吻合，缝合口无张力，不狭窄不漏尿。放置输尿管支架管及腹膜后引流管。

第三节 膀胱损伤

【概述】

膀胱是贮存排泄尿液的器官。成人膀胱在排空时一般不易受到损伤，充盈时失去了骨盆的保护作用，同时因充盈膀胱体积增大，膀胱壁变得薄而紧张，故而容易受到损伤，尤其是患有下尿路梗阻性疾病造成膀胱潴留者，儿童膀胱更易于损伤。

【病因】

1. 直接暴力

大多在膀胱膨胀时，膀胱高出于耻骨上方，直接暴力作用于下腹部发生膀胱损伤，如踢伤，拳击伤，碰撞伤等，由于膀胱充盈状态时，外力作用于膀胱内均等的传向各个部位，按照流体力学作用于膀胱最为薄弱的部位，大多为腹膜覆盖的膀胱顶部形成破裂，此处破裂多为腹膜内型膀胱破裂，尿液即流入腹腔，形成尿性腹膜炎，患者即有剧烈腹痛难忍，曾遇到1例尿潴留的患者，进行导尿后嫌尿流出速度太慢，用手在耻骨上予以按摩施压，患者突感腹部剧痛而原来膨胀的膀胱突然消失，经手术证实膀胱顶部破裂，尿液流入腹腔。

2. 间接暴力

常发生于骨盆骨折时，约占80%，有时多为复合伤，可合并发生其他脏器损伤，如交通事故，地震，车祸，高处坠落，碾压伤，战伤，工伤等，骨盆骨折时，骨折断端或游离骨片刺破膀胱，此时膀胱损伤多为腹膜外膀胱破裂，破裂部位多在膀胱底部，亦有发生后尿道断裂或腹腔脏器，血管损伤，骨盆粉碎骨折，有尿外渗，严重失血，休克等表现，也可有腹膜内，腹膜外膀胱破裂（混合型，复合伤），伤势甚为重大，如有1例患者，自拖拉机上摔下，造成耻骨支，坐骨支骨折，造成膀胱前壁破裂，尿外渗，经抢救，膀胱修补，尿外渗引流后，恢复顺利，痊愈出院，平时遇到膀胱损伤以间接暴力所致膀胱损伤为最多。

3. 外伤

火器，锐器损伤，多为战时、斗殴，常为开放型膀胱损伤，亦可并发其他脏器损伤。

4. 医源性膀胱损伤

由于近年对膀胱的检查，各种器械操作中膀胱镜，膀胱内碎石，经尿道膀胱内的各种操作及治疗，如电灼，电切等，均可致膀胱穿孔，大多因膀胱病变需行膀胱镜检查，有的适应证掌握不当，如有的膀胱容量太小，将膀胱镜送入时即可造成膀胱穿孔，行膀胱肿瘤电切时，切得过深或在观察不满意时，膀胱又处于膨胀时，膀胱壁较薄，施行电切时极易造成膀胱穿孔，如在顶部即可造成腹膜内膀胱穿孔，其他部位则成腹膜外膀胱破裂（穿孔），膀胱内注入腐蚀剂，化学药物或硬化剂等均可使膀胱损伤，又如盆腔手术，妇科手术，产科手术，直肠手术，疝修补手术等均可致膀胱损伤，孕妇在分娩时，儿头已入盆腔，第2产程较长，有压迫膀胱时，常可致膀胱三角区，阴道壁，尿道等软组织受压致缺血缺氧而坏死，脱落形成膀胱阴道瘘或尿道阴道瘘，尤其是因滞产合并有尿潴留时，此时膀胱因膨胀壁较薄，更易受压造成缺血坏死形成瘘，此种“瘘”一般不在分娩后立即发生，而是在产后1周或更长时间发生。

产科手术不当如胎头吸引术，产钳术，碎胎，剖宫产及人工剥离胎盘术等均可由于操作不当而形成膀胱（尿道）阴道瘘，旧法接生时接生婆乱用剪刀，手，钩子等，损伤较为多见，剖宫产时，膀胱向下推离不够，子宫下段纵切口时易误伤膀胱壁或在胎儿胎盘娩出，子宫出血，在血泊中忙乱操作可误伤膀胱壁，如未能及时发现，日后感染坏死，亦可成膀胱阴道瘘，由于膀胱底与子宫下段及阴道上部是紧密相连的，子宫下段破裂时即可累及膀胱引起膀胱宫颈阴道瘘，Raghavaiah(1975) 报道子宫破裂的病例中，有22% 合并膀胱损伤，其中14% 为膀胱表层损伤，8% 为膀胱全层损伤。

【影像学检查】

1.膀胱造影　观察造影剂有否外溢，是诊断膀胱破裂最有价值的方法；并能区别腹膜外型还是腹膜内型。

2.膀胱镜检查　可直接窥视膀胱损伤部位及程度。

3.腹水 BUN、Cr 检查　明显升高，近似尿液。

【诊断】

根据病史、体征及其他检查结果，可以确诊膀胱损伤。但如伴有其他脏器损伤，膀胱损伤的病象可被其隐蔽。下腹部受到暴力冲击或骨盆骨折后，患者有尿急而不能排尿或仅排出少量血尿时，均应想到膀胱。经上述体格检查和进一步检查项目后，膀胱损伤便能确诊。

【鉴别诊断】

1.尿道损伤常发生在骨盆骨折或骑跨伤，病人可有休克，排尿困难，尿道出血，导尿不成功时两者鉴别有时困难，骨盆骨折常致前列腺部或膜部尿道损伤，骑跨伤常致球部尿道损伤，尿道口溢血，阴道或直肠双合诊检查，可触及前列腺向上移位，可与单纯膀胱损伤相鉴别，但尿道损伤同时合并膀胱损伤，有时需手术探查方能确诊。

2. 急性腹膜炎有腹痛，腹肌紧张，压痛，反跳痛，两者有相同之处，但急性腹膜炎无外伤史，多为继发，常由胃，十二指肠溃疡穿孔，急性阑尾炎，急性胆囊炎穿孔所引起，一般先有原发病的临床表现，以后再发展成腹膜炎，恶心，呕吐等胃肠道症状明显，体温及白细胞增高，没有排尿困难，没有尿外渗临床表现，导尿和/或膀胱造影可资鉴别。

3. 盆腔腹膜炎，两者均有腹痛，腹肌紧张，压痛，反跳痛，排尿时腹痛加重，但该病多有急性盆腔器官炎病史，病人高烧，脉速，恶心，呕吐，白细胞总数和中性白细胞增高，血沉增快，阴道双合诊触痛明显，没有排尿困难，导尿或膀胱造影可资鉴别。

4. 腹腔脏器损伤主要为肝，脾破裂，表现为腹痛，出血性休克等危急症状，有明显的腹膜刺激症状和体征，无排尿困难和血尿症状，腹腔穿刺抽出血性液体，尿液检查无红细胞，行导尿，膀胱内注水试验或膀胱造影将有助于鉴别诊断。

5. 卵巢破裂 多见于 14 ~ 30 岁之间的女性，主要表现为剧烈下腹痛，下腹坠胀伴尿意及里急后重感，可出现腹膜刺激症状和体征，严重者可引起出血性休克，该病多发生于排卵期和排卵后，无停经史，无排尿困难，血尿及尿外渗表现，经导尿，膀胱内注水试验或膀胱造影检查可予以鉴别。

6. 卵巢囊肿或肿瘤蒂扭转 表现为突发性剧烈腹痛，局限性肌紧张等腹膜刺激症状和体征；与膀胱破裂尿液漏入腹腔引起的腹膜刺激症状相似，但卵巢囊肿或肿瘤蒂扭转多由于体位改变或妊娠期子宫位置改变而引起，无外伤或手术史，无排尿困难，血尿或尿外渗表现，妇科检查可发现明显压痛，张力较大的肿块，经导尿，膀胱内注水试验或膀胱造影检查可予以鉴别。

【治疗】

膀胱破裂的早期治疗包括综合疗法、休克的防治、紧急外科手术和控制感染。晚期治疗主要是膀胱瘘修补和一般支持性的处理。

一、休克的处理：休克的预防和治疗是最首要的急救措施，也是手术前必要的准备，包括输血、输液以及兴奋剂的应用等，迅速使伤员脱离休克状态。这种情况由于伴有骨盆骨折时常有发生。

二、紧急外科手术：处理的方法依损伤的位置、感染的情况和有无伴发损伤而定。手术的主要目标为尿液的引流、出血的控制、膀胱裂口的修补和外渗液的彻底引流。若腹腔内其他器官也有损伤，应同时给予适当的处理。

1. 非手术治疗：膀胱挫伤一般无须特别处理，嘱多饮水，适当休息，严重者可尿道插管引流尿液，必要时给予抗生素。

对腹膜外膀胱破裂的病人，50年前就有用单纯经尿道插管治疗的方法，后因并发症多，逐渐被人遗忘。自20世纪70年代起，临床报道又日渐增多。一般认为，腹膜外膀胱破裂，无论男女，裂口大小，渗出多少，皆可如此处理。然而Kotkin等治疗的29例中，26%发生了并发症，包括膀胱延期愈合、尿外渗感染和盆腔血肿感染并发脓毒血症。失败的主要原因是，尿路感染未预防性应用抗生素和尿管引流欠佳。鉴于此，有些医师提出，对腹膜外膀胱破裂以单纯尿液引流法治疗时应严格选择适应证，并注意以下事项：

①诊断必须在12h内做出。

②无需要手术探查的其他并发症。

③无尿路感染的既往史。

④裂口不大，且无明显出血者。

⑤插入导尿管口径要够大，成人不应小于24F，并保持引流通畅，若开始24 ~ 48h不能达此目的者，应改用手术探查。

⑥密切观察病情，若有指征随时手术。

⑦预防性应用广谱抗生素，特别是针对革兰阴性杆菌的药物。

2. 手术治疗：

手术步骤：耻骨上正中切口，依次切开下层筋膜并分离及牵开腹直肌以显露膀胱前间隙。腹膜外型和腹膜内型的膀胱破裂分别处理如下：

(1) 腹膜外型膀胱破裂 在膀胱前间隙可见大量血液和尿外渗。吸尽后显示膀胱前壁。骨折的耻骨不必细究。如骨折碎片或异物刺破腹壁下血管或膀胱可去除此碎片，结扎出血的血管以止血。必要时切开膀胱前壁探查膀胱内部，证实破裂部位及大小。去除无生机的组织后，裂口内层黏膜必须用可吸收缝线缝合。缝合时应注意避免缝扎输尿管。如病情危重，裂口近膀胱颈部而难以仔细缝合时，勿需勉强修补，作耻骨上膀胱造口术并彻底引流膀胱前间隙后，裂口可自行愈合。膀胱裂口修复后，留置保留导尿管1周左右后再拔除。如腹壁、腰部、坐骨直肠窝、会阴、阴囊甚至股部有尿外渗时，必须彻底切开引流以免继发感染。

(2) 腹膜内型膀胱破裂 切开腹膜，吸尽腹腔内的液体，探查膀胱圆顶和后壁以确定裂口，同时可在腹膜反折下切开膀胱前壁并观察膀胱内部。修复裂口后如无腹腔内脏损伤，即缝合腹膜。在膀胱前壁作一高位造瘘。并引流膀胱前间隙。

3. 晚期治疗

主要是处理膀胱瘘，必须待伤员一般情况好转和局部急性炎症消退后才可进行。长期膀胱瘘可使膀胱发生严重感染和挛缩，应采取相当防治措施。手术主要步骤是切除瘘管和瘘孔边缘的瘢痕组织，缝合瘘孔并作高位的耻骨上膀胱造瘘术。结肠造口应在膀胱直肠瘘完全修复愈合后才关闭。膀胱阴道瘘与膀胱子宫瘘应进行修补，在耻骨上膀胱另造瘘口，并引流膀胱前间隙。开放性膀胱损伤，应迅速手术探查，不仅能够了解膀胱损伤情况，还可了解其他并发伤。对腹膜内膀胱破裂者，手术修补较为安全。已经明确有腹部并发伤的患者，手术探查同时处理膀胱乃顺理成章之举。手术处理原则包括充分清理膀胱周围和其他部位外渗的尿液，修补膀胱壁缺损，远离损伤部位行尿流改道。

除非因其他并发伤需特殊切口外，一般取耻骨上中线切口即可，必要时向上延长。切开腹直肌前鞘，分开腹直肌，即见膀胱周围之血肿。先切开腹膜，探查有否腹腔脏器损伤，如果并发有腹内器官损伤时，适当处理后再探查膀胱。对腹膜内膀胱破裂者，以 3～0 或 4～0 肠线分 2 层或 3 层缝合膀胱裂口，吸净腹腔尿液，缝合腹膜。若为腹膜外膀胱破裂，切开膀胱前壁，在膀胱内探查裂口部位、大小和数目，并于其内进行修补，且莫在外行广泛分离寻找裂口。探查过程中，要密切注意双侧输尿管开口，尤其在火器伤者。如有疑问，可静脉注射 0.4% 靛胭脂 5ml，5 ～ 8min 可见其开口有蓝色尿液排出，说明输尿管未发生损伤；也可向有疑问的输尿管内插入输尿管导管，经管流出清亮尿液时，亦表明输尿管无损伤。缝合靠近膀胱颈裂口时要特别小心，以免伤及括约肌。不论何种膀胱破裂，术后均应行耻骨上膀胱造瘘，膀胱周围放置引流。

膀胱破裂伴有膜部尿道损伤的处理：创伤所致膀胱与尿道同时破裂者并不少见，其发生率为 10% ～ 29%。

①后尿道损伤伴有骨盆骨折的患者，经若干小时后，耻骨上仍摸不到膨胀的膀胱，病人亦无明显低血压，应考虑膀胱破裂之可能。

②骨盆骨折伴随尿道损伤及多处损伤的患者，也应注意同时有膀胱破裂的存在。

③下腹挤压伤后，尿道外口有血或有血尿的患者，应积极安排尿路造影。

④骨盆骨折合并尿道损伤者，若无明显脱水征，亦无肾病既往史，但血尿素氮 BUN 升高者应怀疑有腹膜内膀胱破裂的可能。

⑤骨盆骨折伴尿道损伤的患者，因腹内伤需手术探查时，应探查膀胱，特别是膀胱内。

⑥一经确诊，单经尿道插管，或经耻骨上插管易招致严重并发症。手术时最好先将膀胱破裂处给予修补，至于后尿道破裂，选择相应的方法予以治疗。

第四节 尿道损伤

【概述】

尿道损伤是泌尿系统常见损伤，多发生于男性且青壮年居多，尤其是较固定的球部或膜部。男性尿道由尿生殖膈分为前尿道（球部尿道及悬垂部尿道）及后尿道

（前列腺部尿道及膜部尿道），尿道损伤如处理不当，可导致感染、狭窄，梗阻及性功能障碍。

【病因】

1. 后尿道损伤

是下尿路损伤最严重的一种外伤。多由于车祸及骨盆挤压伤所致，90% 以上的患者合并有骨盆骨折。骨盆骨折合并后尿道损伤者达 4%～25%。骨盆骨折后骨盆的稳定性受到破坏，耻骨支骨折移位引起后尿道撕裂，或由于耻骨支、坐骨支骨折移位直接刺伤尿道至尿道损伤。

2. 会阴部跨骑伤

由高处坠落，会阴部骑跨于硬物上或会阴部受直接暴力致尿道球部损伤。球部尿道位于耻骨联合下方且固定，受外力作用后尿道被挤压于耻骨联合与硬物之间，造成尿道挫伤、部分或完全断裂。

3. 开放性尿道损伤

动物咬伤、切割伤、枪击伤、弹片伤及爆炸伤。常合并会阴部软组织损伤、阴囊及其内容物的损伤。

4. 医源性损伤

因使用膀胱镜、尿道镜、金属尿道探子、电切及冷刀切开等操作方法不当或操作粗暴所致。可发生于尿道的任何部位，有尿道狭窄病变者更易发生损伤。

【诊断】

1. 外伤史 骑跨伤、骨盆骨折、尿道器械操作史。

2. 伤后排尿困难及急性尿潴留。

3. 尿道滴血。

4. 体查发现会阴、阴囊、下腹部血肿、尿外渗，前列腺上浮及直肠前方波动感或指套血迹。

5. 插导尿管注水试验，尿道造影及 B 超资料。

【鉴别诊断】

1. 膀胱破裂

腹膜外膀胱破裂也常合并有骨盆骨折，也可出现耻骨后间隙，膀胱周围间隙尿外渗，出现排尿困难，无尿等症状，但腹膜外膀胱破裂时，膀胱往往不充盈，呈空虚状态，导尿管可顺利插过尿道，插入后无尿液或仅有少许血尿引出，直肠指检无前列腺移位和压痛，必要时可行膀胱尿道造影以资鉴别。

2. 尿道肿瘤

有排尿困难症状，也常伴有初血尿或尿道内流出血性分泌物，但无外伤史，排尿困难往往呈进行性加重，沿尿道触诊或肛门指检，可触及尿道局部肿块，伴压痛，尿道造影或尿道海绵体造影可显示尿道充盈缺损。

3. 尿道结石

突然出现排尿困难及尿痛，常伴尿频，尿急及血尿症状，既往可有肾绞痛史或尿道排石史，但无外伤史，有时沿前尿道触诊或直肠指检可触及局部硬结伴压痛，尿道探通术可触及异物感;X 线检查可发现尿道不透光阴影；尿道镜检查可直接窥见结石。

4. 脊髓损伤

腰部外伤后出现排尿困难或急性尿潴留时，有时须与尿道损伤相鉴别，脊髓损伤时,除出现排尿困难症状外,往往还伴有神经系统症状和体征,如会阴部感觉减退,肛门括约肌松弛等表现。

【治疗】

一、首先应纠正休克，然后再处理尿道损伤。治疗尿道损伤的基本原则是引流尿液和尿道断端的重新衔接。

1. 引流尿液

在严格无菌和满意麻醉下如能顺利插入导尿管，说明尿道的连续性尚完整，如血肿和尿外渗不严重，则保留导尿 10 ~ 14 天以引流尿液并支持尿道，等待损伤愈合。如导尿失败应立即手术探查。如病情严重不允许较大手术，可单纯作耻骨上膀胱造口术。膀胱造口术可防止尿液外渗，减少局部刺激、感染，促进炎症、血肿和纤维组织吸收，从而减轻可能发生的尿道狭窄和周围疤痕的程度，为二期修复提供了方便。膀胱造口术也可用穿刺方法完成。适用于后尿道损伤病例。由于方法简便，尤宜于基层医疗单位。

2. 尿道修补术

(1) 经会阴尿道修补术 适用于骑跨伤等所致的球部尿道损伤。经会阴切口，显露球部尿道。如尿道未完全断裂，则在直视和手指触摸下从尿道外口插入一导尿管至膀胱保留之。沿该管缝合裂口，一般横行的断裂比纵行的裂口更易导致术后狭窄。尿道严重挫裂伤或完全断裂时，可从尿道外口插入一导管找到远侧断端，压腹观察尿液流出或从耻骨上膀胱切口经尿道内口插入一导尿管找到近侧尿道断端，彻底清除坏死组织、血肿，然后用可吸收缝线间断外翻缝合两断端。吻合口应避免张力。并按解剖关系彻底引流外渗尿液，在尿外渗区作多个皮肤切口引流外渗尿液，切口应深达浅筋膜以下。术后保留导尿管至少3～4周。拔管后，如排尿通畅可再拔除耻骨上膀胱造瘘管。为预防术后尿道狭窄，术后可作定期尿道扩张。也可每天用10mL尿道灌注液灌注尿道1～2次，作为软扩张(灌注液配方：地塞米松0.15g，新霉素25g，普鲁卡因10g，5%尼泊金10mL，甘油400mL，吐温-805mL，加双蒸水至1000mL)。同时可辅以音频理疗预防狭窄。

(2) 经尿道会师术

后尿道损伤时，常由于合并其他脏器严重外伤，病情危重，病人不能耐受大手术。此时可经耻骨上切口经膀胱作尿道会师术。由尿道外口和经膀胱尿道内口各置入一雌雄探杆，会师后再引入一气囊导尿管，气囊注水后牵引导尿管使两断端对合。如无雌雄探杆，也可用一手指从膀胱颈部插入后尿道，与从尿道外口插入的金属探干会师。如张力较大，可在前列腺断端的两侧用尼龙线各缝1针，再用直针从会阴引出，在小纱布垫上结扎，以助牵引和固定的目的。周后拆去缝线。术后虽仍有尿道狭窄的可能，但由于两断端的距离凑近，轴心一致，给二期修复带来了方便。

①雌雄探杆会师

②由耻骨上膀胱切口引入导尿管

③再引入气囊导尿管

④手术完成

⑤用金属导尿管自制成雌雄探杆

(3) 经耻骨上途径一期断裂尿道修复术

由於后尿道断裂多伴骨盆骨折，病人濒于休克，耻骨后及膀胱周围有大量出血，如作修复术，要清除血肿，碎骨片，有可能导致更严重的出血，故有一定的困难。但如病人伤情允许、血源充沛，有经验的医生可以选用且可得到较好的效果。

二、尿道损伤的预后，关键取决于急诊处理的正确与否。切忌反复试以导尿，加重损伤，甚至使部分尿道裂伤加重成完全性的尿道断裂。至于选用何种手术方法，应视病人全身情况，尿道损伤部位、程度、合并损伤情况、主治医师的经验和当时医疗条件而定，不应一概而论。尿道损伤无论经哪一种方法修复，术后均有瘢痕收缩而致尿道狭窄之可能。手术后的定期尿道扩张有时也未必有效。此外，感染和尿瘘也是常见的并发症。

1. 前尿道损伤

(1) 一般措施：骑跨伤往往不会大出血，否则在进行复苏术时，还需局部压迫，控制出血。

(2) 特殊治疗：

①尿道挫伤：尿道挫伤患者无尿外渗表现，尿道保持完整。行尿道造影后，可嘱患者排尿，若排尿正常不伴出血或疼痛，无需进一步治疗。若有持续出血，可用

导尿管引流。

②尿道裂伤：尿道造影后应避免行器械检查。取下腹部正中小切口，暴露膀胱颈部以便于留置膀胱造瘘管，在尿道裂伤愈合期间应将尿液完全改道引流，当然也可行经皮膀胱造瘘。若尿道造影发现仅少量外渗，可在耻骨上导管引流 7 天后行排尿检查，观察有无外渗。若损伤更为广泛，在行排尿检查前，需经耻骨上导管引流 2 ~ 3 周。损伤愈合后可发生狭窄，多数狭窄并不严重，无需手术重建。证实无尿外渗后，可拔除膀胱造瘘管，随后测尿流率判断有无狭窄引起的梗阻。

③尿道裂伤伴广泛尿外渗：重度裂伤后，尿外渗可波及会阴、阴囊和下腹部。需对这些部位进行引流，同时行耻骨上膀胱造瘘术。出现感染、脓肿者，行有效的抗菌治疗。

④急诊修补：尿道裂伤可以行急诊修补，但手术操作困难，且术后狭窄发生率高。

(3) 并发症的治疗：损伤处狭窄范围广泛者需推后行重建术。

2. 后尿道损伤

(1) 急诊处理：处理休克，控制出血。

(2) 手术治疗：避免行导尿术。

①膀胱造瘘：如膀胱膨胀可做耻骨上膀胱穿刺造瘘，如膀胱不充盈或合并膀胱破裂时需做探查处理。膀胱造瘘 3 个月后，如发生尿道狭窄或闭锁，二期做尿道狭窄的手术治疗。

②尿道会师术：方法是耻骨上切开膀胱，用食指从膀胱颈伸入后尿道，将从尿道外口插入尿道的探子引入膀胱，在探子尖套上 1 支尿管，拔出探子，将导尿管引出尿道外口，然后用丝线把它与 F18~20 气囊导管的尖端连在一起拉入膀胱，充盈气囊，作尿道支架及引流尿液用。适当牵拉尿管，以助近端尿道复位。留置尿管 4 ~ 5 周。多数病例排尿通畅，可避免二期尿道狭窄手术。

③窥视下尿道复位：在窥视下尿道镜进至损伤部位，以后尿道断端经后尿道进入膀胱，留尿道镜之半环鞘于原位，退出尿道镜，经半环鞘插入 Foley 尿管，充盈尿管球囊，尿管留置 3 ~ 5 周。这种方法在早期恢复尿道连续性，多数病例恢复满意。

④后尿道修补术：经耻骨上、会阴部联合切口，找到两断端后行尿道吻合术。这种方法在切开血肿后可发生难以控制的出血及并发感染，日后尿道狭窄及阳痿发生率较高，现较少采用。

(3) 并发症的治疗：二期尿道成形术后约 1 个月，拔除导尿管并行排尿期膀胱尿道造影。若造影剂无外渗可拔除耻骨上造瘘管；若有外渗或狭窄，则需保留造瘘管。若发生狭窄亦往往很短，易在直视下行尿道内切开，愈合也快。二期尿道成形术后可出现数月之久的阳痿，2 年后仍有阳痿者宜行阴茎假体置入手术。二期尿道成形术后很少有尿失禁，通常可慢慢恢复。

第五节 阴囊损伤

【概述】

阴囊损伤多见于战时的枪伤和锐器伤，运动场上或工农业劳动中的撞伤，以及玩耍、斗殴时的踢伤和抓伤，有时也可由于阴囊部手术的操作不当所致。损伤类型包括：挫伤、锐器伤，牲畜咬伤、皮肤撕脱伤、烧伤等。

【病因】

1. 闭合性损伤 包括阴囊挫伤，阴囊血肿等，致伤因素为踢伤，跨伤，挤压伤等，多发生于平时运动和重体力劳动时。

2. 开放性损伤 包括裂伤，撕脱伤，穿透伤及枪伤等，多发生于工矿劳动，战伤或动物咬伤等。

【症状】

阴囊损伤的主要症状是出血及疼痛，如未伤及精索大血管多无休克。

【辅助检查】

查体为首要检查，B 超，CT 检查可帮助了解阴囊内容物损伤情况，尤其对睾丸，附睾损伤有意义。

【治疗】

1. 阴囊开放性损伤

对阴囊裂伤，应彻底清创，清除失活组织和异物后一期修复；若阴囊皮肤缺损较多，睾丸无法完满覆盖，则可将睾丸暂时埋藏于大腿内侧皮下，待以后二期阴囊整形术将睾丸还纳到阴囊内。

2. 阴囊闭合性损伤

(1) 阴囊挫伤：应卧床休息，抬高阴囊，局部先冷敷，48h 后热敷，使淤血尽快吸收。同时给予抗生素预防感染。

(2) 阴囊血肿：小的血肿采用阴囊上托，局部压迫，冷敷等治疗；若血肿较大，且渐进加重则手术治疗。术中清除血凝块，并彻底止血。应用抗生素抗感染治疗。

若合并感染形成脓肿则应切开引流。

(3) 鞘膜积血：鞘膜积血为鞘膜内出血，早期按鞘膜积液处理。如有慢性炎症，鞘膜增厚、硬化，则可行鞘膜切除术。

(4) 血肿机化：鞘膜积血经一段时间后，血肿机化，其外形和硬度似肿瘤，机化块压迫睾丸，导致睾丸组织萎缩。治疗应采取手术切除。

第六节 睾丸损伤

【概述】

阴囊软组织松弛，睾丸活动度较大，但阴囊内容物组织脆嫩，抗损伤能力较差，因此，阴囊及其内容物的损伤临床上并不少见。一般多发生于青壮年，往往同时出现睾丸、鞘膜、精索及阴囊壁的损伤，常见的致伤原因多为直接暴力。

【病因】

睾丸位在浅表暴露部位，由于阴囊有良好的保护结构并且活动自如，所以受伤并不容易，受伤种类分有开放性，闭合性，受伤原因有直接暴力或间接损伤。

1. 创伤

由枪弹造成的损伤，常有多处合并伤，在弹片伤时睾丸会有部分，大部分或全部缺损，直接穿刺伤，因为睾丸活动度大，伤及睾丸可能性小。

2. 挫伤

由于踢打，坠落或骑跨引起。在睾丸白膜损伤睾丸组织膨出成疝，如果伤及睾丸主要动脉则睾丸萎缩，严重者睾丸坏死，在睾丸扭转时，睾丸开始为出血性梗死，逐渐鞘膜囊中有渗出液体，最初为浆液性以后变为血性，在扭转仍不能解除时则动脉闭锁，血运停止，睾丸坏死，萎缩。

【症状】

1. 有阴囊部外伤史。

2. 局部剧痛：痛感可放射至下腹部，腰部或上腹部，甚至可发生痛性休克，疼痛时还可伴有恶心，呕吐症状。

3. 检查可见阴囊肿胀，皮肤青紫淤血，患侧睾丸肿大质硬，有明显触痛，常伴有阴囊血肿，鞘膜积液或鞘膜积血等，后期睾丸缺血萎缩时，睾丸小而软。

4. 睾丸破裂时：睾丸界限触不清；睾丸脱位时，阴囊空虚，常在下腹部，会阴部扪及睾丸状肿物；睾丸扭转时，睾丸升高呈横位或附睾位于睾丸前方，精素变粗，上抬阴囊和睾丸时，疼痛不减轻或反而加重。

阴囊致伤后，由于阴囊肿胀，疼痛及瘀斑等临床表现，诊断并不困难，重要的是确定睾丸有无损伤，如被贻误，常常招致血肿形成，继而发生感染或压迫睾丸，缺血，终致睾丸萎缩，影响患者的性功能和生育能力，为此许多学者认为B超检查对判断睾丸有无损伤，损伤范围大有裨益，高勇以B超声检查了28例阴囊闭合伤的病人，12例睾丸有异常改变：4例睾丸肿大，内有单个或多个边界欠清晰的低回声区（血肿）；5例睾丸轮廓出现回声中断（白膜破裂）；3例失去睾丸正常形态，断端相互分离，断面不规则（睾丸断裂），其中10例经手术证实，另外，在无血肿的睾丸损伤，对治疗方法的抉择颇感棘手，Martinez-Pineiro等提出若睾丸挫伤或血肿 $< 1/3$ 者，可以行动态监测，如病变 $> 2/3$，或白膜破裂者则采取手术治疗。

【辅助检查】

B超及多普勒检查对判断睾丸破裂及睾丸血供减少有一定价值，睾丸破裂时，可出现睾丸低回声区；睾丸扭转时，可出现伤侧睾丸血流灌注减少，若不能明确诊断，可进行手术探查。

【诊断】

由于睾丸包裹于阴囊内，通常表现为阴囊损伤，血肿、疼痛等，检查常难以判断是否有阴囊内容物特别是睾丸损伤，容易延误诊断和处理，最终导致睾丸切除。睾丸白膜内出血或阴囊内大血肿可产生局部高压，导致睾丸萎缩。双侧睾丸损伤更易忽略症状较轻一侧的处理或一侧睾丸损伤处理不当，而引起健侧睾丸的萎缩，从而严重影响性功能甚至不育。因而对阴囊闭合性损伤和开放伤都应警惕睾丸损伤的存在，应立即行彩色B超检查。准确的诊断和及时有效的外科处理，可大大降低睾丸切除率，防止睾丸萎缩，保全性功能和生育能力。

【鉴别诊断】

1.急性附睾，睾丸炎：亦有睾丸疼痛及阴囊肿胀等症状，检查睾丸及附睾肿大，质硬，触痛明显，但本病多见于成年，发病较缓，阴囊虽有肿胀，却无皮肤青紫淤血等改变，常有尿道内使用器械和留置导尿的既往史，且伴有发冷，发热等全身症状，血常规检查示中性粒细胞明显增高。

2.嵌顿性斜疝：腹股沟斜疝嵌顿时，可有阴囊部剧烈疼痛症状，且触痛明显，但本病一般有可复性阴囊或腹股沟部肿物的病史，且有腹部胀痛，恶心，呕吐，无肛门排气排便等症状，检查腹部肠鸣音亢进，有气过水声;可扪及阴囊内椭圆形肿物，睾丸正常，无触痛，移动时疼痛症状无改变。

3.睾丸肿瘤：睾丸进行性肿大，质硬，但无外伤史，肿块有沉重感且无弹性，无明显触痛，AFP甲胎蛋白，HCG人绒毛膜促性腺激素等肿瘤标记物检查有时可呈现阳性，腹膜后淋巴结CT检查或淋巴造影检查有时可发现癌肿浸润的肿大淋巴结，必要时行手术探查和活体组织学检查可发现肿瘤细胞。

【治疗】

睾丸损伤的治疗过程中尽量保留睾丸，损伤严重有休克者应抗休克治疗。

1.创伤：清洁创面，清除坏死组织，修复缝合，尽量保留睾丸组织，以维持男性功能，有血肿者彻底清除，避免因血肿引起感染，在双侧睾丸受损伤时，在没有损伤睾丸动脉时不要切除睾丸，如睾丸已离断，可考虑应行睾丸原位移植或异位移植，阴囊损伤严重则行阴囊成形术以包裹睾丸。

2.挫伤：局部有血肿伤后即刻冷敷，减少渗血。托起固定睾丸以减轻疼痛，血肿未能吸收者应切开引流，如睾丸肿胀疼痛难忍也可切开少许白膜减轻睾丸内压，但应警惕曲细精管疝的发生。

3.脱位及扭转：应尽早将睾丸复位固定，除睾丸固定外，精素也作适当固定以避免再次脱位或扭转。如果治疗时间延迟，睾丸已坏死就只能切除睾丸避免阴囊内感染。

第七节 膀胱阴道瘘

【概述】

膀胱容量是指有尿意、急欲排尿时的膀胱内尿液的量。正常情况下，一次排出的尿量即为膀胱容量。残余尿是指排尿后，膀胱内未能排出的残余尿量。有残余尿时，排出的尿量不等于膀胱容量。此时，膀胱容量=一次排出尿量十残余尿量。正常膀胱的容量约400mL左右。膀胱炎症时，膀胱容量在200mL以下。结核性膀胱的容量可小至10mL。

【病因】

膀胱阴道瘘多由于高位难产或剖腹产时并发子宫颈裂伤累及膀胱所致。膀胱瘘患者较常见，其可与皮肤、肠道、女性生殖器官相通，原发病往往是泌尿系统外疾病。

常见病因有：

1. 原发肠道疾病——憩室炎占50% ~ 60%;结肠癌20% ~ 25%，克隆氏病10%;

2. 原发的妇科疾病——难产引起的压迫性坏死，进展期宫颈癌；

3. 子宫切除术后，低位剖腹产或肿瘤放疗术后；

4. 损伤。结肠、小肠、阴道和宫颈的恶性肿瘤坏死糜烂、膀胱重度损伤引致膀胱周围脓肿的形成，可向会阴或腹腔破溃。在妇产科阴道手术时可能意外损伤膀胱。另外膀胱切开取石术，前列腺摘除术后也可致经久不愈的瘘管形成。

【诊断】

根据难产史及妇科手术史后继发漏尿，诊断无困难；重要的是了解瘘口大小、与膀胱颈及输尿管口的关系，以及有无输尿管狭窄和继发性膀胱结石。

【鉴别诊断】

尿道阴道瘘或尿道部分缺损：位于尿道内口以下者，尿道内括约肌未受损伤，排尿功能尚可得到一定的控制，漏尿现象尚不严重。

高位膀胱阴道瘘或膀胱宫颈（或子宫）瘘：平卧时漏尿，而站立时可暂无漏尿。

输尿管阴道瘘漏尿：特点是患者有漏尿，但同时能自行排尿，系因一侧输尿管被损伤，尿液流入阴道，另一侧正常输尿管将尿液输入膀胱而经尿道排出。但如系双侧性输尿管损伤的输尿管阴道瘘，则完全失去膀胱定期排尿的功能，而只表现为阴道漏尿。

一侧输尿管腹腔瘘：在未与阴道相通前，表现为发热、腹胀、腹水等。患者可自行排尿。当瘘与阴道相通，则阴道漏尿，发热，腹水随之消失。

膀胱结核或阴道结核所形成的尿瘘：无难产史或手术损伤史。膀胱结核多有长期膀胱感染症状，尿频、尿痛、脓血尿等。阴道结核所致的瘘管可无明显前驱症状。两种情况都可能有其他部位的结核病灶或结核病史。

膀胱结石所形成尿瘘：常有尿痛、排尿困难及血尿病史。检查时甚至可看到露于瘘孔的结石或触及膀胱内结石（经瘘孔或用金属导尿管经尿道插入膀胱触及）。

肿瘤所致者：多属晚期肿瘤，从病史和体征不难辨认。

检查宫颈往往有裂伤或宫颈前唇有缺损，看到尿液由颈管处流出而阴道前壁确无瘘孔。如有疑问，也可从尿道注入有色液体来证实。

【治疗】

1. 非手术治疗　分娩或手术后不久出现的膀胱阴道瘘，且瘘孔较小，可安置导尿管，持续引流膀胱。在这些情况下给予有效抗生素控制感染，瘘孔有自然愈合的可能。

2.外科手术治疗 绝大多数患者需要手术治疗，手术方式及途径有：①经膀胱途径膀胱阴道瘘修补；②经阴道途径膀胱阴道瘘修补。术中应切除瘘口周围瘢痕组织，将阴道壁、膀胱壁肌层、膀胱黏膜层三层缝合。术中注意勿损伤输尿管口，若输尿管受累，应行输尿管膀胱再植。

（樊国栋 马林 刘艳平）

第六章 肾脏肿瘤

第一节 肾盂癌

【概述】

肾盂癌系发生在肾盂或肾盏上皮的一种肿瘤，约占所有肾肿瘤的10%左右。间质性肾炎，长期使用止痛药、慢性炎症或结石刺激，接触致癌物质常常是肾盂肿瘤的诱因。年龄多在40岁以上，男多于女，约3 ： 1，左右发病无明显差异，两侧同时发生者，约占2% ~ 4%。由于肾盂壁薄，周围有丰富的淋巴组织，肿瘤容易向腹主动脉旁及颈部淋巴结转移；血行转移的主要脏器是肺、肝及骨骼。

【病因】

染料，皮革，橡胶，油漆等工业原料中的芳香伯胺类物质如 β－萘胺，联苯胺等是肾盂癌致癌质，色胺酸代谢紊乱，吸烟及长期服用非那西丁类药物者，肾盂癌发病率明显增高，感染或长期结石刺激可引起鳞癌或腺癌，囊性肾盂炎，腺性肾盂炎可发展为肾盂癌。

【症状】

1.血尿：发生率约为90%，表现为间歇性，无痛性，肉眼，全程血尿，可排出条素状血块。

2.疼痛：血尿时血块致输尿管梗阻可引起肾绞痛，肿瘤引起肾积水可出现腰部胀痛不适。

3.肿块：多位于腰部或上腹部，出现肿块预示肿瘤阻塞导致肾积水或病情已近晚期。

4.全身症状：全身不适，食欲减退，体重下降是肿瘤患者常有的全身症状，部分患者还可伴有不同程度的发热，贫血或高血压。

5.肿瘤转移表现：肾盂肿瘤常发生早期转移，有时可扪及锁骨上肿大淋巴结。

具有上述临床表现及体征者，应考虑肾盂肿瘤的可能，结合实验室检查，细胞学检查及影像学多可明确诊断。

【辅助检查】

一、 实验室检查

1.尿常规检查 常可发现红细胞。

2.尿液细胞学检查 需多次检查，阳性率为35% ~ 55%，采用吖啶橙染色荧光显微镜检查，阳性率可高达80%。

二、影像学检查

1.肾盂造影：IVU结合逆行肾盂造影是肾盂肿瘤定位诊断，估计肿瘤大体形态和肿瘤分期的基本手段，IVU阳性率为58% ~ 80.8%，逆行肾盂造影有86%可发现肿瘤，采用双倍剂量的造影剂或对不显影的患肾作逆行肾盂造影有助于明确诊断。

肾实质肿瘤与肾盂肿瘤有时因肾脏外形及肾盏的X线征象的改变相似而不易区别，一般肾脏外形无改变，而肾盂内充盈缺损较大，则以肾盂肿瘤可能性大，肿瘤较小时常需多次行肾盂造影方能明确，逆行肾盂造影时宜用浓度较淡的造影剂，并从不同角度摄片有助于发现。

2.B超检查：B超检查对早期肾盂肿瘤的诊断率不高，但对发展到一定程度的肾盂肿瘤可作出正确的诊断，肾盂造影显示的充盈缺损常难与透光结石和血块相鉴别，B超则可以定性将肾盂肿瘤与阴性结石和血块相区别，肾盂肿瘤B超图像表现为肾窦回声分离，内为低回声区，并能清晰显示肿瘤的表面形态，当相应部位肾脏正常皮质，髓质结构紊乱，表明肿瘤已侵犯肾实质；如果在此基础上肾脏轮廓有不规则变形，提示肿瘤已侵及肾实质深层或浸润已超越肾包膜，如因肿瘤导致积水时，可兼有肾积水的超声图像。

3.CT扫描：CT扫描具有高分辨力，在平扫及加用对比剂增强扫描后，能清楚地显示病变密度，浸润范围及周围器官的关系，对肾盂肿瘤的诊断正确率可达90%

以上，并对肿瘤进行临床分期和制定手术方案有很大的价值，肾盂肿瘤的CT征象与肿瘤浸润的范围有关，CT扫描还能发现肾周围浸润和区域淋巴结转移。

4.肾动脉造影：一般不用于肾盂肿瘤的诊断，肾动脉造影由于其与肾脏的炎症性疾患相混淆而不易区别，假阳性率可达40%以上，选择性肾动脉造影肾盂肿瘤可有以下征象：动脉分支缺失；肿瘤血管细小，肾实质受侵犯时肾实质期呈现不规则密度减低区，肾动脉造影对于鉴别肾盂肿瘤与其他原因如肾动脉瘤，血管压迫引起的肾盂充盈缺损有一定的价值。

【诊断】

1.病史 详尽询问病史，确切了解发病全过程、治疗史。
2.临床表现 无痛性肉眼血尿。
3.辅助检查 B超、CT或MRI等检查均可提供诊断依据。
4.手术及病理活检 为确诊提供依据，并指导预后。

【鉴别诊断】

1.肾细胞癌：IVU也可呈肾盂充盈缺损，须予以鉴别，但其血尿程度，频率较之为轻，更易触及腹部肿块，尿路造影显示肾盏明显变形，伸长和扭曲；肾动脉造影肾实质内可见肿瘤血管及造影剂聚积。

2.肾海绵状血管瘤：其破裂时可有严重血尿，尿路造影显示肾盂充盈缺损，但多发生于40岁以前，皮肤，黏膜可能有血管瘤病变，为突发性肉眼血尿，每次血尿间隔时间较长。

3.原发性肾紫癜症：表现严重血尿，但其常突然发病，血尿发作频繁，来势凶猛，一般止血措施难以奏效，尿路造影肾不显影或肾盂充盈缺损。

4.肾盂血块：尿路造影也可表现充盈缺损，但其在2周内可变形，缩小或不复存在；反复尿液癌细胞检查为阴性。

5.肾结石：肾盂内的阴性结石在IVU上也可表现为充盈缺损，在逆行肾盂造影时若注入气体，则能显示密度较高的结石影像，超声检查集合系统呈增强光点及声影，CT平扫检查可明确阴性结石的部位和大小。

6.肾盂旁囊肿：可有腰部不适，血尿和高血压等，IVU显示肾盂，肾盏变形，移位，拉长等表现，但无破坏性改变，CT检查显示肾盂旁边界清楚，均匀低密度的椭圆形肿块，CT值为0 ~ 20Hu，增强前后CT值无明显变化。

【治疗】

原则上肾盂肿瘤应行根治性切除术，但对于单发的分期分级较低的肿瘤也可采用保留器官的手术。肾盂癌的治疗仍以手术为主，切除病肾及全段输尿管包括输尿管开口旁的部分膀胱，以防止残留的输尿管内再发生肿瘤。由于癌细胞的分化和基底的浸润程度差异较大，预后亦很悬殊。分化良好，无浸润的肾盂肿瘤，手术后5年生存率在60%以上，但肾盂癌手术后生存率一般低于肾癌。有报道指出，术后加用放疗对提高生存率有一定作用。

一、根治性手术

手术切除为肾盂肿瘤的主要治疗方法。标准术式为：无远处转移者，应常规作根治性手术，切除范围包括肾脏、肾脂肪囊、同侧肾上腺、输尿管全段及膀胱袖套状切除。一般多采用两个切口施行手术，处理膀胱壁间段时宜在直视下进行，将有利于预防术后膀胱内种植。至于是否要做区域淋巴结清扫术，目前尚有争议。

二、保留器官的手术

1.经尿道输尿管肾盂镜或经皮肾镜电灼或切除术：输尿管镜治疗肾盂肿瘤适用于肿瘤分期分级较低、单发表浅的肿瘤，有手术创伤小，患者恢复快等优点，但肿瘤复发率较高需要长时间随诊，复发率为13.4% ~ 50%，复发的肿瘤多为分级较低的乳头状肿瘤。报道显示输尿管镜治疗肾盂肿瘤手术有高达25%的失败率和7%的较大并发症发生率。经皮肾镜有较大的内镜操作空间，而且如果置留肾造瘘管可行化疗药物灌注治疗，适于单发小的低分级的表浅的肾盂肿瘤，尽管经皮肾镜有出血、肿瘤外溢、种植的危险。有学者报道经皮肾镜治疗肾盂肿瘤的复发率为45.4%，并建议若留置肾造瘘管应再次行肾镜检查以确保肿瘤完全切除，并以掺钕的钇铝石榴石激光(Nd ： YAG激光)烧灼可疑区域。

2.开放性肿瘤切除术：对低期、低级局部表浅生长的一侧或双侧肾盂肿瘤采用保留器官的开放性手术获得了良好的效果，如局部单纯肿瘤切除术、肾盂切开电灼切除术或YAG激光切除术；如肿瘤未累及肾实质时，可作部分肾切除术等，但术后应密切随访，警惕肿瘤复发。

三、姑息手术

如果已有远处转移，因梗阻、感染或严重血尿时，可考虑作单纯肾切除术或肾动脉栓塞术，以缓解症状。有肝脏、骨骼、肺等处转移的治疗，手术后可试作全身化疗，可能有一定的帮助，但放射治疗无效。

四、放疗化疗

放疗作为辅助治疗用于肾盂肿瘤术后较多，但效果并不明确，一般认为对于分级高的肿瘤有一定的疗效。全身化疗对于肾盂肿瘤的治疗并无多少价值。

第二节 肾脏错构瘤

【概述】

错构瘤亦名肾血管平滑肌脂肪瘤，是良性肿瘤。过去认为少见，随着医学影像学的发展，已很常见。可以是单独疾病，也可是结节性硬化的一种表现。国外报告大约50%诊断肾错构瘤病人有结节性硬化，是一种遗传性疾病，并有家族发病倾向，表现为大脑发育不良、癫痫、面颊部皮脂腺瘤。错构瘤也可发生在脑、眼、心、肺、骨，有时可误认为转移病灶。我国肾错构瘤病人合并结节性硬化者比较少见。

【病因】

病因尚不清楚，肾错构瘤分为两种类型：①有结节性硬化者：无病状、双侧、肿瘤小、多发、发病年龄小；②不合并结节性硬化者：常有自觉病症，多发或单发、单侧、肿瘤较大，发病年龄亦较大。以上是1960年代分型，随着影像学进步尤其是超声检查的普及，无结节性硬化者也可发现为双侧肾、多发、小病灶，并无临床症状。目前临床上见到的肾错构瘤往往为体检偶然发现，症状不明显。

【症状】

1. 泌尿系表现 小的病变可无症状，常在体格检查如B超或CT检查时被意外发现。大的肿瘤因压迫十二指肠或胃可出现胃肠道症状。若因自发性破裂导致肿瘤内或肿瘤周围出血，可造成腰部疼痛，甚至突发剧痛，严重者可在较短时间内出现休克。血尿较少见。

2. 肾外表现 面部蝶形分布的皮脂腺瘤、癫痫、智力减退等。

【辅助检查】

实验室检查：

由于肿瘤靠近集合系统，破溃后可引起血尿，尿液检查可有潜血。双肾错构瘤可有高血压、肾功能不全表现，出现血肌酐尿素氮的异常。

其他辅助检查：

1.B 超 颇具特征，肿瘤内的脂肪及血管部分呈现分布均匀的密集高回声区，肌肉及出血部分显示低回声区。

2.X 线 腹部平片见肾轮廓不清，腰大肌影消失，肾区有钙化。尿路造影可见肿块压迫肾盂、肾盏，使之变形、拉长、缩短等，但无侵蚀现象。

3.CT 是诊断肾错构瘤的主要方法。呈密度不均的肿块，含脂肪量较多，CT 值为 -40 ～ -90Hu。

【诊断】

1. 肾细胞癌 也表现为腰痛、腰腹部肿块及血尿。但无痛性间隙性肉眼血尿更明显，发现腰腹部肿块往往较晚，因肿瘤破裂出血所致休克和急腹症者甚为少见。超声检查往往呈低回声或不均匀回声。肾动脉造影实质期可见肾影增大及造影剂聚集。IVU 示肾盂肾盏多有破坏表现。CT 可见肾内密度不均、边缘不规则、与周围正常组织分界不清的实质性肿块，肿块的 CT 值略低于正常肾实质。增强扫描示肿块的 CT 值高于正常肾实质。

2. 肾母细胞瘤 其主要临床表现也为进行性增大的腹部肿块，但多发生于儿童。病情进展迅速且伴恶病质表现，超声检查呈细小散在的低回声光点，IVU 示肾盂肾盏有明显破坏或缺失。

3. 多囊肾 腰痛和腰腹部肿块与本病相似，但其病程进展缓慢，血尿、高血压及肾功能损害均较明显。IVU 示双肾影增大，边缘不规则，肾盏伸长、变形。超声检查肾实质内多发的圆形无回声暗区。CT 检查示双肾增大，肾实质内可见多数边缘光滑、大小不等的囊性肿块。

4. 腹腔内实质脏器破裂 表现为突发性腹痛、反跳痛及腹肌紧张，因严重出血而导致休克，易与肾错构瘤自发破裂出血相混淆。但出血前已有原发脏器病变，如肝癌等。外伤或剧烈活动常为破裂出血的诱因。无血尿表现，IVU 示肾盂肾盏形态正常，超声检查肾脏为正常声像。

【鉴别诊断】

由于本病的病理基础使其肿瘤在声像图上有一定的声学特征，但与肾脏的其他肿瘤仍有一定的鉴别困难。有文献报道约 30 % 的小于 3 cm 的肾癌与本病有相似的影像表现。戴晴等认为，应用彩色多普勒血流显像技术造影，肾癌血流信号明显增强，显示出肾癌新生血管多，具有血流加速的特点，而本病中虽然充盈血液，但流速极其缓慢，即使超声造影增强也不能显示其血流，这一点正好有助于强回声型肾癌与本病的鉴别。

【治疗】

肾错构瘤的处理存在一定的争议，与肿块的大小和伴随症状密切相关，特别是破裂出血。

1. 观察 Oesterling 认为肿瘤 < 4cm 可以不治疗，但要密切随访。Johns Hopkins 报告一组 35 例，有些瘤体可以多年不继续增大。Steiner 主张 < 4cm 虽无症状，每年随访 1 次；> 4cm 无症状或有轻度症状者，每半年随访 1 次。

2. 栓塞 动脉栓塞应首先考虑出血的病例，根据经验栓塞后肿瘤的体积并无缩小，但出血可被制止。多选用超选择性肾动脉分支栓塞，以保护部分肾功能。

3. 保留肾单位手术 肿瘤 < 5cm 可行剜除术，尤其是在肾脏边缘的肿瘤，但有的肿瘤包膜不明显，形态不规则，界面不清，剜除就比较不安全，可以行肾部分切除术。

4. 肾切除术 巨大的肾错构瘤可行肾切除；若为双侧病变要更多地考虑到肾功能的保存；少数病例可有局部及淋巴结侵犯，甚至瘤栓侵入大静脉，呈恶性行为表现，应行根治性肾切除。

5. 肾移植或血液透析 仅适用于双侧病变导致肾功能衰竭或肿瘤破裂出血而必须行双侧肾切除的患者。

引流。气胸经正确处理后均能很快恢复，不会留下后遗症。

第三节 肾母细胞瘤

【概述】

肾母细胞瘤 (Wilmstumor) 是最常见的腹部恶性肿瘤，其发病率在小儿腹部肿瘤中占首位。肿瘤主要发生在生后最初 5 年内，特别多见于 2 ~ 4 岁，左右侧发病数相近，3% ~ 10% 为双侧性，或同时或相继发生，男女性别几无差别，但多数报告中男性略多于女性，个别病例发生于成人。因从胚胎发生上由后肾发展而成，且肿瘤由极其类似肾母细胞的成分所组成。

【病因】

在本病的发展中，可能与发育异常及许多化学的和生物的因素有关，肾母细胞瘤可能是后肾胚基未向肾小管和肾小球分化导致异常增殖的结果，Bove 和 McAdams(1976) 提示肾母细胞增生复合体 (nephroblastomosis complex) 可能转化为肾母细胞瘤，Knudson 和 Strong(1972) 认为根据生殖细胞是否发生突变，可将 Wilms 瘤分为遗传型和非遗传型两类，若属于遗传形式，则肿瘤发生得更早，更易为双侧性及多中心形式发生，所有双侧性肾母细胞瘤及 15% ~ 20% 的单侧病变与遗传有关，此外，遗传型双侧肾母细胞瘤的后代发生肿瘤的几率可达 30%，而单侧病变者约为 5%，Hoffinan(1989) 和 Koufos(1984) 发现 11p13(WT1) 上存在隐性抑癌基因的缺失，而在 Beckwith-Wiedemann 综合征患者中发现 11p13 末端与 11p15(WT2) 有等位杂合现象，有趣的是，WT1 在正常肾脏胚胎形成过程中具有重要作用，该基因等位点的缺失将导致泌尿生殖系发育不良 (Kreidberg，1993)，约 15% 肾母细胞瘤患儿合并有其他先天性畸形，美国肾母细胞瘤研究组 (NWTS) 研究表明肾母细胞瘤患儿 1.1% 有虹膜缺如，远高于正常人群发生率 (0.2%)，常同时合并泌尿生殖系畸形 (隐睾症，尿道下裂及肾融合或异位)，外耳畸形，智力迟钝，头面部畸形，腹股沟或脐疝 (Haicken 和 Miller，1971)，2.9% 有单侧肢体肥大 (Janik 和 Seeler,1976)，常合并有胚胎癌，肾上腺皮质癌，肝母细胞瘤，此外，肾母细胞瘤患儿可合并身体其他部位的恶性肿瘤 (肉瘤，腺癌及白血病)。

【症状】

1. 腹部包块

许多 Wilms 瘤患儿早期无症状，虚弱的婴幼儿腹部巨大包块是本病的特点，常由家长或医生偶然触及肿块而发现，肿块增长迅速，Wilms 瘤体积大小差异甚大，小肿瘤直径可仅数厘米，大肿瘤可十分巨大，以至充满腹腔并影响呼吸，产生呼吸困难；肿瘤容易触及，坚实，光滑，活动差，偶尔也可有结节感，坚实与不活动可与肾盂积水或肾囊肿鉴别，其他体检发现包括虹膜缺如，偏身肿胀等，常有高血压及发热，血中肾素活性和红细胞生成素也可高于正常。

2. 血尿

因肿瘤很少侵入肾盂，故血尿不明显，约 50% 患 儿起始症状为腹痛，血尿及发热占 20% ~ 25%，全身症状如疲乏，不适，体重减轻多属后期表现，1/3 患儿初次就诊年龄在 2 岁以下，2/3 年龄在 4 岁以下。

3. 高血压

出现高血压者为继发于肿瘤产生肾素增多或肿块压迫肾动脉引起，高血压发生率为 30% ~ 65%，晚期 10% ~ 25% 发生血尿，预后不良，手术切除肿瘤后血压可恢复正常。

4. 腰痛或腹痛

约30%病例有腰痛或腹部疼痛，可能因肿瘤出血所致，另外，肾胚胎瘤可表现为红细胞增多症或库欣综合征，本病大部分为单侧性，10%～15%为双侧性，肾外肾胚胎瘤罕见，全世界1990年以前仅报道了10例。

5.先天性虹膜缺乏

发生率约为1.4%，又称为无虹膜－肾母细胞瘤综合征。

【辅助检查】

1.血常规：一般有轻度贫血，血红蛋白低于正常，但也有少数有红细胞增多，这可能与红细胞生成素增高有关。

2.血液检查：肾功能正常，血浆蛋白降低，红细胞沉降率一般均增快15～90mm/h，特大的晚期肿瘤沉降率增快更显著，认为是预后不良的一个指标。

3.染色体检查：无虹膜－肾母细胞瘤综合征者，第11对染色体短臂区带缺失。

4.尿显微镜检查：不少有血尿和蛋白尿，但尿中多不能找到癌细胞。

5.不易与神经母细胞瘤区别者可行骨髓穿刺检查。

6.泌尿系X线平片：肾外形消失，可见边缘清楚的软组织块影，少数病例散在细点状钙化。

7.泌尿系造影：包括肾动，静脉造影，肾动脉造影可见肾内血管被推移或伸直，出现肿瘤血管，肾静脉早期显影，造影剂分布不均匀，肾静脉增粗及瘤栓阻塞现象，此项检查发现2/3患儿患侧肾盂肾盏被挤压移位，伸长，变形或破坏;1/3患儿因患侧肾脏被压缩，肾盂被肿瘤充满或肾血管栓塞而不显影，或只有少许造影剂进入肾盂，肿瘤较大时，患侧输尿管向中线移位。

8.B超检查：B超检查在鉴别囊性或实性肿块非常敏感，借此可为囊性和实性混合的肾母细胞瘤提供诊断线索。

9.CT扫描：除可显示巨大肾肿块外，由于瘤内常有出血，坏死，囊性变，肿块常为不均质性，甚至形成以巨大囊性肿块为主的病变，囊壁厚而不规则，15%病例可有钙化，CT扫描是最有效方面为可识别实体或囊性，并可发现其他器官病变，排除对侧肾脏是否受累，并鉴别诊断肾盂积水，肾囊性疾病，肾上腺肿瘤及血肿，Wilms瘤最常出现的转移部位是肺，胸片及肺CT扫描可用于排除转移，其他检查可根据临床需要而定，如骨扫描及肝扫描或骨髓检查。

10.穿刺活检：肿瘤由胚胎性肾组织发生，是一种上皮和间质组成的恶性混合瘤，瘤组织包括腺体，神经，肌肉，软骨，脂肪等，切面呈灰黄色，可有囊性变，片状出血和钙化，与正常肾组织无明显界限，肿瘤破坏正常肾组织，使肾盂，肾盏变形，少见侵入肾盂，转移途径同肾癌，双侧肾母细胞瘤占5%～10%，组织病理检查可见肿瘤大小不一，有薄而脆的假包膜，切面呈鱼肉样，浅黄或灰色，有坏死，出血，散在的假性囊肿内有清亮或血性液体。

【诊断】

临床上，婴幼儿或10岁以下儿童发现腹部进行性增大的肿块应首先考虑肾母细胞瘤的可能，尤其若伴有腹痛，高血压，血尿者，即可考虑诊断。

本病主要有以下临床表现：

1. 腹部肿块：早期无症状，腹部肿物常为首发症状，约占90%以上，多在为患儿洗澡时偶然发现，典型的症状是：虚弱婴幼儿腹部有大肿块“罗汉肚”，肿块质地坚硬，表面可有结节，无明显压痛，晚期肿块固定不动。

2. 腰痛或腹痛：约1/3病例有腰部或腹部疼痛，可表现为局部不适甚或绞痛，可能因肿瘤内出血所致，如急性疼痛伴有发热，腹部肿物，贫血，高血压，常为肿瘤肾包膜下出血，肿瘤腹腔内破裂可表现为急腹症。

3. 血尿：不常见，可在病程晚期出现，一般肉眼不能发现，但75%可有镜下血尿。

4. 消瘦和贫血面容和不规则发热。

5. 高血压：见于成年患者及部分患儿，主要因肾组织受压，肾素分泌过多所致。

6. 先天性虹膜缺乏：发生率约为1.4%，又称为无虹膜－肾母细胞瘤综合征。

7. 其他：消化道可出现恶心，呕吐，腹胀等梗阻症状；或有下肢水肿，腹水及精索静脉曲张，系肿瘤压迫下腔静脉所致。

结合尿路平片可见患侧肾区软组织影，造影所见和肾癌相似，超声和CT，MRI排泄性尿路造影可见肾外形增大，肾盂肾盏变形伸长，瘤体大，残留肾组织少时，病肾可不显影，局部很少有钙化等，可考虑本病诊断。

另外，一旦明确诊断，便要进一步明确其局部及远处受累的范围，并确定Wilms瘤的分期，以便决定治疗方案。

化验检查须做血，尿常规，血尿素氮及肌酐，肝脏酶的测定，如疑为神经母细胞瘤，应查尿儿茶酚胺代谢产物和骨髓穿刺涂片，如患儿有高血压则肾素水平可能上升，也有报告有红细胞增多者，如肾母细胞瘤并发先天性畸形，则应查染色体。

影像实践检查是重要临床诊断手段，静脉尿路造影仍然是一重要有效手段，患侧肾不显影或表工作现为肾内肿块即患侧肾盂肾盏被挤压，移位，拉长变形或破坏，10%病例因肿瘤侵犯肾实践组织过多或侵及肾静脉而不显影。

如小儿以腹部肿块就诊，应先做超声检查，以分辨是实质性抑囊性肿块，也可检出下腔静脉是否通畅，如疑有下腔静脉瘤栓，应做下腔静脉造影，如下腔静脉梗阻，应做上腔静脉和右心导管检查，ct可判断原发瘤的侵犯范围，与周围机能组织，器官的关系；有无双侧病变，有无肝转移及判断肿块性质，因肿块包含成分好评不同，可提示是否为错构瘤，有的作者提出医疗，如患侧不显影或有镜下，肉眼血尿，应做膀胱镜及逆行肾盂造影，因有报告肿瘤转移到同侧输尿管，膀胱及尿道，mri 与 ct 相比较，前者不用对比剂，但价格更昂贵，更易辨别肾静脉及腔静脉情况，须积累联系更多的合作经验。

【鉴别诊断】

1. 肾盂积水：出现腹部肿块及腹胀，但肿块呈囊性感，随呼吸上下活动，无明显贫血和消瘦，静脉尿路造影显示肾盂肾盏扩张或患肾不显影，B 型超声显示大片液性暗区，各液性暗区互相交通，肾皮质变薄，CT 检查具有水样密度影和扩大的肾盂肾盏，肾皮质变薄，即可诊断为肾积水，MRI 检查可从横断像上，也可从冠状像或矢状像上显示肾盂，输尿管扩张，积水情况，放射性核素肾功能动态显像，主要用于反映肾功能情况，肾盂积水显示为肾盂肾盏位置和形态的放射性缺损区。

2. 多囊肾: 表现为双侧腹部肿块，其发病年龄较晚，有蛋白尿等肾功能损害表现，双肾区可触及囊性肿块，随呼吸活动，尿路 X 线平片一般无钙化；尿路造影肾盂肾盏有多个弧形压迹，或因受压而伸直，拉长，B 型超声，CT 检查显示双肾影增大，肾皮质为多发的大小囊肿所占据，各个囊肿内的液体互不交通。

3. 腹膜后神经母细胞瘤：多发生于婴幼儿，表现为腹部肿块，但病程发展迅速，尿路造影，B 型超声，CT 检查显示肾脏受压，移位，但肾盂，肾盏形态无改变。

4. 腹膜后畸胎瘤：腹部肿块与其相似，但肿瘤生长缓慢，全身情况好，尿路 X 线平片常见不规则钙化斑，影像学检查显示肾受压移位，肾盂肾盏正常。

【治疗】

Wilms 瘤的治疗原则涉及外科、放疗及化疗等多种方法，可使多数患儿得以治愈，即使有转移的患者也能获得良好效果。因肾母细胞瘤对放疗及化疗敏感，故手术配合放射及化学治疗可显著提高手术生存率。瘤体较大者，术前放疗使瘤体缩小有利于手术，可用长春新碱做术前准备。肾母细胞瘤综合治疗 2 年，生存率达 60% ~ 94%，2 ~ 3 年无复发认为已治愈。双侧肾母细胞瘤可行双侧肿瘤切除术，并辅以放疗、化疗。成人肾母细胞瘤预后较差，化疗方法同小儿。

1. 外科手术治疗

早期经腹行肾切除术，经腹途径及应用 Chevron 切口为切除肾脏的较好方法。腹腔需完全暴露，特别注意患肾、对侧肾脏、局部及主动脉旁淋巴结。未受累肾脏需小心触摸探查及切开肾筋膜观察有无转移病灶，若有转移灶应作病灶切除或部分肾切除。在松解原发肿瘤时，应先结扎肾蒂。结扎前肾静脉需触摸，排除有无瘤栓。另外，避免在松解时造成肿瘤破裂，因许多 Wilms 瘤的质地软而脆，手术中发生肿瘤散落使预后变差。肿瘤散落可通过全腹腔治疗预防局部腹部复发。一侧肾脏、肾筋膜及同侧肾上腺以及局部淋巴结整块切除。

若肿瘤与邻近器官粘连，如脾、胰尾或腰肌，可与肿瘤一并切除，又若肿瘤侵犯重要器官如十二指肠、胰腺或肠系膜根部，则只能做活检后确定手术范围。

2. 放射治疗

Wilms 瘤系放射反应敏感性肿瘤，手术后加放疗可改善疗效，但术前较少做放疗。尤其 <2 岁的患儿不需做肿瘤前放疗，2 岁以上的患儿放疗有利。Ⅰ期分化良好肿瘤不做术后放疗，分化不好者肿瘤术后 1 ～ 3 天开始照射。Ⅱ、Ⅲ期者照射手术区 2Gy，Ⅲ期有腹内扩散者全腹照射。如有残余肿瘤，局部增加 5 ～ 10Gy。1 岁以内照射 10Gy，过量可能影响脊柱发育。一般不主张对 1 岁以内婴儿进行放和化疗。

3. 化学疗法

化疗提高 Wilms 瘤生存率有明显作用。放线菌素 D 及长春新碱均属有效药物。化疗可使肿瘤体积缩小，减少肺转移及提高生存率。最敏感的药物为长春新碱和放线菌素 D，两药联合效果更佳。亦可采用多柔比星（阿霉素）和环磷酰胺。放线菌素 D 15μg/(kg ·d)，共 5 天，较理想的剂量可为每 3 周 1.2 mg/m^2。第 6 周和 3 个月重复。此后每 3 个月重复至第 15 个月。有恶心、呕吐、腹泻、口腔炎、脱发、骨髓抑制等副作用。

长春新碱：1.5mg/m^2，每周 1 次，共 8 ～ 10 次，以后在放线菌素 D 疗程前后 1 周重复。可出现周围神经损害、肌腱深反射消失、脱发、骨髓抑制红细胞生成等毒性反应。

环磷酰胺：10mg/(kg /d)，共 3 天，每 6 周重复 1 次。

多柔比星（阿霉素）：20mg/m^2，1 次 /d，共 3 天，每 3 个月重复与放线菌素 D 交替进行。除具有类似放线菌素 D 毒副作用外，对心脏亦有毒性反应。

Ⅰ期采用放线菌素联合长春新碱半年，分化不良者同时用多柔比星（阿霉素）。其他期以三药联合较好。

总之，化疗的应用已改变了 Wilms 瘤的生存率。在普遍应用化疗前，患者生存率在 25% ～ 40%。目前手术结合化疗的治愈率为 86%。以及 80% Wilms 瘤可通过手术、放疗及化疗治愈。

4. 转移灶治疗

肺转移局部照射 12Gy，肝转移 30Gy，照射 3 ～ 4 周，同时需三药联合化疗。双侧肾胚胎瘤，可同时或先后发病，一般不主张双肾切除后行肾移植，因其预后不比肿瘤单纯切除配合放、化疗效果好。

在治疗前，对于肿瘤的特异性和预后因素应有充分的了解，根据具体病例制订合适的治疗方案，才能使治疗效果提高。在治疗过程中，更要防止有害无益的过度治疗。在主要治疗结束之后，定期随访是非常重要的。

采用手术配合化疗及放疗的综合疗法，已是公认的治疗方法。但如何组合和应用剂量以及疗程，使达到危害最小而疗效最高的目的，是值得深入研究的。

肾切除是治疗的主要手段，术时常有少量失血。对于巨大肿瘤，特别是下腔静脉被包缠者，可遭遇大出血的危险。因此，术前准备要有中心静脉插管和监测，必要时可快速补充血容量。桡动脉插管和监测，可及时作血气分析，术时置导尿管和术后尿量监测。

瘤体较脆易破裂，所以腹部切口必须有广大的显露，使其易于显露肾静脉探查其他部位的肿瘤病灶。最好的进路是横切口，从第 12 肋骨的腋前线到达对侧缘。切除巨大肿瘤时，可能要加作胸部延长切口，使手术较为容易且安全。要求过细地探查腹腔，可能有淋巴结和 / 或肝转移，对于可疑的淋巴结要作活检，并用金属夹作好标记。对侧肾脏要仔细的检视和触扪。外科医师的使命是清除所有肿瘤组织，需要作广泛的淋巴解剖，或者切除被肿瘤浸润的邻近组织，如胃、肠、肝。要仔细地触扪肾静脉，保证在瘤栓的远端结扎静脉。如若瘤栓延伸至下腔静脉，应切开静脉去除瘤栓。瘤栓扩展至右心房，则要借助体外循环才能成功达到目的。

(马林　樊国栋 王宜海)

第七章 膀胱肿瘤

第一节 膀胱腺癌

【概述】

膀胱腺癌是指在整个肿瘤内有腺体样结构，膀胱腺癌又称膀胱胶样癌、膀胱黏液腺癌或膀胱印戒细胞癌。包括原发性膀胱腺癌，脐尿管腺癌和转移性腺癌，其中主要为原发性膀胱腺癌，占膀胱癌的 0.9% ~ 2%。

【病因】

①长期接触芳香族类物质的工种，如染料，皮革，橡胶，油漆工等，膀胱肿瘤的发病率增高，1954 年前有学者统计，在接触苯胺的工人中，膀胱癌的发病率较普通人群高 30 倍，联苯胺 (benzidine)，4，4- 二氨基双联苯 (4，4-diaminobiphenyl)，4- 氧基双联苯 (4-aminobiphenyl)，β - 萘胺 (β -naphthylamine) 等均被认为是较肯定的外来化学性致癌物质，这些物质进入体内，经肝脏代谢后，由肾脏排泄入膀胱，再由 β - 葡萄糖醛酸苷酶 (β -glucuronidase) 分解成 α 氨基萘酸，使其具有致癌作用，导致职业性膀胱癌，这类物质致癌的潜伏期较长，达 20 年左右。

②吸烟也是一种增加膀胱肿瘤发生率的原因，近年研究显示，吸烟者在尿中致癌物质色氨酸的代谢增加 50%，当吸烟停止，色氨酸水平恢复到正常，Rose 和 Walleace(1973) 研究，在吸烟和不吸烟 2 组膀胱癌患者尿的化学成分中有较高的色氨酸水平，其中吸烟者呈高水平，而不吸烟者是低水平，他们还发现维生素 C 可以减少吸烟和不吸烟者色氨酸的活性。

③体内色氨酸代谢异常，色氧酸的异常代谢可产生一些代谢产物，如3-羟基-2-氧基苯乙酮(3-hydroxy-2-aminoacetophenone)，3-羟基-邻氧基苯甲酸(3-hydroxy-anthrenilic acid)，能直接影响到细胞的DNA和RNA合成，这些代谢产物经过肝脏代谢后排泄入膀胱，经β-葡萄糖醛酸苷酶作用后，具有致癌作用，往往这些致癌物质在膀胱肿瘤患者的尿液中浓度明显增加。

④膀胱黏膜局部长期遭受刺激，如长期慢性感染，膀胱结石的长期刺激以及尿路梗阻，可能是诱发肿瘤的因素，而腺性膀胱炎，黏膜白斑被认为是癌前病变。

⑤药物，近年来，服用药物引起膀胱癌亦引起重视，如大量服用非那西汀(phenacetine)类药物，已证实可致膀胱癌。

⑥寄生虫病，在严重埃及血吸虫患者中，膀胱癌的发生率相当高。

⑦人乳头瘤病毒DNA，可能与某些调控细胞凋亡的基因DNA片段结合，干扰这些基因信息的传递，转录，复制，在多个环节上调控细胞周期而发挥其致癌作用。

⑧膀胱癌的发病还与种族和环境因素有关。

【症状】

1.临床表现 最常见的症状为肉眼血尿，其次是尿路刺激症状，表现为尿频，尿急，尿痛，下腹不适等；部分患者有黏液尿，黏液量不等，黏液稠厚者也可阻塞尿道而发生尿潴留，这是膀胱腺癌的特点之一。

2.起源于膀胱顶部脐尿管的腺癌，位置隐匿，多无症状，但部分患者可于下腹部触及肿块，晚期可出现浸润及转移症状。

根据膀胱腺癌的临床表现及检查诊断一般无困难，但早期膀胱腺癌的诊断并不容易，要注意病史的特点与有关的辅助检查相结合综合判断，争取早期诊断。

【辅助检查】

尿混浊，黏液量多，尿中黏液样物，坏死脱落物查肿瘤细胞，阳性率较高。

1.CT检查 肿瘤基底宽，向膀胱壁内外生长的实性肿块。

2.膀胱镜检查 原发性腺癌多见于膀胱底部，包括膀胱三角区和相邻侧壁以及膀胱顶部，也可发生于膀胱任何部位，膀胱腺癌可呈乳头样，息肉样或结节状，也可呈扁平，溃疡型，瘤组织常较软并有黏液，常见出血，坏死灶，部分病例可表现为弥漫性纤维化而致肌层肥厚，类似皮革样。

3.膀胱造影 特别是头低位摄片，不仅可以发现膀胱内的充盈缺损，还可能见到膀胱外的肿块压迹，此征象多见于脐尿管腺癌。

【诊断】

1. 脐尿管腺癌的诊断标准 ①肿瘤位于膀胱顶部或前壁；②无囊性或腺性膀胱炎；③肿瘤始于脐尿管的膀胱壁内段，浸润肌层或更深，而膀胱黏膜常完整或有溃疡；④肿瘤与周围或表面分界清楚，但有分支伸向膀胱间隙；⑤有脐尿管残余发现；⑥扪及耻骨上包块；⑦全身无其他原发癌。

2. 原发性膀胱腺癌的诊断标准 ①肿瘤多发生在膀胱的侧壁和底部；②常伴有腺性或囊性膀胱炎；③癌与正常膀胱上皮间有移行病变；④无其他原发癌。

【鉴别诊断】

血尿为膀胱肿瘤的主要症状，膀胱肿瘤的鉴别诊断主要是血尿的鉴别诊断。

1. 非特异性膀胱炎 多数为已婚女性，血尿突然发生，可伴膀胱刺激症状，尿频，尿急，尿痛，血尿往往在膀胱刺激症状以后或同时出现，非特异性膀胱炎偶可见到无痛全血尿，尿中可有细菌。

2. 肾结核 血尿在长期尿频以后出现，终末加重，也称终末血尿，一般尿量少，可伴低热，盗汗，消瘦，虚弱，红细胞沉降率增大，尿中有结核杆菌，膀胱结核性肉芽肿有时可误认为是膀胱肿瘤，经活组织检查可以鉴别。

3. 尿石症 一般血尿比较轻，劳动后加重，又称“劳动后血尿”，除膀胱结石外，一般没有膀胱刺激症状，尿石症血尿出现可能伴有疼痛，如上尿路结石有恶心，呕吐。

4. 腺性膀胱炎 临床表现和膀胱肿瘤十分相似，一般需经膀胱镜检查和活组织检查鉴别，尿细胞学和瘤标也有助于鉴别。

5. 放射性膀胱炎 盆腔脏器如子宫，卵巢，直肠，前列腺，精囊等肿瘤放疗后可引起放射性膀胱炎，一般在放射治疗同时或 2 年以内出现，可以有血尿，膀胱刺激症状，偶亦可见到治疗后 10 ~ 30 年出现无痛血尿，膀胱镜检查可见黏膜放射性毛细血管扩张，有时出现溃疡和肉芽肿。

6. 良性前列腺增生 前列腺增生时常引起排尿梗阻，黏膜充血，如合并膀胱结石和感染，其血尿症状酷似膀胱癌，且有时两者可同时存在，尿潴留和结石都是膀胱癌的诱因，细胞学检查，尿瘤标都有助于鉴别，膀胱镜检查可以明确诊断。

多数良性前列腺增生引起的血尿为一过性，间歇期尿内无红细胞，间歇可以经过几个月甚至几年。

7. 前列腺癌 系老年病，侵入膀胱可发生血尿和排尿困难，一般经直肠指诊可以发现前列腺结节样改变，血清 PSA(prostatic specific antigen, 前列腺特异性抗原) 上升，MRI，超声，CT 可以发现前列腺内病变。

8. 子宫颈癌 容易侵犯膀胱，引起血尿，无痛全程血尿，但在血尿前先有阴道出血，膀胱镜检查与浸润性癌十分相似，经活组织检查和妇科阴道检查可以鉴别。

9.其他疾病 肾炎血尿常伴蛋白，且有红细胞形态改变，出血性疾病，保泰松，磺胺类药物也可引起血尿，结合病史可以鉴别。

【治疗】

1.膀胱腺癌治疗首选全膀胱切除术加盆腔淋巴结清扫，一般不行经尿道膀胱肿瘤切除术(TURBT)。

2.对局限于膀胱顶部、侧壁和前壁的小的肿瘤，可考虑行膀胱部分切除，切缘应距肿瘤3cm以上。小的分化好的脐尿管癌也可选择膀胱部分切除术。

3.膀胱腺癌对放疗和化疗都不敏感。辅助疗法有一定疗效。

第二节 膀胱肉瘤

膀胱非上皮性肿瘤占所有膀胱肿瘤的1%～5%，其中恶性肿瘤占50%～60%，一般恶性程度高，预后不良。

一、膀胱葡萄状肉瘤

【概述】

葡萄状肉瘤又称横纹肌肉瘤(rhabdomyosarcoma，RMS)，是一种由不同分化阶段的骨骼肌细胞组成的恶性肿瘤，好发于头颈部，其次是膀胱。起源于泌尿生殖系统的横纹肌肉瘤占20%～25%，其主要累及前列腺，膀胱、阴道及睾丸、附睾区域，易于播散，常见的转移部位包括肺、骨，骨髓和淋巴结等。。

【病因】

病因尚不清楚，可能与某些遗传因素有关。

【症状】

1.血尿和排尿困难 此为主要表现，常伴尿痛，尿频，短期内进展为尿潴留。

2.体检 于耻骨上可扪及包块，晚期出现贫血，肾积水。

【辅助检查】

1. 膀胱镜检查 肿瘤最常见的部位是膀胱三角区，肿瘤可呈息肉状，外观富含黏液，常多灶发生，成串葡萄状半透明突入膀胱腔内，肿瘤可充满整个膀胱腔，因此也曾称葡萄簇肉瘤。

2.B 超，CT，MRI 检查 可明确膀胱占位性病变，并有利于肿瘤的临床分期，B 超常显示膀胱内肿瘤为混合回声区 ;CT 显示为混合密度簇状肿块，典型的为成串葡萄状。

【诊断】

诊断主要根据临床表现，结合膀胱镜、B 超、CT 检查，但不易与其他肉瘤相鉴别，确诊需依靠病理学检查。

【鉴别诊断】

1. 盆腔其他部位的横纹肌肉瘤 如前列腺，精素，睾丸，子宫，阴道，盆腔肌肉等的横纹肌肉瘤均可以侵犯膀胱，根据原发病灶位于膀胱内可以确定膀胱横纹肌肉瘤的诊断。

2. 膀胱平滑肌肉瘤 也是发生于非上皮组织的恶性肿瘤，青年患者多为平滑肌肉瘤，幼儿多为横纹肌肉瘤，两者鉴别主要根据病理学检查。

【治疗】

根据肿瘤的位置，大小以及浸润范围可以行肿瘤局部切除，膀胱部分切除或膀胱全切除，术后辅以放射治疗。由于局部手术治疗效果不好，强调早期行包括前列腺在内的根治性膀胱全切除手术。

化疗可作为术前、术后的辅助治疗，而对于不能手术或姑息性手术者，化疗则成为主要治疗手段，常用的药物有长春新碱、放线菌素 D、多柔比星、环磷酰胺等，化疗可明显提高手术后的疗效。

放疗的作用不明确，有人主张大剂量放疗，但其并发症不可忽视，推荐剂量为 40 ~ 60Gy 照射盆腔淋巴结所在区域。

二、膀胱平滑肌肉瘤

发生于膀胱等泌尿生殖系统的平滑肌肉瘤少见，是一种由平滑肌细胞或平滑肌分化间细胞所构成的恶性肿瘤，以膀胱平滑肌肉瘤报道最多，其次是发生于尿道，其来源可能是泌尿道平滑肌组织或血管平滑肌组织，其发生与 Epstein-Barr 病毒感染有关，另在 HIV 病毒感染和接受器官移植的患者中发病率较高。

【病因】

平滑肌肉瘤是一种由平滑肌细胞或向平滑肌细胞分化的间充质细胞所组成的恶性肿瘤，其发生与 Epstein-Barr 病毒感染有关，另在 HIV 病毒感染和接受器官移植的患者中发病率较高。

【症状】

1. 肉眼血尿和排尿困难 血尿多为肉眼血尿，排尿困难呈进行性加重，随膀胱容量的减少出现尿频。

2. 体检 腹部触及表面不光滑，质硬，无压痛，界限不清，活动度差的实质性肿物。

【辅助检查】

1.B 超 示肿物外形不规则，内部呈不均匀偏低回声，并有多处液性暗区。

2.CT 显示膀胱区实质性肿物，增强扫描显示明显强化。

3. 膀胱镜检查及活检 可协助诊断。

【诊断】

根据临床表现，体征，结合影像学及组织病理学检查可明确诊断。

【鉴别诊断】

1. 膀胱结石 血尿，排尿不畅，下腹部不适与膀胱肿瘤类似，膀胱区平片是诊断膀胱结石的主要方法，90% 病例可显示结石阴影，阴性结石可通过膀胱造影，B 型超声，CT 检查作出诊断，膀胱镜检查可直接观察到结石的大小和形态，同时可显示结石是否合并肿瘤，怀疑时可取活组织检查明确诊断。

2. 输尿管囊肿 输尿管囊肿感染时亦可有血尿，但血尿少见且不严重，膀胱造影呈负影，蛇头样形态，位于三角区，表面光滑，B 型超声检查为三角区输尿管口囊性肿物，随输尿管的排尿活动，具有节律性舒缩变化，膀胱镜检查，见输尿管口有水泡样隆起，有正常膀胱黏膜覆盖，血管清晰，有和排尿相一致的蠕动。

由于囊肿阻碍输尿管排尿，同侧肾，输尿管积水，泌尿系造影，B 型超声，CT 检查均可检出这一异常，为输尿管囊肿之诊断提供重要线索。

3. 膀胱结核 可有血尿和膀胱刺激症状，膀胱结核有肾或肺结核病史，有低热，盗汗，食欲减退等全身症状，有米汤样脓尿，尿液检查有大量脓细胞，尿结核菌培养 60% 呈阳性，尿脱落细胞检查肿瘤细胞阴性，尿涂片可查到抗酸杆菌，膀胱造影和 B 型超声检查无占位性病变，膀胱镜检查，膀胱内炎性充血，血管模糊，可见结核结节，溃疡，无新生物，溃疡创面需注意与浸润性膀胱癌鉴别，取活组织检查对鉴别诊断有重要价值。

膀胱结核多为泌尿系结核的一部分，常合并有肾结核，附睾结核和前列腺结核，应作以上相应部位的检查，可为诊断提供有力证据。

4. 前列腺增生 前列腺增生可有肉眼血尿和明显的膀胱刺激症状，但前列腺增生以进行性加重的排尿困难为特点，病史较长，多在几年以上，直肠指诊可触及肿大的前列腺，中间沟消失，膀胱造影在膀胱颈部显示有压迹，为向膀胱突出的负影，表面光滑，呈弧形，B 型超声和 CT 检查均可显示前列腺增大，膀胱镜检查，除见前列腺增大外，可观察到膀胱内增生性改变，表现为小梁小室形成，但无明确新生物。

5. 膀胱息肉 本病少见，多发生于慢性炎症，寄生虫病及异物刺激，继发感染时有膀胱刺激症状，一般无排尿困难，膀胱造影显示膀胱内充盈缺损，膀胱息肉血尿不如膀胱癌严重，尿中找不到瘤细胞，病情发展缓慢，膀胱镜检查，息肉表面光滑，突入膀胱腔，没有明显的瘤蒂，表面覆盖有黏膜，血管纹理清楚，膀胱恶性肿瘤表面呈菜花状或绒毛状，可有溃疡，易出血，活体组织检查有助于明确诊断。

6. 腺性膀胱炎 为少见的膀胱上皮良性增生性病变，表现为血尿，膀胱刺激症状和排尿困难；多与感染，结石，梗阻的慢性刺激有关，无论 B 型超声或膀胱镜检查，乳头瘤样腺性膀胱炎极易误诊为肿瘤，活组织检查是确诊的重要手段，除此以外，以下几点有助于鉴别：一是腺性膀胱炎的乳头状物表面光滑，蒂宽，无血管长入，二是不呈浸润性生长，而广基的膀胱肿瘤 B 型超声图像可见浸润性改变，滤泡状，绒毛状水肿在膀胱镜下呈透明光滑，不像移行性细胞癌呈水草样，而且血管明显，前者活组织检查时不易出血，后者易出血，弥漫性及慢性炎症型可有膀胱壁增厚，这需要依靠活组织检查与浸润性膀胱癌鉴别。

7. 膀胱内血块 血尿，膀胱造影，B 型超声，CT 等检查均显示膀胱充盈缺损，应与膀胱肿瘤鉴别，但膀胱内血块是由上尿路或膀胱的出血所致，均有原发性疾病可查，首先应采用 X 线检查，B 型超声或 CT 检查详细检查上尿路有无病变，同时膀胱血块具有易变性，两次不同时间的检查，其大小，形态可有改变，甚至消失；体位改变时，有大幅度移动，与膀胱壁不相连，膀胱镜检查充水时，血块移动呈游离状态，颜色呈鲜红色或暗褐色。

8. 膀胱炎性假瘤 表现为肿块，无痛性肉眼血尿与肿瘤相似，但该病是局部组织在慢性炎症的长期作用下，以局部增生形成的瘤样肿块，属良性间质性病变，尿脱落细胞学检查仅可查见炎性细胞，无肿瘤细胞；膀胱镜下呈暗灰色，丘陵状，起伏不平，边界不清，基底广，严格说来仅仅为局部隆起，而非典型的乳头状或结节状病灶，活体组织检查是明确诊断最有效手段。

【治疗】

1. 肿瘤较小时可行膀胱部分切除，肿瘤较大或呈浸润性生长时施行根治性全膀胱切除术。

2. 膀胱平滑肌肉瘤对化疗不敏感，手术后即使配合化学治疗或放射治疗，患者生存率也无提高。

(樊国栋)

第八章　阴茎、阴囊肿瘤

第一节　阴茎癌

【概述】

阴茎癌 (carcinoma of penis) 发病与包茎及包皮过长有密切关系。包皮垢淤积在包皮腔内长期刺激而诱发阴茎癌。阴茎乳头状瘤、Queyrat 增殖性红斑，巨大尖锐湿疣及阴茎黏膜白斑等一些癌前病变，可以恶化发展为阴茎癌。本病绝大多数为鳞状细胞癌，其他如基底细胞癌和腺癌少见。阴茎癌主要经淋巴途径转移，可转移到腹股沟、髂血管旁及直肠周围淋巴结处。因双侧淋巴结交错相通，亦可转移到对侧。一般较少侵犯到尿道。当肿瘤穿透白膜时可侵入海绵体而发生血行转移，但多数发生在淋巴转移之后。

【病因】

阴茎癌的确切病因尚不清楚。目前以包皮过长、包茎、包皮垢学说较为公认。包皮环切术，常与宗教有关，而阴茎癌有包茎而未行包皮环切术者可达 25% ~ 75%。在犹太民族中，新生儿即行包皮环切术，阴茎癌极罕见，伊斯兰民族 3 ~ 5 岁行包皮环切术，其阴茎癌发病率明显低于未行包皮环切术的人群。在美国，阴茎癌发病率为 1/10 万，未行包皮环切术阴茎癌发生的风险为 1/600，细菌产物包皮垢长期刺激包皮和阴茎头是阴茎癌发生的最重要的原因。一般统计成年以后行包皮环切术不能预防阴茎癌的发生，因为已受到包皮垢的长期刺激。迄今尚未找到包皮垢是致癌物质的确切根据。有实验证实，将马的包皮垢接种于小鼠皮下而致皮肤癌；人的包皮垢涂于小鼠宫颈及阴道壁，可诱发鼠的宫颈癌，但也有未能诱发成癌的报道。

阴茎癌可能与病毒感染有关。单纯疱疹病毒 (HSV) Ⅱ型可能是阴茎癌和宫颈癌的致癌质，有关资料表明，阴茎癌的性伴侣中，宫颈癌的发病率高于正常组 3 ~ 8 倍。人乳头状病毒 (herpes simplex Virus，HPV) 为双丝 DNA 病毒可感染各器官上皮。特殊类型的 HPV 可伴有男、女肛门生殖器疣和癌。阴茎癌中，HPV16 占 0% ~ 49%，HPV18 占 9% ~ 39%，HPV6 和 HPV11 不常见。巴西一组 18 例阴茎癌有 7 例存在 HPV18 DNA 序列。

【症状】

1. 多见于 40 ~ 60 岁有包茎或包皮过长者。

2. 早期癌变为阴茎头或包皮上皮增厚。大多数病人表现为阴茎头部丘疹、溃疡、疣或菜花样斑块，继则糜烂，边缘硬而不整齐，自觉刺痛或烧灼样痛，有脓性恶臭分泌物。有包茎或包皮不能上翻时，可隔着包皮仔细触摸，有肿块或结节感，局部有压痛。早期病变多在包皮环切后方可看到。

3. 早期病变如得不到适当处理，病情逐渐发展，疣状结节增大或溃疡扩大、加深，出现包皮紧张、变薄、发亮。肿块或溃疡边缘可露出包皮外口。进而癌肿穿破包皮，出现菜花状肿块或癌性溃疡，伴恶臭味分泌物。晚期肿瘤继续发展可侵犯整个阴茎和尿道海绵体，甚至浸润阴囊、阴囊内容物及耻骨前区组织。阴茎远段可因血液供应不良而坏死、脱落，局部疼痛难忍。浸润尿道海绵体后出现排尿疼痛、不畅甚至尿潴留或尿瘘。

4. 腹股沟淋巴结肿大，可能系癌肿侵犯，亦可为炎症反应。

5. 有远处转移时可出现转移部位的相应症状和全身消瘦、贫血、食欲不振等症状。

【辅助检查】

1. 影像学检查

(1) 淋巴造影：对诊断转移有一定帮助，一般不作为常规检查。选择经足背部、阴茎、精素淋巴管注射造影法。若有转移可显示淋巴结不规则、充盈缺损，淋巴管变形、受压阻塞等征象。

(2)B 超：可确定肝脏、腹腔有无转移灶。

(3)CT、MRI：检查腹膜后及脏器有无转移。

2. 其他检查　活组织检查为最重要的组织学诊断依据。原发癌肿进行活组织检查可明确癌肿的组织学类型、病理分级；腹股沟淋巴结活检可明确有无转移，有助于临床分期和治疗方案的制定。

【诊断】

1.阴茎梅毒　阴茎头部及包皮处无痛性溃疡，肉芽呈紫红色，边缘高起发硬，与阴茎癌早期表现相似。血清梅毒螺旋体血凝试验(teponema pallidum hemoagglutination)TPHA 试验阳性，溃疡分泌物暗视野检查可以查到梅毒螺旋体。

2.阴茎结核　病变多位于阴茎头、系带和尿道外口处。约 2/3 开始即为溃疡，边缘清楚，溃疡底覆有一层干酪坏死组织，其下为新鲜肉芽组织。约 1/3 开始为结核结节，逐渐发展成为溃疡，部分可形成瘘管。若病变累及阴茎海绵体并发生纤维瘢痕可使阴茎弯曲。分泌物涂片、培养或动物接种，检出结核杆菌或局部活组织检查为结核病变。

3.阴茎阿米巴病　阴茎头部溃疡，表面出血，有分泌物，可误认为阴茎癌早期。但溃疡渗出物及局部活组织检查可以发现阿米巴原虫及阿米巴包囊。

4.软性下疳　本病病原体为杜克雷链杆菌，经不洁性交感染。常发生于阴茎头或会阴部，开始为小红色丘疹，继而变为脓疮，扩大、破溃，形成卵圆形或圆形溃疡，深浅不一，有轻度触痛，严重者发生阴茎坏死。腹股沟淋巴结可肿大、疼痛、化脓、溃破。杜克雷菌苗皮肤试验阳性，分泌物直接涂片或培养可检出杜克雷菌。

5.凯腊增殖性红斑　阴茎头及包皮处有界限明显的深红色的圆形片状的斑块，亦有硬结或溃疡者，常误认为是阴茎癌的癌前期病变，但病理学检查表现为表皮棘层细胞不良型增生，真皮内有淋巴细胞浸润。

6.阴茎博温病　为阴茎头部鳞状丘疹斑或红色鳞屑斑，界限清楚，或有浅表溃疡与阴茎癌早期不易鉴别。应用连续切片的病理组织学检查，位于表皮内时期的鳞状细胞癌为博温病，癌细胞侵入真皮，则为阴茎鳞状上皮癌。

7.阴茎角化症　阴茎角化症的早期阴茎头部出现硬结，逐渐高起长大脱屑，但不破溃。病理组织学检查可见乳头状鳞状上皮细胞团块，有许多棘细胞，基膜肥厚。

8.阴茎尖锐湿疣　阴茎冠状沟处病毒感染后引起上皮细胞增生的瘤样病变，可形成溃疡，与阴茎癌早期相混淆。但病理组织学检查可见上皮呈乳头状增生，表皮向下延伸，棘细胞层增厚，有多数核分裂。但没有细胞的不典型性和多形性生长，更没有浸润性生长。

【鉴别诊断】

1. 阴茎慢性溃疡 任何经久不愈的阴茎溃疡均应想到阴茎癌的可能，应行活组织检查以进一步明确诊断。梅毒、软下疳及结核等亦可与阴茎癌变相似，血清学检查和局部涂片检查病原可以区别。

2. 尖锐湿疣 为性传播疾病，有不洁性交史，初起时阴茎头或包皮出现淡红色丘疹，逐渐增大，成为乳头状菜花状肿物，细胞涂片巴氏染色可见空泡细胞和角化不良细胞。细胞免疫检查可检测乳头瘤病毒抗原。

【治疗】

阴茎癌应在病理证实后才开始治疗，以避免病人不必要的痛苦和精神创伤。制订治疗方案须以组织学类型、病理分级、临床分期和病人全身情况为依据。

1. 手术治疗 包括原发癌肿的手术和腹股沟淋巴结的手术。

(1) 阴茎局部切除术：阴茎癌呈浸润性生长，局部切除复发率高达25% ~ 45%，须慎重选用。仅适用于：①局限于包皮的癌肿，可单纯施行包皮环切术；②位于阴茎头的外生疣块型癌肿，直径0.7cm以内，未浸润阴茎海绵体者；③疣状癌位于阴茎头，基底不超过阴茎头半径者。切除范围应距癌肿边缘0.5cm，深部切至阴茎海绵体。切除标本须经全面病理检查，尤其是边缘，若切除不彻底须改行阴茎部分切除术。施行局部切除术的病人，必须定期随访。

(2) 阴茎部分切除术：治疗阴茎癌原发灶效果肯定，最为常用。适用于：①位于阴茎头、包皮、冠状沟及阴茎体远端的Ⅰ－Ⅱ期阴茎癌；②侵及阴茎体的Ⅲ期阴茎癌，距肿瘤近缘2cm切除后阴茎海绵体残留3cm以上者；若年轻病人，阴茎海绵体残留2.5cm者也可施行阴茎部分切除术，但需切除大部分阴囊，并用阴囊皮肤行阴茎尿道成形术。

(3) 阴茎全切除术加尿道会阴部造口术：适用于：①癌肿较大、侵及阴茎体，癌肿近端正常阴茎海绵体不足3cm者；②组织学Ⅲ－Ⅳ级的内生浸润型癌肿；③阴茎部分切除术后残端复发者；④临床Ⅲ－Ⅳ期，阴茎根部浸润不明显者；⑤尿道受累出现排尿不畅、梗阻或并发尿道瘘者；⑥阴茎体部癌肿，大部分恶性程度高，即使癌肿较小，也宜行阴茎全切除术。切除范围：紧贴耻骨上支切断阴茎海绵体脚，切除全部阴茎海绵体、阴茎皮肤和阴茎根部周围软组织。

(4) 腹股沟淋巴结清扫术：阴茎癌首先经淋巴转移至腹股沟淋巴结，腹股沟淋巴结的正确处理为提高治愈率的一个关键。但应灵活掌握手术的适应证、手术时间和手术范围。

腹股沟淋巴结清扫术宜分期进行，最好于阴茎原发癌肿切除后2 ~ 3周施行。

在此期间应用抗生素可减少或避免伤口感染。仅少数局部感染不重者可一期施行手术。

2. 放射治疗　阴茎癌放射治疗有保持阴茎完整、病人痛苦小等优点。放射治疗的指征是：①原发性癌肿位于阴茎头部，直径 < 2cm，无腹股沟淋巴结转移者；②癌肿为外生疣块型，浸润阴茎筋膜浅层；③组织学癌细胞分化较低的癌肿对放射治疗敏感；④年轻病人，尤其是拒绝手术治疗者；⑤有腹股沟淋巴结转移者，手术前、后放射治疗可提高治愈率；⑥晚期病人可缓解症状，延长寿命。阴茎癌的放射治疗应根据癌肿的大小和浸润的程度选用不同能量的常规 X 线治疗：腹股沟淋巴结转移用 60Co 治疗，一般作预防性照射；阴茎照射范围视病灶大小而定，一般要超出病灶 1 ~ 2cm，行部分或全阴茎照射。腹股沟的照射要包括区域淋巴结，照射剂量为 60Gy(6 周内 30 次)。放射治疗的 5 年生存率：Ⅰ、Ⅱ期病例可达 100%，Ⅲ期病例降为 31%。

放射治疗的注意事项：①应先行包皮环切术完全显露病变，待伤口愈合后开始；②放疗开始后 4 ~ 6 个月禁止性交；③放射总剂量不能少于 45Gy。④常见并发症有尿道狭窄、局部皮肤水肿、糜烂、坏死、阴茎萎缩、癌肿复发等。

3. 化学药物治疗　化学药物疗法适用于晚期不能手术的病例。以及配合手术和放射治疗。以往常用的抗癌药物有氟尿嘧啶和环磷酰胺等，但效果都不好，目前认为甲氨蝶呤、长春新碱和博来霉素联合应用效果较好，亦有人用顺铂治疗。

第二节　阴囊湿疹样癌

【概述】

阴囊湿疹样癌又称炎性癌或 Paget 病 (Peget's disease)，较少见，易误诊为湿疹、皮炎或股癣，好发于老年人，病程进展缓慢，病程较长。本病的病理特点是增生的表皮内有 Paget 细胞，呈素状、巢状、岛屿状弥漫性分布。本病晚期时 Paget 细胞增生，不进入真皮，但真皮内可有炎性浸润。阴囊炎性癌常同时伴发局部大汗腺癌。

【病因】

乳房外 Paget 病的组织发生目前尚不清楚。组织化学和免疫组织化学研究发现，本病的组织发生可能起源于多潜能原始上皮的胚芽组织。有人认为乳房外 Paget 病可能有以下几种来源：①大多数病例来自表皮自身，有可能是表皮基底层的原始多能干细胞；②部分病例来自大汗腺肿瘤；③来源于表皮内汗腺管；④极少数病例来自邻近器官肿瘤。

【症状】

1. 局部皮肤瘙痒、糜烂、渗液、结痂，脱痂后仍有糜烂渗液，皮损范围逐渐扩大。

2. 皮肤病变均表现为红斑样皮损，微隆于正常皮肤，边界清楚，但不规则如地图状。病灶表面粗糙，可见结痂、糜烂或渗液，少数见丘疹、色素沉着。病变的周边与正常皮肤有分界。

3. 腹股沟淋巴结肿大，多为炎症性，必要时活检以排除肿瘤转移。

【辅助检查】

实验室检查：

目前暂无相关资料

其他辅助检查：

病理学检查：在表皮的基底层或棘层下部找到 Paget 细胞为诊断依据。

【诊断】

1. 阴囊皮肤癌（鳞癌） 有长期从事化学工业的病史，肿瘤为单发或多发的疣状或扁平隆起。腹股沟部可触及肿大的淋巴结，活检可明确诊断。

2. 阴囊湿疹 发病可能与过敏因素有关。患者阴部瘙痒，阴囊表面有软痂，反复发作者皮肤增厚，粗糙呈苔藓样。抗过敏治疗有效，可发生于任何年龄。

【治疗】

早期及时的阴囊局部广泛切除术是首选的治疗，切除范围应达到肉眼所见肿瘤病变周围正常皮肤 2cm 以外的阴囊壁全层，包括表皮、真皮直到睾丸鞘膜壁层，深层组织受侵犯者应将睾丸精索一并切除。切除范围过大时，可行邻近皮瓣成形、阴囊再造术 (Payne ，1994)。近来有报告，为了彻底切除病灶，可用术中冰冻活检或术中快速癌胚抗原染色以确定切除的范围 (Harris，1994)。

腹股沟肿大的淋巴结常常为炎症所致，不一定是转移，故不需预防性清除术。如同阴茎癌的处理一样，在治疗开始即应先行抗感染治疗，病灶切除后淋巴活检阴性者继续抗感染治疗，仍怀疑时再活检，只有活检阳性者行淋巴结清除术，同时切除同侧睾丸与精索。清除术时间宜在原发病灶切除后 2 ~ 3 周进行，可减少切口感染、皮瓣坏死及淋巴瘘的发生。

放、化疗对阴囊炎性癌不敏感，故单独使用放、化疗及局部用博莱霉素、氟尿嘧啶等效果不佳，但肿瘤浸润较深，切除不彻底，有转移者可配合术前术后使用以增强疗效，减少复发及控制转移 (Inamura，1999)，亦有报告环磷酰胺、柔红霉素、顺铂及甲氨蝶呤 (氨甲蝶呤) 组合化疗加放疗，用在晚期姑息或并发腺癌者取得一定的效果 (Shinura，1994)。

病变范围较小者，用掺钕的钇铝石榴石激光 Nd ： YAG 激光治疗，可减少组织的丢失 (Weese，1993)。

(樊国栋)

第九章 睾丸肿瘤

第一节 睾丸肿瘤

【概述】

睾丸肿瘤占男性恶性肿瘤的 1% ~ 2%，分为原发性和继发性两类。绝大多数为原发性，分为生殖细胞肿瘤和非生殖细胞肿瘤两大类，生殖细胞肿瘤发生于曲细精管的生殖上皮，占睾丸肿瘤的 90% ~ 95%，其中精原细胞瘤最为常见，生长速度较缓慢，预后一般较好；非精原细胞瘤如胚胎癌、畸胎癌，绒毛膜上皮癌等，比较少见，但恶性程度高，较早出现淋巴和血行转移，预后较差。非生殖细胞肿瘤发生于睾丸间质细胞，占 5% ~ 10%，来源于纤维组织、平滑肌，血管和淋巴组织等睾丸间质细胞。继发性睾丸肿瘤较为罕见。

【病因】

肿瘤的病因仍不完全明确，可能与病毒感染，环境污染，内分泌异常，损伤及遗传等有关，目前有关资料已证明有 5 个因素可促使睾丸肿瘤的发生：隐睾，以前患过睾丸生殖细胞肿瘤，有家族史，真两性畸形和不育症患者，隐睾恶变的发生率比正常下降至阴囊内的睾丸要高 30 ~ 50 倍，据文献报道每 20 只腹腔型隐睾或每 80 只腹股沟型隐睾中就有 1 例发生睾丸肿瘤。

【辅助检查】

1. 肿瘤标志物（瘤标），尤其是 AFP 和 HCG 对睾丸生殖细胞的诊断，分期，治疗反应的监测及预后提供极有价值的参考，生殖细胞肿瘤瘤标分为两类：①与胚胎发生有关的癌胚物质（甲胎蛋白 AFP 和人绒毛膜促性腺腺素 HCG)；②某些细胞酶（乳酸脱氢酶 LDH 和胎盘碱性磷酸酶 PLAP)。

(1)AFP 单链糖蛋白，分子量约 7 万，半衰期 5 ~ 7 天，纯胚胎癌，畸胎癌，卵黄囊肿瘤，AFP 增高 70% ~ 90%，纯绒毛膜上皮癌和纯精原细胞瘤 AFP 正常。

(2)HCG 多肽糖蛋白，由 α 和 β 链组成，半衰期 24 ~ 36h[但亚基清除相当迅速 α－亚基（α－uCG)20min，β－亚基（β－uCG)45min]，绒毛膜上皮癌和 40% ~ 60% 胚胎癌 HCG 增高，纯精原细胞瘤 5% ~ 10% 增高。

(3)LDH 乳酸脱氢酶 细胞酶，分子量 13.4 万，LDH 普遍存在不同组织细胞中，故特异性较低，易出现假阳性，生殖细胞肿瘤可引起 LDH 增高，并与肿瘤大小，分期有关，如Ⅰ期 LDH 增高 8%，Ⅱ期 32%，Ⅲ期 81%，Ⅰ，Ⅱ期治疗前 LDH 高则复发率为 77%，LDH 正常为 40%。

(4)PLAP 胎盘碱性磷酸酶 碱性磷酸酶之同工酶，结构异于成人型碱性磷酸酶，95% 精原细胞瘤，PLAP 增高，特异性 57% ~ 90%。

2. 超声检查对阴囊内容物疾病的诊断有重要价值，诊断正确率 97%，能直接而准确测定睾丸肿瘤的大小和形态，此外对睾丸肿瘤淋巴结转移，腹腔脏器转移有诊断价值。

3. 胸部正，侧位片，以了解肺部和纵隔情况。

4.CT 更能敏感发现肺部转移和腹膜后淋巴结转移，已取代静脉尿路造影和淋巴管造影，且能发现直径小于 2cm 淋巴结转移灶。

【诊断】

（一）肿瘤标记（瘤标）目前应用最广的是胎甲球 (AFP) 和人类促性腺激素 (HCG)。

AFP：正常值 < 40ng/mL，半衰期 4 天 ~ 5 天。睾丸肿瘤中全部卵黄囊瘤、50% ~ 70% 胚胎癌、畸胎癌时升高；纯绒癌和纯精原细胞瘤不升高。

HCG：正常值 < 1ng/mL，全部绒癌和 40% ~ 60% 胚胎癌 HCG 阳性，“纯”精原细胞瘤 5% ~ 10% 阳性。

应用以上两种瘤标检查，非精原细胞瘤 90% 有其一或两都阳性。纯精原细胞瘤 HCG 阳性占 5% ~ 10%，即 90% 以上纯精原细胞瘤不产生瘤标，非精原细胞瘤不产生瘤标者 10%，所以一旦临床上诊断睾丸肿瘤后应立即行睾丸切除术，不必等候瘤标结果。

瘤标可作为观察疗效的指标，手术或化疗、放疗后迅速下降则预后较好，下降缓慢或不下降者可能有残余肿瘤。所以一旦临床上诊断睾丸肿瘤后应立即行睾九切除术，不必等候瘤标结果。

瘤标可作为观察疗效的指标，手术或化疗、放疗后迅速下降则预后较好，下降缓慢或不下降者可能有残余肿瘤。

(二)B超 可用于确定睾丸内肿瘤和腹股沟有无转移淋巴结等症状。

(三)CT及MRI可发现腹膜后淋巴结转移灶 < 2cm的病变。

另外还有足背淋巴造影和泌尿系造影等。

【鉴别诊断】

1.睾丸鞘膜积液 体格检查肿块有囊性感，质韧，有弹性，透光试验阳性，但鞘膜壁厚或部分钙化时不易鉴别，睾丸肿瘤有时可发生少量鞘膜积液，但有沉重感，透光试验阴性，B超，CT检查有助于鉴别。

2.急性附睾，睾丸炎 附睾，睾丸肿大可与睾丸肿瘤相混淆，但病人有畏寒，高热，局部疼痛较重，睾丸触痛明显，并常累及输精管，血白细胞增高。

3.睾丸血肿 有外伤史，体格检查阴囊有淤血斑，B超检查示睾丸回声内出现低回声区。

4.附睾结核 可累及睾丸，产生结节，与睾丸肿瘤相混淆，但附睾结核常常累及输精管，形成串珠样结节，附睾尾部的病灶可与阴囊皮肤粘连形成窦道。

5.睾丸扭转 临床表现以突发性睾丸剧痛，肿胀，压痛为特征，体格检查睾丸位置常在阴囊上部，彩色多普勒超声和动态放射性核素扫描显示血流量明显减少或消失。

6.精液囊肿 精液囊肿是精子集聚所形成的位于睾丸附睾部的囊肿，多发生于青壮年，病史长，进展慢，肿块界限较清，透光试验阳性，B超，CT检查示肿块为液性。

7.睾丸梅毒：发病年龄较晚，局部多见与肿瘤相似，主要根据病史及血清鉴别。

【治疗】

睾丸肿瘤的组织类型，瘤标的水平是决定治疗方案的重要参数，因此睾丸肿瘤的治疗有如下方案。

1.精原细胞瘤行根治性睾丸切除后行放疗和(或)化疗。但如果同时瘤标阳性，则其治疗应该同NSGCT类。

2.腹膜后淋巴结清扫术

适合于NSGCT类睾丸肿瘤(绒毛膜上皮癌除外)以及瘤标(AFP)阳性的精原细胞瘤和成人的睾丸成熟畸胎瘤。目前的手术方式是1958年Mallis和Patton报告的经腹部正中切口，双侧腹膜后淋巴结清扫术的基础上的改良手术，如扩大的单侧腹膜后淋巴结清扫术。切口也有诸多改良，如胸 腹联合切口，胸膜外、腹联合切口等。清除的范围包括双侧肾蒂上 2cm、肾蒂周围、下腔静脉和腹主动脉间的淋巴纤维脂肪组织。对病变侧尚需切除肾周脂肪囊， 全部精素血管以及髂血管上 1/3 处淋巴结缔组织。在切除下腔静脉和主动脉间的淋巴结时，可以结扎肾蒂水平以下的腰动、静脉以利于血管的游离。对不能切除的 淋巴结可用银夹标记。在分离右肾动脉上方、主动脉及下腔静脉膈肌脚间区域时，可遇到乳糜池，需将其结扎以免术后发生乳糜腹水。但要注意这类手术也可发生并 发症，如严重的切口感染和裂开、慢性切口瘘、术后出血、腹膜后纤维化致肾盂输尿管狭窄、直疝、肾蒂意外、大量胃肠道出血、不射精等。做改良单侧扩大淋巴结 清扫可减少并发症，特别是不影响射精功能。

3. 化疗

睾丸肿瘤的化疗效果较好，是少数能达到临床治愈的肿瘤之一。对精原细胞瘤的化疗效果好于 NSGCT 类。也可用于术前、术后的辅助化疗。目前多主张联合化疗，化疗方案很多，但主要的化疗药物有：

(1) 顺铂 (DDP) 属破坏 DNA 结构和功能的药物中的金属化合物，具有细胞周期非特异性，是治疗睾丸癌的主要药物。主要不良反应是消化道反应、肾 毒性及听力减退。卡铂 (carboplatin，碳铂) 为第 2 代铂类抗肿瘤药，近又有奥沙力铂 (奥沙利铂)(Ox-aliplatin) 上市应用，作用与 顺铂相似但是不良反应低，主要是骨髓抑制。

(2) 博来霉素 (bleomycin，BLM) 又称争光霉素，国产平阳霉素与之相似，属破坏 DNA 结构和功能抗生素类，作用在细胞周期的 G2 和 M 期。不良反应为过敏性休克样反应，严重者肺间质纤维化，老年和肺功能差者慎用。

(3) 多柔比星 (doxorubicin，adriamycin，阿霉素，ADM) 属嵌入 DNA 干扰转录 RNA 类药中的蒽环类抗生素，又如柔红霉素 (daunorubicin，DNR)，属非周期特异性抗肿瘤药。不良反应为心脏毒性和骨髓抑制。

(4) 环磷酰胺 (cyclophosphamide，CTX)，破坏 DNA 结构和功能类的烷化剂，体外无抗肿瘤作用，进入体内经肝微粒体酶系氧化成 中间产物醛磷酰胺，与 DNA 发生烷化，对各周期细胞均有杀伤作用。主要不良反应是骨髓抑制，消化道反应和胃肠道出血，特有的化学性膀胱炎、脱发等。新药有 异磷酰胺 (异环磷酰胺)(IFO)。

(5) 依托泊苷 (鬼臼乙叉苷 ,VP-16) 类属干扰蛋白质合成的药物，主要药物有依托泊苷 (etoposide) 和替尼泊苷 (teniposide)。有效成分鬼臼毒素 (podophyllotoxin) 能与微量蛋白结合，使有丝分裂停于中期，抑制肿瘤生长。主要不良反应为骨 髓抑制，胃肠反应，大剂量引起肝毒性。

(6) 紫杉醇 (紫衫醇)(paclitaxel)，从红豆杉属植物中分离出的新的紫衫烷成分，也可半合成。本药是化学结构新、作用机制独特的新型抗癌药。选择性 促进微管蛋白的聚合并抑制其解聚，从而影响纺锤体的功能和组织结合。抑制肿瘤细胞的有丝分裂。适于二线用药，特别是对顺铂耐药、复发者有效。

其他常用药物还有甲氨蝶呤(MTX)，羟基脲(hydroxycarbamide，HV)、长春新碱(Viucristine，VCR)、放线菌素D(dactinomycin，更生霉素，ACTD)、光辉霉素(普卡霉素,MTH)、氮甲(N-F)等。

4. 放疗

不同的睾丸肿瘤组织成分对放疗的敏感性明显不同，精原细胞瘤对放疗敏感，而NSGCT类睾丸癌对放疗的敏感性差，放疗只起辅助作用。精原细胞瘤在行 根治性睾丸切除后按分期不同作规定淋巴引流区的放疗。Ⅰ期常规作腹主动脉旁及同侧髂血管周围淋巴结预防性照射。Ⅱ期照射范围与Ⅰ期相同，但剂量要增加。其 疗效与病灶的大小有关。是否行纵隔及锁骨上淋巴结预防照射仍有不同看法。Ⅲ期以化疗为主，放疗为辅，放射治疗可巩固化疗效果及明显的姑息作用，有时对残留 病灶或复发转移灶可达到局部根治作用。对NSGCT类，放疗有3种方式：①单纯放疗；②腹膜后淋巴结清扫术+淋巴结阳性者做术后放疗；③术前放疗+腹膜后 淋巴结清扫术+术后放疗。

第二节 精原细胞瘤

【概述】

精原细胞瘤(seminoma)起源于睾丸原始生殖细胞，为睾丸最常见的肿瘤，多发生于中年以后，常为单侧性，右侧略多于左侧。发生于隐睾的概率较正常位睾丸高几十倍。该瘤为低度恶性。肉眼观，睾丸肿大，有时可达正常体积的10倍，少数病例睾丸大小正常。肿瘤体积大小不一，小者仅数毫米，大者可达十余厘米，通常直径为3 ~ 5cm。 任何睾丸肿瘤应先行高位睾丸根治性切除术，然后根据病理类型和临床分期选择治疗方案。精原细胞高度放射敏感，较低剂量就能消灭转移病灶而不产生明显的放射损伤，临床Ⅰ期睾丸精原细胞瘤，睾丸根治性切除后，应对同侧髂淋巴结和腹膜后淋巴结进行预防性照射，直线加速器高能射线、60Co和千伏X线均可作为外照射源。

【病因】

1. 精原细胞下降不全

此为本病发生的主要原因。睾丸局部温度升高，血运障碍，内分泌功能失调，致睾丸萎缩，生精障碍，易发生恶变。另外，先天性睾丸功能障碍，下降不全，亦易产生恶变。

2. 遗传因素

近年有人统计精原细胞瘤患者中，其近亲中有16%左右有肿瘤病家族史。

3. 睾丸女性综合征

据世界卫生组织(WHO)1977年对精原细胞瘤分类比较分析，睾丸女性综合病症也易发生精原细胞瘤。

4. 外伤

认为外伤不是肿瘤发生的直接原因，但睾丸外伤后，局部有小血肿形成或血循环障碍，组织变性萎缩等，在此基础上发生肿瘤。

5. 感染

多种病毒性疾病，如麻疹、天花、病毒性腮腺炎及细菌性炎症，均可并发睾丸炎，致睾丸细胞变形而发生精原细胞瘤。

6. 激素

临床及动物实验等事实提示，内分泌与睾丸肿瘤的成因有关。如睾丸肿瘤多发于性腺旺盛的青壮年，或在内分泌作用活跃时期；动物实验如给鼠类长期服用雌激素，可诱发精原细胞瘤。中医认为：情志不畅，或恼怒伤肝，肝郁气滞，横逆犯脾，脾虚湿聚，留滞肝经，日久形成坚硬肿块。“正虚邪实”为其病理机制。

【症状】

一、临床分期

精原细胞瘤的病理类型与预后有关，肿瘤扩散的程度和转移的范围也影响着预后。故临床医生不仅要了解肿瘤的病理类型，而且要根据病变范围的不同来制定相应的治疗方案。因此确定每个患者病变分期是有实际意义的。当今最常采用的分期方法为：

Ⅰ期：肿瘤只局限于睾丸及附睾内，而尚未突破包膜或侵入精索，无淋巴结转移。

Ⅱ期：由体格检查、X线检查证实已有转移，可扩散到精索、阴囊、髂腹股沟淋巴结，但未超出腹膜后淋巴区域。转移淋巴结临床未能扪及者为Ⅱa期，临床检查扪及腹腔淋巴结者为Ⅱb期。

Ⅲ期：已有横膈以上淋巴结转移或远处转移。也有研究者把远处转移者归入Ⅳ期。

二、临床特征

精原细胞瘤，后前位、侧位精原细胞瘤是最常见的纵隔恶性胚细胞瘤，占纵隔肿瘤的 2% ~ 4%，占纵隔恶性肿瘤的 13%，占纵隔恶性生殖细胞肿瘤的 50%。几乎都为青年男性，高峰发病年龄 20 ~ 40 岁，位于前纵隔，80% 有症状。

20% ~ 30% 的病人无症状，有症状的病人症状为胸痛、咳嗽、呼吸困难、咯血等，可以有嗜睡、体重减轻。10% ~ 20% 患者出现上腔静脉梗阻综合征。这些临床症状常与肿瘤对纵隔结构的压迫、侵犯有关。一部分精原细胞瘤生长在气管内，并局部扩展至邻近的纵隔和肺。一般纵隔精原细胞瘤经淋巴途径转移播散，亦可发生血行转移，骨骼和肺脏是最常转移的部位。

胸片多见巨大前纵隔肿瘤，有时可以发现肿瘤沿气管内生长。CT 多为密度均匀的大包块，50% 可见胸内转移或扩展超出前纵隔而不能手术。CT 和 MRI 有助于确定肿瘤的范围、对纵隔结构的侵犯情况。首次就诊切除率低于 25%。

应对所有患前纵隔肿瘤的年轻男性测定血 α-FP、β-hCG 水平。单纯的精原细胞瘤几乎均无 AFP、hCG 的升高，7% ~ 10% 有 hCG 升高，但常不超过 100ng/ml，AFP 不升高。

CA125 也可能为生物学标记。肿瘤组织的染色体分析可发现 12 号染色体上特征性等臂染色体，这对鉴别生殖细胞肿瘤和其他类型的肿瘤有助。

【辅助检查】

1.X 线检查　胸部 X 线片了解有无肺部转移，静脉尿路造影可了解腹部淋巴结转移病灶与泌尿系统的关系。

2.CT　可了解腹膜后有无淋巴结转移病灶。

3. 骨扫描　了解有无骨转移。

4. 活组织检查　睾丸肿瘤禁忌活检，避免肿瘤扩散。

【诊断】

结合临床表现，检查。

临床表现：精原细胞瘤的临床表现多不明显，医生要熟悉病情，才能做到早期诊断，常见的症状有：

(1) 肿块：睾丸肿块发展缓慢，初起时阴囊表面光滑，保持原有形状，以后逐渐增大，变为不规则的硬质肿块，随着肿瘤增大坏死可以出现有波动感。

(2) 疼痛：精原细胞瘤并不引起疼痛，初时患者仅有患侧睾丸下坠感，慢慢发展为牵引痛，当肿瘤实质内出血时，患者突感睾丸胀痛厉害。

(3) 外伤：有些患者常诉说患侧睾丸有外伤史，可有与肿大的睾丸较对侧下垂，容易受到碰撞有关。

(4) 鞘膜积水：睾丸肿瘤常并发鞘膜积水，使阴囊肿大，会混淆诊断。

(5) 乳房增大：如睾丸肿瘤中有产生激素的肿瘤组织，可造成乳房增大。

(6) 隐睾：不论是单侧或双侧隐睾都容易诱发肿瘤。

【鉴别诊断】

电镜观察在软组织恶性肿瘤的鉴别诊断上，进行电镜观察具有重要意义，特别是某些诊断性超微结构，对确定诊断具有决定作用。如透明细胞肉瘤在电镜可见瘤细胞内含有黑色素小体或前黑色素小体，即可确诊为软组织的黑色素瘤。

特别是在梭形细胞型、圆形、卵圆形细胞型肿瘤的鉴别诊断上更为重要，具体超微结构特征，详见后述各种肿瘤。大量和免疫组化研究结果，显示各种标记物在确定诊断上是有用的，但不是完全特异的。如一组肌肉标记物，最初被认为对骨骼肌、平滑肌类型的肿瘤是特异的，但结蛋白和肌动蛋白均可与肌成纤维细胞性和纤维组织细胞性肿瘤发生反应。

现发现 HMB45 也可在非黑色素细胞性肿瘤。故一个正确的诊断，不能只根据免疫组化抗体阳性表达的结果来判定，必须是把患者的情况、肿瘤部位、肿瘤细胞的形态及生长类型等，与标记物染色结果整合到一起，进行综合分析、判断，最后确定诊断。

异常的免疫反应：在正常组织和细胞不出现的免疫反应在相应的肿瘤组织中表达，均为异常免疫反应。如 CK 出现在多种间叶性肿瘤中，结蛋白可在血管内皮瘤和癌中表达。

上皮样肉瘤 Keratin、Vimentin、CEA、NSE、S-100 及 α1-AT 均可阳性；Ewing 肉瘤 Keratin、Vimentin 阳性，S-100.NSE、神经微丝 (neurofilament，NF) 及 Leu-7 均可阳性；恶性纤维组织细胞瘤除 α1-AT 及 α-ACT 阳性外，Vimentin、Desmin 及 NF 都可阳性。这都表明上述肿瘤均具有多向分化的特点。

【治疗】

一、 临床 I 期睾丸精原细胞瘤的治疗

任何睾丸肿瘤应先行高位睾丸摘除术，然后根据病理类型和临床分期选择治疗方案。精原细胞高度放射敏感，较低剂量就能消灭转移病灶而不产生明显的放射损伤，临床 I 期睾丸精原细胞瘤，睾丸高位摘除后，应对同侧髂淋巴结和腹膜后淋巴结进行预防性照射，直线加速器高能射线、60Co 和千伏 X 线均可作为外照射源。但不必进行高剂量预防照射。

临床Ⅱ期睾丸精原细胞瘤的治疗

临床Ⅱa期，腹膜后转移淋巴结较小，照射野同临床Ⅰ期；临床Ⅱb期转移淋巴结较大，应根据转移灶大小设计照射野至充分包括淋巴结，腹腔广泛转移者，应进行全腹照射。临床Ⅱ期放射治疗剂量分割同临床Ⅰ期，照射中平面剂量25Gy后，Ⅱa期缩野增强照射转移淋巴结10Gy，中平面总剂量应达到35Gy/4～5周以上；Ⅱb期增强照射15Gy，总剂量达到40Gy。临床Ⅱ期睾丸精原细胞瘤，是否需要进行纵隔和左锁骨上区预防放射，仍有争议。

临床Ⅲ期和Ⅳ期睾丸精原细胞瘤的治疗

临床Ⅱ期、Ⅲ期和Ⅳ期睾丸精原细胞瘤均需进行放射与化疗的综合治疗，Ⅲ期病例治疗方法同Ⅱ期，但纵隔及左锁骨上区转移淋巴结的照射剂量应达到35～40Gy/5～6周。临床Ⅳ期病例治疗前已有远处转移，应以化疗为主，辅以放疗控制局部病灶，不作预防性放射。治疗以应用化疗放疗－化疗，即“三明治”技术为合理，即先作3个疗程化疗，尔后照射35～40Gy/5～6周，再进行3～4个疗程化疗。

睾丸精原细胞瘤对多种抗肿瘤药物敏感，我国首创的N-甲酰溶肉瘤素治疗睾丸精原细胞瘤，每晚睡前服用150～200mg，6～8g为一疗程，总有效率达91.3%，其中2/3完全缓解。近来，主要采用以PVB或VAB-6.PVP16联合化疗，Ⅲ期病例治愈率达90%。

二、放射性治疗

精原细胞瘤术后放射性治疗能够降低肿瘤部位和腹主动脉旁以及盆腔淋巴结的复发率，因为手术治疗可以切除摸见的和看见的肿块以及肿大的淋巴结，但不能彻底清除在肿瘤周围的显微灶及亚临床病灶，所以放射性治疗和手术可取长补短。通过手术切除主要的瘤块，采用中等剂量放射治疗，以消灭残存的显微灶和亚临床病灶，既可提高局部的控制率，又可降低放射治疗的并发症。对于Ⅱ期C和Ⅲ期患者在放射性治疗的前提下结合化疗，对已有远处转移的精原细胞瘤可使肿瘤缩小甚至消失，缓解症状，使部分病人的生命得以延长，在治疗中特别重视定位，摆位等重要环节，同时亦强调在有主动脉旁淋巴结转移和盆腔淋巴结转移等特定情况下，应积极地、稳定地对待这一关键问题，故主张对尚无远处转移或已有远处转移应积极治疗。

三、家庭治疗

精原细胞瘤睾丸精原细胞瘤患者有几个特殊症状需要注意：

①睾丸精原细胞瘤患者，最早症状是男性乳房发育。这个现象往往被认为是缺

少雄激素，而被医生忽视。医生给患者一些睾丸酮，而不去检查病人的睾丸。如果透光照射双侧阴囊，就会发现两个睾丸的大小有明显差别，其韧性也完全不同。

②睾丸肿大，或者腹部肿块是患者就诊的原因。这时应当喝加味开胃汤；喝肉汤，尤其是牛筋汤吃骨胶原。

③由于睾丸肿大，患侧有沉重感，而且腹股沟处有牵拉不适。如果内部出血，就要剧烈疼痛。要吃云南白药。喝加味开胃汤。

④睾丸精原细胞瘤患者，应当避免性交，防止睾丸充血而恶化。

⑤中国大陆从 20 世纪 50 年代，开始流行手术切除。有些患者术后，出现伤口不愈合。要喝牛筋汤，一般在 7 天内愈合。

⑥有些患者放疗化疗之后，发生了癌块破溃。这种破溃极难愈合。其他癌症也是如此。只能大剂量喝牛筋汤吃骨胶原，促进溃疡面愈合。

⑦睾丸精原细胞瘤很少出现腹腔积液。如果出现腹腔积液，不要抽水，更不要腔内化疗。我用各种各样的药物腔内注射，治死了很多人。要吃云南白药。

⑧转移的肿块会压迫附近器官。腹膜后淋巴结转移，会引起腰疼和坐骨神经痛；纵膈淋巴结转移，会引起上腔静脉压综合征，出现面部和上肢肿胀；盆腔淋巴结转移，会引起下腔静脉和乳糜池压迫综合征，出现下肢象皮肿；肺转移，会引起呼吸困难，心动过速；直肠转移，会引起便秘；均应当早饭后，喝 50～100 毫升 20% 甘露醇注射液。如果挤压膀胱，会有排尿困难，甚至会引起肾盂积水，造成肾功能损害，病人会出现全身水肿；应当在加味“开胃汤”里加入桂枝 5 克，白芍 。

(马林 郑海波 甘旭)

第十章 前列腺癌

【概述】

前列腺癌在欧美是男性癌死亡的主要原因之一，发病率随年龄增长，80岁以上检查前列腺半数有癌病灶，但实际临床发病者远低于此数，前列腺癌发病有明显的地区和种族差异，据统计中国人最低，欧洲人最高，非洲和以色列居间，我国及日本等国家为前列腺癌低发地区，但无选择50岁以上男性尸检前列腺节段切片发现潜化癌病灶数与欧美相近，因此有人认为东方人癌生长比西方人缓慢，临床病例较少。另外前列腺癌与环境亦有关系。

【病因】

病因尚未完全查明，可能与种族，遗传，性激素，食物，环境有关，根据来自北欧瑞典，丹麦和芬兰等国的研究，很大程度上(40%)源于遗传基因变异，最近的分子生物学研究也揭示多种染色体畸变，这些因素和环境致癌因子(占60%)之间复杂而相互依赖的关系，目前还不很清楚。

【症状】

1.阻塞症状

可以有排尿困难，尿潴留，疼痛，血尿或尿失禁。

2.局部浸润性症状

膀胱直肠间隙常被最先累及，这个间隙内包括前列腺，精囊，输精管，输尿管下端等脏器结构，如肿瘤侵犯并压迫输精管会引起患者腰痛以及患者侧睾丸疼痛，部分患者还诉说射精疼。

3. 其他转移症状

前列腺癌容易发生骨转移，开始可无症状，也有因骨转移引起神经压迫或病理骨折就医时始发现前列腺癌。

前列腺癌 98% 为腺癌，2% 左右为鳞癌，75% 起源于外周带，20% 起源于移行带，5% 起源于中央带，前列腺癌分期如下：

T1：T1a 临床阴性，TUR 标本癌占总体积 5% 以下，T1b 临床阴性，TUR 标本癌占总体积 5% 以上，T1c 临床阴性，PSA > 4μg/L，活检证实癌。

【辅助检查】

一、 实验室检查

①血清前列腺特异性抗原 (PSA) 升高，但约有 30% 的患者 PSA 可能不升高，只是在正常范围内波动 (正常范围 < 4.0ng/mL) 如将 PSA 测定与直肠指诊 (DRE) 结合使用会明显提高检出率。

②血清酸性磷酸酶升高与前列腺癌转移有关，但缺乏特异性，近年用放射免疫测定可提高其特异性，前列腺酸性磷酸酶单克隆抗体，前列腺抗原测定有待提高其特异性，C 期前列腺癌 20% ~ 70% 有酸性磷酸酶升高，有淋巴结转移亦升高，如果持续升高则肯定有骨转移，血清酸性磷酸酶，前列腺酸性磷酸酶升高者在手术后下降，是预后较好的象征，在包膜内的前列腺癌酸性磷酸酶由前列腺细胞分泌，经前列腺导管排泄，前列腺癌时，癌细胞产生的酸性磷酸酶无导管排出或导管被癌病变梗阻，酶吸收入血循环，以至酸性磷酸酶升高。

二、影像学检查

1.B 超检查前列腺内低回声结节，但须与炎症或结石相鉴别。

2. 核素骨扫描较 X 线拍片常能早期显示转移病灶。

3.CT 或 MRI 检查可显示前列腺形态改变，肿瘤及转移，前列腺癌的主要 CT 表现为增强扫描时癌灶呈现增强不明显的低密度区，被膜显示不规则，腺体周围脂肪消失，精囊受侵犯后可表现出精囊境界模糊，膀胱精囊角消失或精囊增大；当肿瘤侵犯膀胱或前列腺周围器官时，盆腔 CT 均可出现相应的改变，当盆腔淋巴结有肿瘤转移后，CT 可以根据盆腔淋巴结群体大小的改变，判断有无转移发生。

前列腺癌的MRI检查主要选用T_2加权序列，在T_2加权像上，如高信号的前列腺外周带内出现低信号的缺损区，如前列腺带状结构破坏，外周带与中央带界限消失时应考虑前列腺癌。

4. 前列腺穿刺活检，可作为确诊前列腺癌的方法，未能穿刺取出肿瘤组织不能否定诊断。

血清酸性磷酸酶升高与前列腺癌转移有关，但缺乏特异性，近年用放射免疫测定可提高其特异性，前列腺酸性磷酸酶单克隆抗体，前列腺抗原测定有待提高其特异性，C期前列腺癌20%～70%有酸性磷酸酶升高，有淋巴结转移亦升高，如果持续升高则肯定有骨转移，血清酸性磷酸酶，前列腺酸性磷酸酶升高者在手术后下降，是预后较好的象征，在包膜内的前列腺癌酸性磷酸酶由前列腺细胞分泌，经前列腺导管排泄，前列腺癌时，癌细胞产生的酸性磷酸酶无导管排出或导管被癌病变梗阻，酶吸收入血循环，以至酸性磷酸酶升高。

【诊断】

1. 早期无症状，体检时可发现前列腺硬结，质硬如石，表面不平。

2. 晚期出现前列腺肥大的症状，如尿频，尿痛，尿流变细，排尿困难等，可能与同时伴有前列腺肥大有关，但此时行直肠指检可发现腺体质硬而与周围组织固定，活动性差，对临床诊断非常重要，也可出现转移症状如腰背部疼痛，血尿，伴消瘦，乏力，食欲不振等。

3. 前列腺特异性抗原(PSA)血清测定患者血清PSA水平可增高，游离PSA与总PSA的比值降低；有转移时血清酸性磷酸酶可能增高，二者合并检查诊断符合率较高。

4.B超检查前列腺内低回声结节，但须与炎症或结石相鉴别。

5. 核素骨扫描较X线拍片常能早期显示转移病灶。

6.CT或MRI检查可显示前列腺形态改变，肿瘤及转移。

7. 前列腺穿刺活检，可作为确诊前列腺癌的方法，未能穿刺取出肿瘤组织不能否定诊断。

【鉴别诊断】

前列腺癌是一种恶性疾病，应早期发现，早期治疗，因此必须与一些疾病相鉴别，以明确诊断。

(1) 应与前列腺增生症相鉴别

二者一般容易鉴别，但在增生的前列腺腺体中，有的区域上皮细胞形态不典型，可被误认为癌，区别要点是：增生腺体中腺泡较大，周围的胶原纤维层完整，上皮为双层高柱状，细胞核较前列腺癌患者的小，并居于细胞基底部，腺体排列规则，形成明显的结节。

(2) 与前列腺萎缩相鉴别

前列腺癌常起始于腺体的萎缩部，应注意鉴别，萎缩腺泡有时紧密聚集，萎缩变小，上皮细胞为立方形，核大，核象癌变，但这类萎缩改变多累及整个小叶，胶原结缔组织层仍完整，基质不受侵犯，其本身却呈硬化性萎缩。

(3) 与前列腺鳞状上皮或移行上皮化生相鉴别

常发生于腺体内梗死区的愈合部，鳞状上皮或移行上皮分化良好，无退行性变或分裂相，化生的最突出特征是缺血性坏死或缺乏平滑肌的纤维结缔组织基质。

(4) 肉芽肿性前列腺炎

细胞大，可聚集成片状，具有透明或淡红染色胞浆，小的泡状细胞核，核象前列腺癌，但实为巨噬细胞，另一类细胞则呈多形性，细胞核固缩，呈空泡状，体积小，成排或成簇排列，有时可见一些腺泡，鉴别时应注意肉芽肿性前列腺炎的腺泡形成很少，病变与正常腺管的关系无改变，常可见退行性变的淀粉样体和多核巨细胞，而前列腺癌的细胞呈低柱状或立方形，有明确的细胞壁，致密嗜酸性的胞浆，细胞核较正常大，染色及形态可有变异，分裂不活跃，其腺泡较小，缺乏曲管状，正常排列形态完全丧失，不规则地向基质浸润，胶原结缔组织层已不存在，腺泡内含有少量分泌物，但很少有淀粉样体，前列腺癌如发生明显的退行性变，则组织结构完全消失，毫无腺泡形成的倾向。

(5) 另外，前列腺癌应与前列腺结核，前列腺结石相鉴别。

【治疗】

前列腺癌的治疗方法包括随访观察、经尿道前列腺切除 (TURP)、根治性前列腺切除、放射治疗、冷冻治疗、内分泌治疗、综合治疗等。具体治疗方案的选择应根据患者的年龄、全身状况、各项检查以及所预测的前列腺癌临床分期、穿刺活检标本获得的肿瘤组织学分级、Gleason 评分以及有无盆腔淋巴结转移灶和远处转移灶等因素决定。

1. 前列腺癌各期患者的治疗原则

(1) 前列腺癌 T1a：

①观察等待；②放疗；③根治手术：预期寿命 > 10 年，Gleason > 7，TUR 后 PSA > 4 μg/L。

(2)T1b、T1c、T2a、T2b：

①预期寿命 < 10 年，观察等待或放疗；②预期寿命 >10 年，根治手术或放疗。

(3)T3a：

①去雄激素治疗；②放疗；③放疗，去雄激素治疗。

④可考虑前列腺根治手术(预期寿命 > 10 年，Gleason < 7)。

(4)T3b，T4，N0：

①去雄激素治疗；②放疗；③放疗，去雄激素治疗。

(5)TxN1：

①观察等待；②放疗，去雄激素治疗；③放疗。

(6)TxN2：去雄激素治疗。

2. 具体选择治疗方案

(1) 局限性前列腺癌的自然病程与治疗的选择

目前对局限性前列腺癌(临床分期 T_1 和 T_2) 的患者主要治疗方法有根治性前列腺切除术、放射疗法或临床随访观察等。迄今为止，尚无大组的随机配对研究去直接比较手术和放疗这两种方法孰优孰劣，一些回顾性调查研究认为如研究时考虑到肿瘤的病理分级和 PSA 水平的因素，这两种方法治疗的患者术后 5 年生存率基本相同，无明显差别。由于这两种方法无任何证据说明选哪种方法更好，因此我们在为患者选择适当的治疗方法时，主要考虑患者的全身情况及健康状况、该治疗的副作用、病人的喜好和愿望等因素。例如，与放射疗法相比，采用根治性前列腺切除治疗后发生尿失禁和勃起功能障碍的危险性较大，但对肠道功能的影响很小。因此，在治疗局限性的前列腺癌时，应充分考虑到患者的需要和愿望。

(2) 临床观察随访

在早期局限性的前列腺癌患者中有相当一部分的患者可以采取临床随访观察而不需立即处理，因为这部分患者观察期间的长期生存率与同年龄的无前列腺癌人群的生存率基本相同。选择随访观察的前列腺癌患者多为年龄较大、预期寿命短、可能为隐匿性肿瘤、无明显临床表现的病人。另外，由于移行带的肿瘤侵犯至直肠膀胱间隙的机会较小，发生远处转移的可能性较小，随访观察也是其可行的选择之一。适合于随访观察的理想患者应为血清 PSA < 4ng/mL、患者预期寿命短、肿瘤病理分级低的病人。该“疗法”最吸引人之处就在于其没有与各种治疗有关的死亡率问题。但是患者经常意识到自己身上存在着未经治疗的癌肿，会产生严重的思想包袱和心理负担，这也是人们很少选择随访观察的原因。

(3) 根治性前列腺切除术

根治性前列腺切除术已经历了一个世纪的发展过程。1904 年，美国 Johns Hopkins 大学的 Young 医师完成了首例经会阴根治性前列腺切除术，切除范围包括整个前列腺、精囊、Denonvilliers 筋膜。1945 年 Young 报道了 184 例经会阴途径手术治疗的结果，随访 5 ~ 27 年，治愈率达 55%。1948 年，Minin 首先开展了经耻骨后的前列腺根治性切除术；1954 年，Chute 详细介绍了耻骨后逆行根治性前列腺切除术的手术方法;1958 年 Campbell 介绍了经耻骨后顺行根治性前列腺切除术的治疗方法。由于根治性前列腺切除术手术创伤大、术后尿失禁和勃起功能障碍的发生率极高，手术死亡率亦高，使得根治性前列腺切除术的临床应用受到很大的限制。1979 年，美国 JohnsHopkins 大学的 Walsh 等根据解剖学研究结果提出了保留性神经的根治性前列腺切除术技术，大大减少了术中的失血量及术后的尿失禁和阳痿的发生率。现在,根治性前列腺切除术已为大多数泌尿外科医生所接受,成为前列腺癌,尤其是局限性前列腺癌的经典手术方法。

①经耻骨后前列腺根治性切除术：随着人们对健康普查的重视，越来越多的前列腺癌在早期就被发现。因此，接受根治性前列腺切除手术的前列腺癌患者也逐年增多。与经会阴手术途径相比，经耻骨后前列腺根治性切除术同时可以进行盆腔淋巴结清除术，能够准确地评价盆腔淋巴结受侵犯的情况，术后病理分期更加准确。因此，目前国内外大多数泌尿外科医师都采用耻骨后的前列腺根治性切除技术治疗前列腺癌患者，手术技术成熟。对适合手术治疗的前列腺癌患者进行手术可以完全切除患者体内的肿瘤，且目前该手术的死亡率已大大低于 1%。然而，手术后有 2% ~ 20% 的患者会发生持续性尿失禁，70% 的病人会出现勃起功能障碍，且有相当一部分患者术后会发生吻合口狭窄。术后尿失禁的原因包括手术时损伤神经血管束、病人年龄偏大、从前有 TURP 手术史以及术前已存在排尿控制问题等因素。为了减少术后尿失禁的发生率，术中必须注意保存支配尿道外括约肌的神经以及腹下神经丛。一旦注意了保护排尿神经后，手术后尿失禁的发生率明显减少，且手术后恢复控制排尿的时间也大大加快。

②经会阴根治性前列腺切除术：经会阴根治性前列腺切除术是最早应用于前列腺癌外科治疗的手术方法，由于经会阴途径手术不能准确评价盆腔淋巴结转移情况，也不能同时行盆腔淋巴结清除术，因此术后患者的病理分期仍不准确。这点大大制约了该术式的临床应用。此外，经会阴手术时显露和完整切除精囊有一定的困难，术后阳痿发生率高等也使得多数医师选择经耻骨后手术途径。但是经会阴途径手术也有其优点，如手术时显露前列腺尖部尿道较清楚、尿道与膀胱吻合容易操作、术中出血较耻骨后径路手术为少等。如果术中注意解剖保护神经血管束也可以降低术后阳痿的发生率。

(4) 前列腺癌的放射疗法和冷冻疗法

放射治疗可以有效地控制前列腺癌，局部控制率达 65% ~ 88%。以往放射治疗前列腺癌失败的主要原因有：放疗剂量的不足、肿瘤细胞对射线有耐受性、肿瘤体积计算过小错误以及照射有效边界不够等。现在计算机技术的发展使得放疗已进入到三维适形放射治疗 (3DCRT) 阶段。3DCRT 的优点是使肿瘤组织及周围安全区内组织包括在靶区内，提高靶区内的照射剂量，高剂量又很少损伤到周围正常组织，不超过正常组织的耐受量。影响前列腺癌放射治疗疗效的因素有治疗前后的 PSA 值、肿瘤的 Gleason 评分等。局限性前列腺癌接受放射治疗的理想适应证病人应该有较长的预期寿命、无明显的放射毒性易感危险因素且病人愿意接受放射疗法。现代的放射疗法较以往的放疗有了很大的变化，不仅可以治愈病人的肿瘤并且为大多数男性患者所耐受。现代放疗的副作用有限，包括直肠刺激症状、腹泻、尿频、排尿困难等。持续性严重并发症的发生率仅为 1%，包括勃起功能障碍、尿失禁性膀胱炎及直肠炎等病变。目前光子束外照射放疗已成为前列腺癌患者接受放疗的主要选择方法。尽管比较手术疗法与外照射疗法的疗效好坏非常困难，但有资料建议如采用标准放疗剂量范围 45 ~ 50Gy 治疗时，患者治疗后的生存率与生化成功率和手术治疗的患者相同。最近，还有证据表明如放疗剂量 > 67Gy 时，患者 PSA 复发率较标准剂量治疗者为低，说明其对于治疗局限性前列腺癌更加有效。

(马林 樊国栋 郑海波)

第十一章 尿控功能异常

第一节 遗尿症

【概述】

遗尿症（Enuresis）俗称尿床，通常指小儿在熟睡时不自主地排尿。一般至 4 岁时仅 20%有遗尿，10 岁时 5%有遗尿，有少数患者遗尿症状持续到成年期。没有明显尿路或神经系统器质性病变者称为原发性遗尿，占 70% ~ 80%。继发于下尿路梗阻、膀胱炎、神经源性膀胱（神经病变引起的排尿功能障碍）等疾患者称为继发性遗尿。患儿除夜间尿床外，日间常有尿频、尿急或排尿困难、尿流细等症状。。

婴儿不能控制排尿是正常现象，直至 5 岁时约有 1.5%小儿仍有夜间遗尿，至 15 岁时 99%小儿夜间遗尿消失。大部分女孩到 2 岁时白天和夜间都不遗尿。夜间遗尿的男孩较女孩多 50%。

80%以上的遗尿仅发生于夜间。自幼遗尿并持续存在者称原发性遗尿。约 25%小儿夜间已不遗尿，至 12 岁时又复有夜间遗尿，平均持续 2.5 年，这些小儿称继发性遗尿，他们中有很多人在发育过程中可追溯有精神压力因素。

生后第 1 年，每日排尿约 20 次，以后 3 年约减至每日 11 次，而平均排尿量约大 4 倍。当小儿逐渐成熟，训练排尿功能，像成人一样控制排尿，则应有正常的膀胱括约功能、足够的膀胱容量（膀胱容量与体重有关，10 mL / kg 体重）及在脊髓反射弧之上能开始抑制逼尿肌收缩。至 4 岁时绝大多数小儿在白天及夜间能像成人一样控制排尿。尿流动力学检查证实，虽然膀胱充盈，想要排尿，但自主动作不开始，逼尿肌不收缩，即没有无抑制性收缩，当逼尿肌开始自主收缩时，括约肌的横纹肌同时放松促使膀胱排空。

【病因】

原发性遗尿的主要病因可有下列几种：

①大脑皮层发育延迟：不能抑制脊髓排尿中枢，在睡眠后逼尿肌出现无抑制性收缩，将尿液排出；

②睡眠过深：未能在入睡后膀胱膨胀时立即醒来；

③心理因素：如患儿心理上认为得不到父母的喜爱，失去照顾，患儿脾气常较古怪、怕羞、孤独、胆小、不合群；

④遗传因素：患儿的父母或兄弟姐妹中有较高的遗尿症发病率。

【辅助检查】

诊断原发性遗尿的原则主要为排除继发性遗尿的各种病因。

1.病史：注意有无遗传因素，遗尿是否由婴儿开始，后来才出现者及日间有排尿症状者可能继发性遗尿，同时有便秘或神经系疾患者可能继发于神经源性膀胱。

2.体检：作全身详细体检，特别注意肛门括约肌张力是否正常，有无脊柱裂，会阴部感觉有无减退及下肢活动是否正常。

3.实验室检查：尿常规，尿培养。

4.X 线检查：平片观察有无脊柱裂，膀胱尿道造影观察有无机械性梗阻。

5.尿流动力学检查：尿流率检查观察有无下尿路梗阻，膀胱内压测定观察有否无抑制性收缩。

包括尿动力学、内镜、X 线、肌电图及脑电图等检查。其主要目的是排除器质性遗尿，协助分析遗尿病因、病理及机制。由于大多数儿童遗尿为功能性，经病史、体检及尿液检查多可得出初步诊断，勿需常规进行特殊检查。但当患者有严重的泌尿系症状，尿液检查有阳性发现，或年长儿及成人遗尿及顽固性遗尿久治无效时应进行以下检查：

1.膀胱容量测定　遗尿症儿童膀胱功能容量多低于正常，但麻醉后膀胱容量正常。当膀胱功能容量恢复正常时遗尿常随之消失。

2.膀胱压和尿道压测定　膀胱压和尿道压测定以及夜间连续膀胱压力测定，对了解膀胱和尿道功能有一定帮助。

3.夜间膀胱压脑电图、尿道外括约肌肌电图同步持续监测　从膀胱压和肌电图了解逼尿肌和尿道外括约肌的舒缩情况，从脑电图了解睡眠变化。三者的有机结合可望对无明确器质性病变者提供遗尿原因的线索。对有逼尿肌异常收缩或（和）尿道功能异常者，若遗尿前脑电图有觉醒倾向（即睡眠变浅）提示膀胱尿道功能异常是遗尿的主要原因；若脑电图无觉醒倾向，则提示在膀胱尿道功能异常的基础上合并有睡眠和觉醒功能异常。无逼尿肌异常收缩和尿道功能异常，遗尿前脑电图上无觉醒倾向者，睡眠和觉醒功能异常是遗尿的主要原因。

4.X 线检查 如腹部平片、IVU、排尿性膀胱尿道造影等。以确定有否神经系统疾病，如脊柱裂、脊髓脊膜膨出和某些泌尿系疾病，如膀胱输尿管反流和尿道梗阻等。

5. 其他肌电图检查 对确定神经系统的病变及病变定位有一定价值；尿流率测定可用作尿道梗阻的筛选检查；膀胱尿道镜、B 超等也可视情况而选择使用。

【诊断】

遗尿诊断并不困难。但应强调准确、完整的诊断：①应排除尿道外尿失禁，如输尿管异位开口、膀胱阴道瘘、尿道阴道逆流等，依据是否是膀胱尿液经尿道流出，不难做出鉴别诊断。②排除器质性遗尿。这种遗尿实际上是尿失禁在睡眠中的表现，常伴有其他日间排尿症状。③确定造成遗尿的主要原因。

【临床分型】

自幼遗尿并持续存在者称为原发性遗尿。原发性遗尿停止 3 ~ 6 个月以后再次出现遗尿者称为继发性遗尿。发生于白天睡眠中的遗尿称日间遗尿。发生于夜间睡眠中的遗尿称夜间遗尿。除遗尿外无其他日间排尿症状者称单症状遗尿。应该强调遗尿症是指那些无明确泌尿生殖系统和神经系统疾病的遗尿，而那些有明确病理背景者，遗尿只是疾病的一个症状，不属遗尿症范畴。

【鉴别诊断】

1. 尿失禁：其尿液自遗而不分寐寤，不论昼夜，出而不禁，在小儿多为先天发育不全或脑病后遗症的患儿。

2. 神经性尿频：其特点是患儿在白昼尿频尿急，入睡后尿频消失，与遗尿炯然有别。

【治疗方案】

遗尿病因复杂，治疗方法较多，总体上讲有四类：①行为治疗 (behaviortherapy)，如排尿训练，遗尿报警器及膀胱训练等，以纠正不良排尿习惯，促进排尿控制功能发育；②针对中枢神经系统发育不全的治疗，常用三环抗抑郁药物；③针对膀胱尿道功能异常的治疗，常用抑制逼尿肌收缩和增加尿道阻力的药物；④针对夜间多尿进行抗利尿治疗；⑤中医、中药治疗。

在选择治疗方法时应遵循下述原则。强调综合治疗，卫生知识教育、行为治疗和药物治疗相结合；克服只重视药物治疗的思想，充分调动患者及家属的主观能动性，积极配合治疗；因病施治，避免盲目治疗；儿童患者多为排尿控制功能发育迟缓所致，应以行为治疗为主，药物治疗为辅，年长儿童及成人患者精神因素对治疗有较大的影响，应做耐心的思想工作，使其树立战胜疾病的勇气，并辅以适当的药物治疗；对有显著膀胱尿道功能异常者，给予抑制逼尿肌收缩和增加尿道阻力的药物，对觉醒功能异常为主者可给予中枢兴奋剂。久治不愈者应进行全面检查，针对具体情况进行治疗。手术治疗应慎重，成人、重症、顽固性遗尿者方予考虑。

1. 一般治疗　对患者及其父母进行教育：使其认识到遗尿是疾病而不是懒惰，并非不光彩的事情。切忌斥责、歧视及体罚，未遗尿时应予适当的精神和物质奖励，逐步克服自卑心理和恐惧心理，建立治愈信心。适当调整生活制度：对夜间睡眠过深者，日间勿过度疲劳并养成午休习惯；对睡眠较差思想负担过重者，应鼓励其参加社会活动，减轻心理压力。为减少夜间尿量，晚餐后不再饮水或尽量少饮水，还可于睡前 4 小时加服少量利尿剂。

2. 行为治疗

(1) 排尿训练：对预防和治疗都有十分重要的作用。一般半岁左右即可开始。初期主要是通过一定的姿势及刺激，如某一特定的声响等条件刺激激发排尿，使其学会启动排尿的方法。后期主要通过逐渐延长排尿间隔时间以扩大膀胱容量，并学会抑制排尿的方法。将小孩从睡眠中唤醒排尿是防止遗尿的有效方法。但需要掌握好唤醒排尿的时机和次数，过早、过频唤醒排尿因膀胱尚未充盈，条件刺激强度低，过晚唤醒排尿则遗尿已发生，最佳唤醒排尿时机应在遗尿即将发生之前。可根据遗尿发生的时间规律及遗尿前表现如翻身、梦呓或扰动等及时唤醒排尿。

(2) 遗尿报警器 (enureticalarms)：主要适用于能配合治疗的患者。报警器的种类较多，其基本原理是当遗尿发生时(仅数毫升尿液)报警器即发出某种声响或振动，使患者觉醒并终止排尿。其目的是强化膀胱充盈的刺激引起觉醒，加速正常排尿反射的形成。有效率 50% ~ 80%，停用后复发率 15% ~ 47%。使用时应注意：①选用机械故障少，局部刺激轻，敏感性高的报警器；②报警后要求患者起床去厕所或坐于便器上，在清醒状态下排尿，切勿在半醒半睡状态下排尿；③每一疗程 3 ~ 6 个月，复发后可再用。

(3) 膀胱训练 (bladder drill) 及生物反馈治疗 (biofeedback)：主要用于不稳定膀胱及膀胱尿意容量小的年长儿及成人。膀胱训练的主要目的是提高中枢神经系统对排尿的抑制能力，增加膀胱容量，提高膀胱顺应性，降低膀胱敏感性。膀胱训练的基本方法是：白天多饮水，尽量延长排尿间隔，增加膀胱容量。成人排尿间隔达 3 小时左右，膀胱容量达到 300 ml 左右。小孩则根据情况适当掌握。生物反馈治疗是用生物传感器把膀胱异常收缩的信息转变成患者能直接感知的信号，如声、光、图像等，使患者能学习并掌握控制逼尿肌异常收缩的方法。

(4) 干床训练 (dry-bed training)：是将排尿训练、遗尿报警器、膀胱训练及一般治疗中的某些内容综合使用的治疗方法，其效果较单独使用更佳。

3. 药物治疗

(1) 三环抗抑郁药物：如丙咪嗪、多虑平等。丙咪嗪最为常用。丙咪嗪口服易吸收，血浆半衰期 9 ~ 24 小时。治疗机制为：①抗胆碱作用，抑制逼尿肌收缩；②抑制交感神经末梢对去甲肾上腺素的重摄取，加强交感神经对尿道平滑肌的收缩作用；③中枢神经系统作用，其详细机制尚不清楚，有人认为丙咪嗪能改善睡眠使之易于觉醒，也有人认为丙咪嗪是通过抗抑郁作用而获益。用法：开始剂量 10 ~ 25 mg，睡前半 1 小时服用。1 周后无效则改为 50 mg，最大可增至 75 mg，对年长儿及成人也有人将剂量加至 120 mg。仍无效时改用其他药物。获得临床改善后持续用药 3 个月。总有效率 40% ~ 80%，复发率 10% ~ 40%。为减少复发，应缓慢停药，每 2 ~ 3 个月剂量递减一半，至最小剂量时每 2 ~ 3 日用药 1 次。副作用：易于激动、口干、口苦、出汗、皮疹、心动过速等。有尿路梗阻、癫痫、青光眼及严重心血管系统疾病者，应慎用或禁用。

(2) 抑制逼尿肌收缩的药物：常用的有 ①抗胆碱类：普鲁本辛、氯化羟丁宁、Trolternodin 等；②平滑肌松弛剂：泌尿灵等；③前列腺素抑制剂及钙离子通道阻滞剂：吲哚美辛、硝苯地平、双苯丁胺等。

(3) 增加尿道阻力的药物：常用者为麻黄碱和伪麻黄碱。通过增加交感神经活性使 ①尿道 α－受体兴奋，增加尿道阻力；②膀胱 β－受体兴奋，抑制逼尿肌收缩；③兴奋中枢神经系统，使患者易于觉醒。麻黄碱用量 0.5 mg / kg，6 岁以上可用 15 ~ 30 mg 睡前服。伪麻黄碱素用量 10 ~ 30 mg 睡前服，其心动过速及升高血压的副作用小，但作用不及麻黄碱。

(4) 中枢兴奋剂：常用药物为甲氯芬酯 (meclofenoxanum，又名遗尿丁) 和马吲哚 (mazindo1) 等。其中马吲哚效果较好，其作用可能是使大脑神经末梢合成和释放多巴胺增加，增加大脑皮层兴奋性，易于觉醒。主要用于年长儿童及成人。首次剂量 1 mg / 晚，最大剂量 3 mg / 晚。

(5) 抗利尿药：适用于尿崩症，夜尿量多及尿液渗透压低的患者。常用药物为卜脱氨一右旋一精氨酸加压素 (desmopressin or DDAVP)。近期疗效甚佳，但突然停药易复发，总有效率 40% ~ 65%。用法：20 ~ 40 μg 睡前鼻腔内给药，显效后持续用药 2 个月，后每 2 周剂量递减一半 (40 μg-20 μg-10 μg 5 μg-2.5 ug)，最后停药，长期使用无明显副作用。

(6) 中药治疗：

1. 脾肺气虚

证候：遗尿，尿频而量不多，面色不华，形体消瘦，神倦乏力，食少便溏，自汗或盗汗，舌 淡，脉缓。

主方：补中益气汤合缩全丸加减。

加减：若患儿熟睡不易醒者，加石菖蒲，莲芯。

2. 下元虚寒

证候：睡中遗尿，一夜可发生 1 ~ 2 次后更多，多在夜间一定的时间，而且往往在梦中排尿 ，患儿面色白光白，恶寒肢冷，腰腿酸软，小便清长而频数，舌质淡，脉沉迟无力。

治法：温肾固涩。

主方：桑螵蛸散和巩堤丸加减。

加减：小便清长，恶寒肢冷加附子 3g。

3. 肝经郁热

证候：遗尿，小便黄燥，性情急躁，兼见手足心灼热，唇红，苔薄黄，脉滑数。

主方：龙胆泻肝汤加减。

加减：若见有舌光无苔，脉细数之阴虚明显者，加大熟地，萸肉，麦冬 ，淮山药。

4. 手术治疗

(1) 膀胱膨胀疗法：Dunn(1974) 首先利用该法治疗尿急、急迫性尿失禁和遗尿，取得一定的疗效。所治病员均经检查证实为不稳定膀胱，无泌尿系统及神经系统器质性病变，药物治疗无效者。1977 年 Johnstone 用此法治疗儿童遗尿，亦取得良好效果。经电镜检查认为该治疗是因膀胱高压下过度膨胀，膀胱逼尿肌细胞连接点及神经末梢受到过分牵拉及压迫造成缺血和损伤，使膀胱敏感性和收缩性下降。

方法：成人用硬膜外麻醉，小儿用全麻，将顶端缚一避孕套的 F18 号导尿管 (儿童用细导尿管) 插入膀胱，导尿管体外端经一三通管分别与注水装置和压力监测装置相连，向避孕套内注入生理盐水，直至避孕套内压力等于患者收缩期血压，反复 4 次，每次 30 分钟。

膀胱膨胀疗法有导致膀胱破裂的危险，亦有引起膀胱输尿管反流的报道。少数患者术后出现排尿困难及尿潴留，经短期留置导尿可治愈。本疗法适用于有严重尿频、尿急或急迫性尿失禁，膀胱测压为不稳定膀胱且原因不明，药物治疗不佳的年长儿童及成人遗尿。对年龄较小、有下尿路梗阻、急性或慢性膀胱炎症者，应慎用或禁用。

(2) 膀胱横断术 (bladder transection)：有研究表明膀胱体和膀胱底的感觉神经走行方向向着膀胱颈，在膀胱下动脉平面离开膀胱。膀胱横断术是根据这一解剖特点，旨在切断感觉神经，降低膀胱敏感性，增加膀胱功能容量，而对膀胱运动神经不产生显著影响。膀胱肌肉连续性中断对降低膀胱收缩性也有一定作用。据报道，有效率为 50% ~ 80%。其适应证为：① 16 岁以上患者，伴有尿频、尿急和急迫性尿失禁；②无神经系统器质性病变，无下尿路梗阻性疾病及尿路感染；③麻醉后膀胱功能容量正常，无器质性膀胱挛缩；④症状重其他疗法无效，患者求治心情迫切者。

第二节 神经源性排尿功能异常

【概述】

本症是因神经病变或损害引起的膀胱或（和）尿道功能障碍。早年被称为神经源性膀胱 (neurogenic bladder) 或简称神经膀胱。但这类疾病常同时伴有尿道功能障碍和膀胱尿道功能的协调性异常，因此也有人将其称为神经病性膀胱尿道功能障碍 (netlropathic vesico-urethral dysfitaction)。国际尿控学会用神经源性排尿功能障碍 (netlrogenic voiding dysfcmetion) 来描述该疾病。

【病因】

凡脊髓反射中枢或其周围神经发生病变时称为下运动神经元病变，而脊髓反射中枢的任何部位发生病变时称上运动神经元病变。神经源性排尿功能障碍常见的有 3 种。①逼尿肌反射亢进：多由上运动神经元病变引起。主要症状为尿频、尿急和紧迫性尿失禁。膀胱内压测定时出现无抑制性收缩，特别在体位改变及直立位测压时更易出现。②逼尿肌无反射：多由下运动神经元病变引起。主要症状为排尿困难、尿潴留及充溢性尿失禁等。膀胱测压时呈松弛性瘫痪，受到各种刺激后无膀胱收缩。电刺激脊髓反射试验时，刺激膀胱壁、颈部及肛门括约肌的肌电图活动消失或减弱。③逼尿肌和括约肌功能的协同失调：排尿是一种协同动作。逼尿肌的收缩和膀胱颈、尿道外括约肌的张开必须协同进行，才能使尿液全部排出。如逼尿肌和括约肌功能协同失调，则尿液不能排出或只能部分排出。临床上有两种情况：①逼尿肌和膀胱颈部功能协同失调：主要发生在下运动神经元病变或原发性感觉神经元病变。

由于副交感神经的损害而对交感神经的抑制作用减弱，从而导致膀胱颈部收缩加强。临床表现为排尿困难、尿流无力、排尿滴沥、尿频、尿急及反复尿路感染等。尿动力学检查时，排尿期膀胱内压明显增高（$\geqslant$ 6.86kPa，即 70cmH_2O），最大尿流率低（< 10ml/s）。排尿电影上可见膀胱颈部不张开或张开后提早闭合。也可表现为无张力膀胱，排尿期膀胱内压很低及膀胱颈部不能张开。②逼尿肌和尿道外括约肌功能协同失调：常发生在各种神经源性膀胱功能障碍。临床上分为 2 类。一类为逼尿肌收缩过程中外括约肌出现持续性痉挛或突然发生无抑制性收缩。另一类是外括约肌突然发生无抑制性松弛而引起尿失禁。临床上主要表现为排尿困难、尿流

缓慢、排尿滴沥、尿潴留、尿频、尿失禁及反复尿路感染。尿流动力学及肌电图检查时，排尿期膀胱内压增高，最大尿流率降低及肌电图活动增加。

【辅助检查】

在常规检查的基础上，进行泌尿系统的影像学检查，如X线平片、排泄性膀胱尿道造影、超声及核素检查等，以进一步了解肾脏功能、梗阻程度、膀胱输尿管反流等。最后行内镜检查，了解膀胱内的病变及膀胱颈情况。为了避免医源性上尿路感染，一般不行逆行插管造影。

膀胱尿道功能障碍的诊断主要依据尿流动力学检查，包括膀胱测压、尿道测压、膀胱尿道同步测压、尿流率测定、压力·流率测定、压力一流率 -EMG 检查及影像尿动力学检查等，根据患者具体情况选用。一些特殊病例尚需同时进行诱发试验，最常用者为骶诱发反应 (sacral evoked response)、大脑皮层诱发反应、躯干感觉脊髓诱发反应等。

此外，脑电图、肌电图及诱发反应等电生理检查亦十分重要。

【诊断】

神经源性排尿功能障碍的诊断包括两个部分，即排尿功能障碍是否为神经源性及确定神经源性排尿功能障碍的类型。

①诊断排尿功能障碍是否为神经源性的方法：多数患者通过病史及体检即能明确诊断。如有脊髓损伤、广泛盆腔手术及其他神经系统疾病的病史。查体时会阴部感觉丧失及排尿前无尿意感等即可肯定诊断。

少数患者病因不明、诊断无法肯定时可进行膀胱去神经超敏试验。它的理论基础为当肌肉失去神经控制后，由于对神经介质、乙酰胆碱感受面的扩大而使肌肉呈超敏现象。试验时先进行膀胱内压测定，将液体注入膀胱的速度调至1mL/s，记录注入10mL时的膀胱内压。然后，皮下注射乌拉胆碱2.5mg或卡巴果0.125mg，在注射后10min、20min、30min分别重复上述测定。如3次测定中的最高1次较注射前的膀胱内压超出1.47kPa（15cmH_2O）以上即为阳性，可确诊为神经源性膀胱功能障碍。

②确定神经源性排尿功能障碍类型的方法：通过全面的尿动力学检查，包括膀胱测压、压力流率测定、尿道测压、肌电图及影像尿动力学检查等，即可确定神经源性排尿功能障碍的类型。

【临床类型】

长期以来，关于神经源性膀胱尿道功能障碍的分类问题，有过大量的讨论，曾有过多种分类方法，应该说各有其优缺点。理想的分类法应概括下列内容：①原发病的部位；②能表示膀胱尿道功能障碍的发病机制；③可提示膀胱尿道功能障碍的特征；④能为临床治疗提供直接的依据。但迄今为止，各种分类法均有顾此失彼的缺点。

1.Hald-Bradley 分类　Htald 和 Bradley(1982) 提出据神经病变部位的神经源性排尿功能障碍分类法。该分类方法以病变部位来反映功能变化：脊髓上病变者大多有逼尿肌反射亢进，逼尿肌收缩与尿道内和尿道外括约肌舒张多呈协调，而感觉通常存在；骶髓上病变者大多有逼尿肌反射亢进，逼尿肌收缩与尿道内和尿道外括约肌的协调多不协调，感觉功能与神经损害的程度有关，可为部分丧失或完全丧失；骶髓下病变包括骶髓的传人和传出神经病变，由于逼尿肌运动神经损害可产生逼尿肌无反射，感觉神经损害可致感觉功能缺失；周围自主神经病变绝大多数见于糖尿病患者，特点是膀胱感觉不全，残余尿增加，最后失代偿，逼尿肌失去收缩。肌肉病变可包括逼尿肌自身，平滑肌性括约肌，或全部或部分横纹肌性括约肌。相应的功能障碍与所累及的结构有关。逼尿肌功能障碍最为常见，多继发于长期膀胱出口梗阻后的失代偿。

但在临床上因神经损害程度、受累神经及其范围不同，常难以准确确定病变部位与功能异常的关系。如不完全性脊髓损害、骶髓上合并骶髓的损害、多发性神经损害等。继发于神经损害后期的肌肉功能改变更难以确定，如逼尿肌纤维化，尿道外括约肌去神经等。

2.Laltides分类　Laftides提出根据神经损害后的感觉和运动功能改变的分类法。这一系统仍旧为泌尿外科和神经科医生所熟悉，因为他以便于认识的方法描述了许多类型的神经源性排尿功能障碍的临床和膀胱测压状态。

感觉障碍神经膀胱 (sensory netlrogenic bladder) 源于选择性膀胱和脊髓间或脊髓和大脑间的感觉纤维传导受阻。较常见的原因是糖尿病、运动性共济失调、恶性贫血等。典型的改变为膀胱测压曲线证实为大容量、高顺应、低压充盈曲线，可有大量的残余尿。

运动瘫痪膀胱 (motor paralytic bladder) 源于膀胱副交感运动神经的破坏性疾病。常见原因为盆腔手术或外伤。早期表现可有疼痛性尿潴留、排尿启动困难等。膀胱测压显示：膀胱充盈可正常，但达到最大膀胱容量时难以启动自主膀胱收缩。后期表现与膀胱失代偿及膀胱组织学改变有关，可有膀胱感觉功能改变和大量的残余尿。膀胱测压显示：膀胱容量增大，高顺应性、膀胱或残余尿前高顺应性、残余尿后低顺应性，不能启动逼尿肌收缩。

无抑制性神经膀胱 (uninhibited neurogenic bladder) 是用以描述与皮层调节有关的损伤或疾病，如脑血管病、脑或脊髓肿瘤、帕金森病、脱髓鞘疾病等。这类疾病因破坏了能对骶髓排尿中枢发挥抑制作用的神经中枢或神经传导纤维，导致排尿反射的易化。这种排尿功能障碍在症状上大多表现为尿频、尿急、急迫性尿失禁，在尿动力学上表现为储尿期膀胱不自主收缩。患者常常可以自主启动膀胱收缩排尿，除非合并有器质性膀胱出口梗阻，或尿道内或（和）外括约肌协同失调，一般无排尿困难和残余尿。

反射性神经膀胱 (reflex neurogenic bladder) 源于骶髓与脑干间完全性感觉和运动通路损害。最常见的是外伤性脊髓损伤及横断性髓鞘炎，也可发生在脱髓鞘疾病，以及任何可能引起明显的脊髓损伤的过程。典型的表现是膀胱失去感觉，失去自主启动收缩的能力，但在膀胱充盈期可出现自发性逼尿肌收缩，有逼尿肌尿道外括约肌协同失调。在这类病变的急性损害期表现为脊髓休克，膀胱感觉和运动功能完全丧失，膀胱对所有刺激都无反应。在脊髓休克期向反射性神经膀胱过渡期可有多种不同的表现。

自主性神经膀胱 (autonomous neurogenic bladder) 源于脊髓部位的膀胱感觉和运动完全分离。这可能源于疾病破坏骶髓，或对骶神经根或盆神经的损害。患者不能自主启动排尿，没有膀胱反射活动。膀胱测压显示：无自主或自发的逼尿肌收缩，膀胱压力低、膀胱容量增大。

这一分类有助于理解神经病变与膀胱尿道功能改变的关系，不幸的是，许多患者的情况并不恰好符合一个或另一个分类。感觉、运动或混合病灶可能逐渐发生，由于不同的周围性去神经 / 去中枢而产生的病情，可能与典型的描述相差甚远。

3. 依据膀胱尿道功能障碍类型的分类方法 Klane 和 Siroky 最早提出依据尿动力学所示的异常进行分类的方法。这一分类将神经源性膀胱尿道功能障碍分为逼尿肌反射亢进 (detrusor hypereflexia) 和逼尿肌无反射 (detrusor areflexia) 两大类，并根据尿道括约肌功能进一步分为数种亚型。

(1) 逼尿肌反射亢进：逼尿肌在储尿期出现自发或诱发的收缩即称为逼尿肌不稳定，如果这一病变合并有中枢神经系统的异常，则称为逼尿肌反射亢进。较为经典的理论认为其确诊标准为储尿期时逼尿肌不自主收缩，幅度超过 15 cmH_2O，现较为统一的观点认为只要有期相性逼尿肌收缩即可确诊。该型又可进一步分为以下亚型：

1) 括约肌协调正常 (coordinated sphincters)：指逼尿肌收缩排尿时尿道括约肌能协调性松弛。

2) 外括约肌协同失调 (striated sphirlcter dyssytlerpa)：指逼尿肌收缩排尿时，原应处于松弛状态的尿道外括约肌仍处于收缩状态，导致尿道开放不全。

3) 内括约肌协同失调 (smooth sphincter dyssynerpa)：指逼尿肌收缩排尿时尿道内括约肌不松弛。

(2) 逼尿肌无反射：指在排尿期时逼尿肌不能收缩或收缩无力。该型又可进一步分为以下亚型：

1)括约肌协调正常(coordinated sphincters)：指排尿时尿道括约肌能协调性松弛。

2) 外括约肌痉挛或失弛缓 (nonrelaxing striated sphincter)：表现为排尿时尿道外括约肌处于持续的收缩状态。这一类型因排尿时逼尿肌不能收缩或收缩无力，故不称为协同失调。

3) 内括约肌痉挛或失弛缓 (nonrelaxing smooth sphincter)：表现为排尿时尿道内口不开放。这一类型因排尿时并无逼尿肌收缩。故也不称为协同失调。

4) 外括约肌去神经 (enervated striated smooth)：是一种特殊类型，主要源于尿道外括约肌及盆底肌失去神经支配后肌肉萎缩、松弛，致使膀胱尿道下垂，尿道成角产生排尿困难。

【治疗方案】

神经源性排尿功能障碍的治疗原则是，对神经病变能恢复者，采用针对原发病的治疗；对神经病变不能或不能完全恢复者，则针对改善排尿状况及保护肾功能进行治疗。

近年来，对神经源性排尿功能障碍的治疗方法有了很大的进展，使得开放性手术治疗的病例逐年减少。改善排尿状况的药物不断出现，如 M 受体拮抗剂、α－受体拮抗剂、平滑肌或骨骼肌松弛剂等不断应用于临床并取得良好效果。特别是电刺激疗法，无论机理研究及临床应用都有了突破性进展，在储尿及排尿反射通路的各个反射弧部位均有研究，目前应用较成熟的主要有逼尿肌电刺激、盆底肌电刺激和骶神经根埋植式电刺激（interstim）等，使针对神经反射的手术治疗进一步减少。但外科手术治疗并未被上述治疗所完全替代，针对不同病例，可选用膀胱颈切开术、尿道外括约肌切开术、阴部神经切断术、人工尿道括约肌等。对病变严重、排尿功能已无恢复希望、已有或存在潜在的上尿路损害等，还不得不采用尿流改道手术，甚至行永久性膀胱造口术。

事实上，几乎所有神经系统的病变都可以影响膀胱功能，而控制膀胱功能的神经系统，是包括中枢和周边的各种神经组织，所以只要有一部分的神经组织受到伤害，就可能影响膀胱的功能，如中风，巴金森症，多发性硬化症，糖尿病，脊髓膨出，脊髓外伤或手术，骨盆腔的外伤或手术等等，都可能影响膀胱功能。

此外，不良的排尿习惯，器官老化，发炎或焦虑等因素所造成的神经机能退化，都会影响膀胱功能，造成了神经源性膀胱。

所以防止神经损伤及防止神经机能退化是预防神经源膀胱的可能方法。

1. 保守治疗

(1)Crede 压迫法排尿

适应证：常用于逼尿肌无反射、脊髓休克期及其他尿液引流间期的辅助排尿。

方法：手掌触摸胀大的膀胱，将双手重叠放于膀胱上，由顶部向体部环行按摩 2 ~ 5 分钟后，再双手重叠放于膀胱上慢慢向耻骨后下方挤压膀胱，手法由轻到重直到排出尿液。施行 Crede 压迫法排尿时应尽量放松盆底肌肉，以手压迫下腹部进行排尿，可配合使用 a 受体阻滞剂，以松弛膀胱颈。

(2) 扳机点排尿 (triggering toilet)

适应证：骶髓上神经病变引起的排尿困难。

方法：反复挤捏阴茎、牵拉阴毛、耻骨上区持续有节律的轻敲、指诊肛门刺激或牵撑肛门括约肌等，对腰骶皮肤神经节段施以刺激，以诱发逼尿肌收缩、尿道外括约肌松弛，这种反射有时足以排空膀胱，但有的还需用药物或手术方法以减低膀胱出口阻力才能排空膀胱。这种方法教会病人后，由患者自己做，对于双手不能活动者，可由陪同人员进行。

(3) 盆底肌训练 (pelvic muscle exercise)

适应证：盆底肌训练法早在 1948 年由妇科医生 Kegel 提出，主要用以治疗压力性尿失禁。最新研究显示盆底肌训练还可对某些尿频、尿急和尿失禁有治疗作用。这是因为盆底肌功能障碍与某些下尿路功能障碍的发生、发展和转归有关，主要用于不全性脊髓损害患者。

方法：基本要求是反复收缩和松弛包括尿道括约肌在内的盆底肌，同时保持腹部、臀部及股部肌肉放松。基本方法是收缩上提肛门，紧闭尿道。训练方法、训练剂量和训练持续时间是影响疗效的三个主要因素。为保证方法的准确性，指导者可以右手食指插入肛门（女性可用食指和中指分别插入阴道和肛门），左手置患者腹部，令患者收缩盆底肌，直到患者学会正确的盆底肌训练方法；训练剂量掌握：每次盆底肌收缩应持续至少 10 秒，放松 10 秒后再收缩，如此反复进行，从一次训练做 15 次收缩开始逐渐增加收缩次数。每日进行 3 次训练。为强化刺激，可于会阴部施以痛觉刺激或将插入阴道的手指张开刺激阴道壁；可于卧位、坐位或站直位状态 F 进行训练；还可于盆底肌收缩期间做咳嗽、站起等增加腹压的动作。一般需经数周甚至数月方可取得较好的效果，有的患者需要长期坚持治疗。

(4) 其他：如饮水指导，外集尿器、阴茎夹及尿垫使用、会阴部皮肤护理等。

2. 导尿及尿液引流

(1) 间歇性导尿：即间断性导尿，导尿毕拔除尿管。这是目前认为最有效的尿液引流方法，有无菌导尿法和清洁导尿法。前者是按常规无菌导尿术进行，后者并不按严格的无菌要求进行导尿，对自理能力强者可自行清洁导尿。

每日导尿数次根据膀胱排空情况和膀胱压力决定。参考标准为：每次导尿前膀胱容量小于或等于 400 mL，膀胱压力小于 40 cmH_2O，根据尿量和膀胱测压做出估计。间断导尿可长期，甚至数年使用。一般无需长期使用抗生素，只在有显著尿路感染时短期使用。

在间歇性导尿期间配合使用Crede压迫法排尿或扳机点排尿。研究显示，用上述方法可加速脊髓休克期膀胱功能恢复，可较长期地保存膀胱功能，可在一定程度上使已损害的膀胱功能得到恢复。

(2)留置导尿或耻骨上造瘘：并发症多、疗效差，一般不采用。研究显示不同引流方法的效果顺序为：间断导尿、留置导尿潮式引流膀胱、留置导尿、耻骨上造瘘。

注意：对脊髓损害和脊髓休克期排尿困难、尿潴留的处理，应避免两种常见错误。其一，使用外集尿器，收集溢出的尿液，这将使膀胱长期处于过度充盈状态，损害逼尿肌的收缩；其二，长期使用留置导尿，这将不利于膀胱功能的恢复，甚至加速膀胱纤维化的进程。

3.药物治疗

(1)促进逼尿肌反射恢复的治疗：至今尚未发现能有效促进逼尿肌反射恢复的药物。如何促进脊髓休克期逼尿肌反射的恢复，尚需进一步探索。

研究证明，在中枢神经系统及外周神经系统中，有阿片制剂受体(opiatic receptor)存在。内源性阿片多肽脑啡肽(enkephalins)及外源性吗啡制剂均有抑制逼尿肌收缩的作用。故有的学者设想用阿片制剂受体拮抗剂烯丙羟吗啡酮(naloxone)来抑制该受体，期望促进逼尿肌收缩，但临床实验结果不满意。不过发现其对尿道旁横纹肌的活性有抑制作用，因而可能有降低尿道阻力的作用。

氨甲酰甲基胆碱能使动物和人逼尿肌收缩频率和收缩力增加，能使正常膀胱尿意容量和最大容量下降，提早出现排尿反射，增加尿流率。但临床上应用也未获得十分满意的结果，其原因可能是：①氨甲酰甲基胆碱使膀胱收缩的同时，亦使尿道平滑肌收缩。合并使用α-受体拮抗可望提高疗效；②对膀胱反射完全中断者，如脊髓休克早期及完全性下运动神经元损害等，用药后逼尿肌收缩短暂、收缩力低，甚至完全不能诱导逼尿肌收缩。

(2)改善膀胱储尿的药物治疗

1)抑制逼尿肌收缩药：

目的：缓解尿失禁、降低膀胱压力保护上尿路、对抗膀胱反射亢进诱发的自主神经反射亢进症状。常用药物有：①胆碱能受体拮抗剂，如Tolterodine、尿多灵、普鲁本辛等；②前列腺素合成抑制剂，如吲哚美辛等；③钙离子通道拮抗剂，如维拉帕米、硝苯地平等；④平滑肌松弛剂，如黄酮哌酯等；⑤三环抗抑郁药，如丙咪嗪；⑥钾离子通道开放剂等。在临床应用中，上述药物的效果有限，且有明显的副作用。为增加疗效、减少副作用，曾有学者用胆碱能受体拮抗剂做膀胱灌注；用通过中枢发挥作用的药物蛛网膜下腔给药等。

2)增加尿道关闭能力的药物：对因膀胱颈和近侧尿道关闭功能不全引起尿失禁者，可试用麻黄素、丙咪嗪及雌激素等。

(3) 促进膀胱排空的药物治疗

1) 增强逼尿肌收缩的药物：主要应用拟胆碱药，国外较常用的是氯贝胆碱(ethanechol，urecholine) 和卡巴胆碱 (carbachol)。体外试验均能使动物和人逼尿肌收缩频率和收缩力增加，能使正常膀胱尿意容量和最大容量下降，提早出现排尿反射，增加尿流率。但临床上用其治疗非梗阻性尿潴留并未获得十分满意的结果。其原因可能是：①氯贝胆碱使膀胱收缩的同时亦使尿道平滑肌收缩。合并使用 α1-受体拮抗剂可望提高疗效；②膀胱逼尿肌纤维化、肌肉间兴奋的传递能力下降，以及 M 受体密度及作用改变，造成对 M 受体兴奋剂反应下降。见于长期、大量及高压性慢性尿潴留患者；③对膀胱反射完全中断者，如脊髓休克早期及完全性下运动神经元损害等，用药后逼尿肌收缩短暂、收缩力低，甚至完全不能诱导逼尿肌收缩。

其他拟胆碱药物，如新斯的明等，从理论上和体外试验都提示有应用价值，但临床应用并不满意。值得加大力度研制有效的促进逼尿肌收缩药物。

2) 降低尿道阻力药

①降低膀胱颈及近端尿道阻力：主要应用 α－肾上腺素能受体阻滞剂。用以阻滞尿道平滑肌的 α－受体，使膀胱颈及尿道阻力降低。过去常用的药物为酚苄明和哌唑嗪。前者作用强、持续时间久，但副作用亦较大，尤其是因 α_2- 受体阻断后交感神经释放 NE 增加，对心脏有较大影响，因而对老年人，尤其是有冠心病、心律失常者哌唑嗪较为安全。近年多用作用较持久的 α_1- 受体拮抗剂，如特拉唑嗪、桑塔等；对无高血压或有体位性低血压可能者常用 α_1- 受体拮抗剂，如哈乐较为安全。

②降低尿道外括约肌阻力：尿道外括约肌由横纹肌组成，目前尚无只选择性抑制尿道外括约肌的药物。可试用巴氯芬，地西泮及丹曲林钠等。但这些药物在常规剂量及口服给药时，对神经源性及较严重的尿道横纹肌痉挛，常不能达到理想的肌松作用。

近年来，用肉毒毒素于尿道外括约肌处做局部注射，取得了较好的疗效，无明显的副作用，单次用药可维持疗效达 1 个月之久。

4. 外科治疗

(1) 经尿道膀胱颈切开：对逼尿肌尿道内括约肌协同失调或失弛缓者，可经尿道行膀胱颈切开。需要注意的是，这类患者多同时伴有逼尿肌尿道外括约肌协同失调，单纯行膀胱颈切开多不能达到改善排尿的目的。

(2) 经尿道尿道外括约肌切开：对逼尿肌一尿道外括约肌协同失调，近年来多主张用经尿道外括约肌切开术，以降低膜部尿道阻力。切口自精阜远端开始，全部切开膜部尿道，长 2.7 ~ 3.0 cm，深 0.6 ~ 0.8 cm。早期并发症为出血，后期并发症主要是阳痿。现多在 12 点处切开，可降低阳痿发生率；切口过深日后可因瘢痕挛缩发生尿道狭窄。尿道外括约肌切开术后几乎均将发生尿失禁，因此常需要配合使用尿控措施，如应用外集尿器、安置人工尿道括约肌等，在进行后一类需保存膀胱储尿功能者，均应采用切实有效的方法降低膀胱压力。

(3) 神经阻断治疗：即永久性或暂时性阻断神经传导。永久性阻断法有神经根切断术、蛛网膜下腔酒精注射等。通过阻断神经传导消除逼尿肌反射亢进，使其成为无反射膀胱。该治疗常作为其他需获膀胱安全性储尿治疗的辅助方法，如安置人工尿道括约肌前，将膀胱转变成无反射膀胱，以利于贮尿；已有因膀胱高压引起上尿路扩张者，用以降低膀胱压力，保护上尿路。在使用本治疗后还需采用有效的膀胱排空措施，如用尿道内切开根除逼尿肌括约肌协同失调、用人工尿道括约肌完成排尿和尿液控制等。除此之外，切断阴部神经永久性阻断阴部神经反射，以降低尿道阻力也曾被用以消除逼尿肌尿道外括约肌协同失调，但远期疗效不佳。

暂时性阻断法有椎管内麻醉、硬脊膜外腔阻滞麻醉、阴部神经阻滞等，这些治疗可暂时阻断阴部神经反射，使尿道旁横纹肌松弛。

(4) 尿流改道及膀胱替代治疗：主要用于已有严重膀胱功能障碍和上尿路损害的患者。

(5) 人工尿道括约肌：对于尿道括约肌关闭不全及行尿道内切开后尿失禁者，可安置人工尿道括约肌。在进行该治疗前，应确定恢复膀胱储尿后无上尿路损害的危险，对有逼尿肌反射亢进的患者常先做必要的治疗，获得低压并有较大容量的膀胱，如行膀胱扩大术、膀胱去神经等。

(6) 骶神经根电刺激：近年来电刺激治疗已获得较大的进步，其基本的原理是利用人为施加的电流模拟神经对膀胱尿道的控制，从而获得储尿和排尿控制。有关研究较多，临床应用较成熟的是骶神经根电刺激。以下仅介绍置入式骶神经根电刺激法。

1) 方法：经手术，将刺激电极放在 S3 前根或 S4 前后根交叉处，将刺激发生器置于髂前上棘内上方皮下，电极与发生器间的导线通过皮下隧道予以连接。根据不同治疗目的调整电刺激参数。

2) 治疗作用及其适应证：抑制逼尿肌收缩和增强尿道外括约肌的关闭能力，改善膀胱储尿功能。适应证：①神经源性逼尿肌反射亢进，伴严重的尿失禁或上尿路积水扩张，药物和保守治疗失败，且传出神经到效应器的通路完整者。对已有严重的逼尿肌纤维化者效果较差；②非神经性逼尿肌不稳定，临床症状十分严重并难以用其他方法控制者；③对有前述问题同时伴有尿道外括约肌关闭功能不全者效果更好；对伴有膀胱出口梗阻（神经性或非神经性）者，应先或同时解决膀胱出口梗阻问题。

诱发逼尿肌收缩改善膀胱排尿功能：适应证，①以尿潴留及残余尿为主要症状的神经源性膀胱患者。对多数脊髓高位截瘫患者，脊髓休克期后往往有排尿不畅及残余尿，影响生活质量，以其他方法治疗有诸多不便，安置骶神经根电极较为适宜；

②顽固性逼尿肌收缩无力，以药物或其他方法治疗效果不佳者；③严重的逼尿肌－尿道外括约肌协同失调，以药物治疗效果不理想者。

3) 疗效及副作用：临床实际应用中，骶神经根电刺激治疗逼尿肌反射亢进、逼尿肌括约肌协同失调的效果甚为满意，实际应用病例也较多，对多种常见储尿期功能障碍都有明显改善。主要的副作用为会阴部不适、疼痛，肛门及下肢肌肉收缩等。

第三节 膀胱过度活动症

【概述】

膀胱过度活动症（OAB）是一种以尿急症状为特征的症候群，常伴有尿频和夜尿症状，可伴或不伴有急迫性尿失禁，其明显影响患者的日常生活和社会活动，已成为困扰人们的一大疾病。近年来随着我国进入老龄化社会，以及糖尿病与神经系统损害性疾病的增长，由此继发的相关疾病——膀胱过度活动症的发生率也逐年上升。

《膀胱过度活动症诊断治疗指南》中指出，OAB 是一种以尿急症状为特征的综合征，常伴有尿频和夜尿症状，可伴或不伴有急迫性尿失禁；尿动力学上可表现为逼尿肌过度活动，也可为其他形式的尿道一膀胱功能障碍。不包括由急性尿路感染或其他形式的膀胱尿道局部病变所致的症状。

尿急是指一种突发、强烈的排尿欲望，且很难被主观抑制而延迟排尿。

急迫性尿失禁是指与尿急相伴随，或尿急后立即出现的尿失禁现象。

尿频为一种主诉，指患者自觉每天排尿次数过于频繁。在主观感觉的基础上，成人排尿次数达到：日间≥ 8 次，夜间≥ 2 次，每次尿量 < 200 mL时考虑为尿频。

夜尿指患者≥ 2 次 / 夜以上的、因尿意而排尿的主诉。

OAB 与下尿路综合征 (lower urinary tract symptoms，LUTS) 的鉴别点在于：OAB 仅包含有储尿期症状，而 LUTS 既包括储尿期症状，也包括排尿期症状，如排尿困难等。

【病因】

其病因尚不明确，目前认为有以下 4 种因素可能有关：

1. 逼尿肌不稳定

由非神经源性因素所致，储尿期逼尿肌异常收缩引起相应的临床症状。

2. 膀胱感觉过敏

在较小的膀胱容量时即出现排尿欲。

3. 尿道及盆底肌功能异常。

4. 其他原因

如精神行为异常，激素代谢失调等。

【辅助检查】

泌尿外科特殊检查：尿流率、泌尿系统超声检查（包括剩余尿测定）。

选择性检查：指特殊患者，如怀疑患者有某种病变存在，应该选择性完成的检查项目。

1. 病原学检查　疑有泌尿或生殖系统炎症者，应进行尿液、前列腺液、尿道及阴道分泌物的病原学检查。

2. 细胞学检查　疑有尿路上皮肿瘤者进行尿液细胞学检查。

3.KUB、IVU、泌尿系内腔镜、CT 或 MRI 检查　怀疑泌尿系其他疾病者。

4. 侵入性尿动力学检查　①目的：进一步证实 OAB，确定有无下尿路梗阻，评估逼尿肌功能。②指征：侵入性尿动力学检查并非常规检查项目。但在以下情况时应进行侵入性尿动力学检查：尿流率减低或剩余尿增多；首选治疗失败或出现尿潴留；在任何侵袭性治疗前；对筛选检查中发现的下尿路功能障碍需进一步评估。

【诊断】

典型症状主要包括尿急、日间尿频、夜尿和急迫性尿失禁。

1. 尿急

是指一种突发、强烈的排尿欲望，且很难被主观抑制而延迟排尿。

2. 急迫性尿失禁

是指与尿急相伴随或尿急后立即出现的尿失禁现象。

3. 尿频

为一种主诉，指患者自觉每天排尿次数过于频繁。在主观感觉的基础上，成人排尿次数达到：日间不少于 8 次，夜间不少于 2 次，每次尿量低于 200mL时考虑为尿频。

4. 夜尿

指患者每夜 2 次以上的、因尿意而排尿的主诉。

【治疗】

1. 行为治疗

（1）膀胱训练治疗。OAB 的疗效是肯定的。通过膀胱训练，抑制膀胱收缩，增加膀胱容量。训练要点是白天多饮水，尽量忍尿，延长排尿间隔时间；入夜后不再饮水，勿饮刺激性、兴奋性饮料，夜间可适量服用镇静安眠药物以安静入睡。治疗期间记录排尿日记，增强治愈信心。

（2）生物反馈治疗人们有意识地排尿和控制排尿，是由于体内存在着某些生物信息。生物反馈治疗就是应用生物反馈治疗仪，将这些体内信息放大，为患者所利用，学会将这些平时未加注意的信息纳入意识控制之下，主动进行排尿或控制排尿。置入肛门或阴道内的反馈治疗仪以声、光、图像等形式，记录膀胱的活动，当患者出现逼尿肌无抑制性收缩或不稳定收缩时，仪器即发出特定的声、光、图像等信息，使患者能直接感知膀胱活动并有意识地逐渐学会自我控制，达到抑制膀胱收缩的目的。

（3）盆底肌训练通过生物反馈或其他指导方法，患者可学会通过收缩盆底肌来抑制膀胱收缩以及其他抑制尿急的策略。

（4）其他行为治疗如催眠疗法等。

2. 药物治疗

（1）M 受体拮抗剂药物治疗容易被大多数 OAB 患者接受，因而是 OAB 最重要和最基本的治疗手段。逼尿肌的收缩通过激动胆碱能（M 受体）介导，M 受体拮抗剂可通过拮抗 M 受体，抑制逼尿肌的收缩，改善膀胱感觉功能，抑制逼尿肌不稳定收缩可能，因此被广泛应用于治疗 OAB。一线药物有托特罗定、曲司氯胺、素利那新等，其他药物有奥昔布宁、丙哌唯林、普鲁苯辛等。

（2）镇静、抗焦虑药中枢神经系统的多个区域参与了排尿控制，如皮质和间脑以及中脑、延髓和脊髓。可选择与这些神经通路有关的神经递质如 γ-氨基丁酸、5-羟色胺、多巴胺和谷氨酸等。OAB 的治疗药物中，最常用的是丙米嗪，不仅有抗胆碱及拟交感作用，还可能有中枢性抑制排尿反射的作用，被推荐用于治疗混合性急迫、压力性尿失禁。但丙米嗪起效较慢，服用数周后才能见效。不良反应有体位性低血压及心律失常。另一抗抑郁药物度洛西汀，通过抑制中枢对 5-羟色胺和去甲肾上腺素的再摄取，增加尿道外括约肌张力。

（3）钙通道阻断剂实验证明，钙拮抗剂如维拉帕米、硝苯地平等可通过阻滞细胞外钙离子内流从而抑制膀胱逼尿肌的收缩；钾离子通道开放剂则通过增加钾离子外流，引起细胞膜超极化，使平滑肌松弛。

（4）其他药物前列腺素合成抑制剂（吲哚美辛）、黄酮哌酯等。

3. 中医药治疗

近年来，中医药被尝试用于 OAB 的治疗和辅助治疗，其疗效确切，不良反应小，愈来愈被医生重视，被患者所接受。包括中药疗法、针灸疗法、按摩疗法、膀胱冲洗疗法、直肠用药、外治法、熏香疗法等。

4. 外科治疗

外科治疗仅用于严重低顺应性膀胱、膀胱容量过小，且危害上尿路功能、经其他治疗无效者。包括逼尿肌横断术、自体膀胱扩大术、肠道膀胱扩大术、尿流改道术。

5. 其他治疗

包括 A 型肉毒素膀胱逼尿肌多点注射，其对严重的逼尿肌不稳定具有疗效。也可膀胱灌注透明质酸酶或辣椒辣素，这些物质可参与膀胱感觉传入，灌注后降低膀胱感觉传入，对严重的膀胱感觉过敏者可试用。神经调节，骶神经电调节治疗对部分顽圄的尿频、尿急及急迫性尿失禁患者有效。

总之，OAB 患者多采用行为疗法和药物疗法的联合应用。M 受体拮抗剂作为当今治疗 OAB 的主要手段，其有效率可达到 75%。

第四节 压力性尿失禁

【概述】

压力性尿失禁在 ICS(1975) 第一次标准化名词定义明确规定：在腹压增加时出现不自主的尿道内尿失禁称为压力性尿失禁。在腹压增加时，无逼尿肌收缩，腹压传入膀胱使膀胱内压升高，当膀胱压大于尿道压，尿道关闭压呈负值时发生的尿失禁，称为真性压力性尿失禁 (genuine stress urinary incontinence，GSUI)。

压力性尿失禁（Stress Urinary Incontinence, SUI）指喷嚏或咳嗽等腹压增高时出现不自主的尿液自尿道外口渗漏。症状表现为咳嗽、喷嚏、大笑等腹压增加时不自主溢尿。体征是腹压增加时，能观测到尿液不自主地从尿道流出。尿动力学检查表现为充盈性膀胱测压时，在腹压增加而无逼尿肌收缩的情况下出现不随意漏尿。

压力性尿失禁虽然男女性别、任何年龄均可发生，但真性压力性尿失禁几乎均发生于女性，男性发生真性压力性尿失禁者极为罕见。

真性压力性尿失禁占有压力性尿失禁之症状及体征病人的 29.82%。年龄多在 21 ~ 60 岁，平均为 44.8 岁。有人报告发生率与分娩次数成正比。

【病因】

压力性尿失禁的相关因素：

年龄

随着年龄增长，女性尿失禁患病率逐渐增高，高发年龄为 45 ~ 55 岁。年龄与尿失禁的相关性可能与随着年龄的增长而出现的盆底松弛、雌激素减少和尿道括约肌退行性变等有关。一些老年常见疾病，如慢性肺部疾患、糖尿病等，也可促进尿失禁进展。

生育

生育的胎次与尿失禁的发生呈正相关性。年龄过大生育者，尿失禁的发生可能性较大，经阴道分娩的女性比剖宫产的女性更易发生尿失禁，行剖腹产的女性比未生育的女性发生尿失禁危险性要大，使用助产钳、吸胎器、催产素等加速产程的助产技术同样有增加尿失禁的可能性，大体重胎儿的母亲发生尿失禁危险性也大。

盆腔脏器脱垂

压力性尿失禁和盆腔脏器脱垂紧密相关，二者常伴随存在。盆腔脏器脱垂患者盆底支持组织平滑肌纤维变细、排列紊乱、结缔组织纤维化和肌纤维萎缩可能与压力性尿失禁的发生有关。

肥胖

肥胖女性发生压力性尿失禁的概率显著增高，减肥可降低尿失禁的发生率。

种族和遗传因素

遗传因素与压力性尿失禁有较明确的相关性，压力性尿失禁患者患病率与其直系亲属患病率显著相关。

【辅助检查】

1. 膀胱尿道造影　侧位膀胱尿道造影能良好地显示膀胱颈与尿道之关系、形态及位置。用常规方法，尿道与膀胱颈和骨盆、股骨等骨组织显像重叠，膀胱及尿道影像模糊，达不到诊断要求，所以需要特殊方法，才能良好地显示出膀胱及尿道的影像。插入导尿管，排尽尿液后将加温到37℃的水溶性造影剂150 mL注入膀胱，用以显示膀胱全貌。再把加温到37℃的碘油15 mL注入膀胱，则碘油附着于膀胱底，显示膀胱底及膀胱颈。取出导管，再把

消毒好的金属小球链由尿道口逐步送入尿道，则小球链的影像表示尿道的形态与位置，末端用一小夹夹住，防止小球链滑入膀胱。三种不同的物质X线影像深浅不同，因而可显示出膀胱、膀胱底、颈部及尿道。然后，在卧位、立位下行侧位膀胱尿道造影，并在不同体位下，用力屏气增加腹压(Valsalva maneuver)行侧位膀胱尿道造影。对不同体位、正常呼吸和用力屏气时等不同情况下，膀胱及尿道之形态与位置的影像进行对比观察。

2. 尿流动力学检查

(1) 膀胱测压：许多膀胱疾病可引起压力性尿失禁，而单纯真性压力性尿失禁则膀胱功能正常，所以通过膀胱测压即可排除膀胱功能异常引起的症状性压力性尿

失禁，如运动急迫性尿失禁、低顺应性膀胱、充溢性尿失禁等。单纯真性压力性尿失禁膀胱测压的各项指标均属正常，残余尿为零，膀胱空虚压在 10 cmH_2O 以下，逼尿肌充盈压在 25 cmH_2O 以下，无逼尿肌无抑制性收缩、顺应性正常。但运动急迫性尿失禁有逼尿肌无抑制性收缩，充溢性尿失禁除了膀胱顺应性低之外，逼尿肌充盈压可高达 (52.0 ± 29.54)cmH_2O，并有大量残尿，为其他种类压力性尿失禁所没有。此外，高张性逼尿肌功能失调者，排尿逼尿肌压特高为其他压力性尿失禁所没有。

(2) 静态尿道压力图测定：静态尿道压力图测定对真性压力性尿失禁的诊断价值较大，现将各项参数的诊断价值分述于下。

1) 解剖尿道长：真性压力性尿失禁与解剖尿道长度有无关系，各家认识不尽一致。我们测定的结果与其他类型的压力性尿失禁相比较，无显著差异，诊断意义不大。

2) 功能性尿道长：由于测定时所用方法、仪器之不同，各学者对真性压力性尿失禁所测结果的报告值虽然有所差异，但与正常值比较变短都非常显著。各学者均认为功能性尿道长缩短为诊断真性压力性尿失禁的主要指标之一。

3) 最大尿道压：目前均同意最大尿道压下降是诊断真性压力性尿失禁的主要指标之一。真性压力性尿失禁的最大尿道压低于正常。

轻度者，可与正常值重叠，则不易区别。在此情况下，于膀胱充盈后，行平卧位及立位尿道测压比较。正常者，立位时的最大尿道压大于平卧位，而真性压力性尿失禁立位之最大尿道压低于平卧位。

4) 最大尿道关闭压：最大尿道关闭压低是真性压力性尿失禁诊断的又一重要指标。

【诊断】

根据典型的压力性尿失禁症状，即大笑、咳嗽、喷嚏或行走等各种程度腹压增加时尿液溢出，停止加压动作时尿流是否随即终止即可明确诊断。

专业的诊断还应包括必要的体格检查、化验室检查和器械检查，压力诱发试验，尿垫试验和尿失禁问卷等。还应注意与急迫性尿失禁和充溢性尿失禁等常见尿失禁相鉴别。单纯真性压力性尿失禁最主要的症状是分娩、外伤后数周或数月，不明原因地无意之间发现尿失禁。在咳嗽、喷嚏、大笑、体力活动及腹压骤然增加时，不能控制地流出尿液。有的并无流尿感觉，而感到内裤潮湿时，方意识到流尿。有的在难产、外伤、盆腔等手术后立即发生，与外伤有明显的关系。有的与上述情况并无直接关系。妊娠期及更年期前后发生者，多与雌激素水平下降有关。有便秘习惯者，可能与便秘有关。一般平卧位症状较轻，起立后症状加重。

真性压力性尿失禁的程度除了用电子流尿监护仪可以较准确地记录尿失禁的程度外，一般临床上根据对病人生活的影响分为三度。①轻度：一般活动情况下无尿失禁，夜间无尿失禁，只有在腹压骤然增加时，偶尔发生尿失禁，不需携带尿布者；

②中度：立起活动时，有频繁的尿失禁，需携带尿布生活者；③重度：起立活动或卧位体位变化时即有尿失禁，严重地影响了病人的生活及社交活动者。严重的真性压力性尿失禁除了给病人带来生活、卫生、社交及工作的影响外，还给患者带来精神上的烦恼与痛苦。由于经常尿失禁，带有尿臭味，因而不愿接近他人，不愿参加社交活动，不敢坐别人的床椅，怕别人嘲笑，显得个性孤僻而自卑。有的甚至失去夫妻感情及家庭和睦，将进一步增加病人精神上的痛苦。

典型的临床表现结合体检及尿流动力学检查，即可明确诊断。

【辅助】

Green 根据 X 线的影像变化分为下列两型。I 型：其特点是尿道影像的轴线正常，但膀胱底失去了水平状态，因而膀胱尿道后角大于 110°，结果膀胱底及颈部呈漏斗状，尿道倾斜角在正常范围之内。压力作用时，造影剂进入尿道近段，或整个尿道均有造影剂及由尿道口溢出的现象，即尿失禁。Ⅱ型：其特点是除了膀胱底失去了水平状态外，由于尿道活动度过大，尿道轴线也发生了变化，尿道轴线由倾斜状变为水平状。结果膀胱尿道后角大于 110°，膀胱颈及膀胱底呈漏斗状的同时，尿道倾斜角大于 45°。压力作用时，可见造影剂充满整个尿道。这种类型大多膀胱颈及尿道已脱出盆底。

【治疗】

真性压力性尿失禁的治疗方法各式各样，各家报道的疗效也不尽相同，但不论选择哪种方法，均应遵循下列原则。

1. 诊断必须确切，确系真性压力性尿失禁，否则会发生误诊误治，甚至造成严重后果。

2. 应综合检查发现的征象，判断每个病人的发病原因，针对原因先行非手术治疗。

3. 轻度者宜采取非手术治疗。

4. 肥胖、老年病人应首先采用非手术治疗。或把非手术治疗作为术前准备，在充分准备后，再进行手术。

5. 通晓各类手术治疗的理论基础和治疗原理，选择符合于病因的手术治疗方法。

【术前准备】

由于新型吊带手术 (TVT，TVT-O) 的不断发展，肥胖、慢性咳嗽已不再是手术禁忌，但常规术前准备如备皮、清洁洗肠和预防性应用抗生素都是必要的。

良好生活方式

减肥，戒烟，改变饮食习惯等。

盆底肌训练

目前尚无统一的训练方法，较共同的认识是必须要使盆底肌达到相当的训练量才可能有效。可参照如下方法实施：持续收缩盆底肌（提肛运动）2 ~ 6 秒，松弛休息 2 ~ 6 秒，如此反复 10 ~ 15 次，每天训练 3 ~ 8 次，持续 8 周以上或更长。此法方便易行，适用于各种类型的压力性尿失禁。停止训练后疗效的持续时间尚不明确。

药物治疗

主要为选择性 α1- 肾上腺素受体激动剂，可刺激尿道平滑肌 α1 受体，以及刺激躯体运动神经元，增加尿道阻力。副作用为高血压、心悸、头痛、肢端发冷，严重者可发作脑中风。常用药物：米多君、甲氧明。米多君的副反应较甲氧明更小。此类药物已被证明有效，尤其合并使用雌激素或盆底肌训练等方法时疗效较好。

手术治疗

手术治疗的主要适应证包括：

（1）非手术治疗效果不佳或不能坚持，不能耐受，预期效果不佳的患者。

（2）中重度压力性尿失禁，严重影响生活质量的患者。

（3）生活质量要求较高的患者。

（4）伴有盆腔脏器脱垂等盆底功能病变需行盆底重建者，应同时行抗压力性尿失禁手术。

目前经阴道尿道中段吊带术已逐渐取代了传统的开放手术，具有损伤小、疗效好等优点，主要的方式有 TVT，TVT-O，TOT 等。合并症主要有尿潴留，膀胱损伤，吊带侵蚀等，但发生率很低。

（樊国栋 于光彩 孙启娥）

第十二章 男性不育症

第一节 精索静脉曲张

【概述】

精索静脉曲张（Varicocele）是一种男性泌尿生殖系统的血管病变，主要表现为精索内蔓状静脉丛的异常扩张、伸长和迂曲。这一病变不仅影响患者的日常生活质量,还可能对生育能力产生显著影响。精索静脉曲张好发于青壮年男性,尤其是左侧,这主要是由于左侧精索静脉的解剖结构特点及其回流路径相对较长、阻力较大所致。

【对生育的影响】

精索静脉曲张对生育的影响是多方面的，主要包括以下几个方面：

1. 影响精子质量：精索静脉曲张会导致睾丸内部血液循环不畅，使得睾丸组织缺氧。这种缺氧环境会直接影响精子的生长和发育，长期缺氧甚至会导致精子质量下降，出现畸形精子，从而显著降低生育能力。

2. 降低精子活力：由于精索静脉曲张引起的睾丸内部温度升高，高温环境对精子的活力有极大影响。精子活力降低意味着精子在女性生殖道内的游动能力减弱，难以到达卵子所在位置，进而降低受孕几率。

3. 导致睾丸功能受损：精索静脉曲张还会导致睾丸内部压力增高，使睾丸组织受到压迫，从而影响睾丸功能。长期受损的睾丸功能不仅会导致精子数量减少、精子质量下降，还可能引发一系列内分泌功能紊乱，进一步影响生育。

4. 引起局部温度升高：如前所述，精索静脉曲张使得睾丸内部温度升高，这对精子的生长和发育极为不利。长期处于高温环境的精子，其活力、质量和数量都可能受到严重影响，从而降低生育能力。

5. 造成心理压力：精索静脉曲张可能导致患者出现自卑、焦虑等心理问题。这些心理压力不仅会影响夫妻生活，降低性生活质量，还可能通过神经内分泌途径进一步影响生育能力。

【诊断】

精索静脉曲张的诊断主要依赖于体格检查、超声检查和精液检查等多种手段。

1. 体格检查：通过视诊观察阴囊皮肤是否有迂曲的静脉，并在站立和平卧等不同体位下进行检查。在 Valsalva 动作（即屏气增加腹压）后观察静脉是否进一步扩张或反流，有助于诊断。

2. 超声检查：特别是彩色多普勒超声检查（CDFI），对精索静脉曲张的诊断具有重要价值。CDFI 可以直观、准确地观察精索静脉曲张的扩张程度、血流状态以及是否存在反流现象。临床型 VC 的诊断标准为平静呼吸下精索静脉丛中至少检测到 3 支以上的精索静脉，其中 1 支血管内径 >2.0 mm 或增加腹压时静脉内径明显增大，或作 Valsalva 实验后静脉血液明显反流；而亚临床型 VC 则表现为精索静脉内经 ≥ 1.8 mm，平静呼吸不出现血液反流，Valsalva 试验出现反流，反流时相 ≥ 800 ms。

3. 精液检查：对于怀疑精索静脉曲张影响生育的患者，应进行精液常规检查。检测项目应包括精液量、液化时间、pH 值、精子密度、活动率等。精子密度低下、活率活力低以及畸形率高的患者更应考虑精索静脉曲张的可能性。

4. 性激素检查：虽然性激素水平的变化不是精索静脉曲张的直接诊断依据，但睾酮等激素分泌失衡可能与精索静脉曲张引起的睾丸内分泌功能异常有关，因此性激素检查也可作为辅助诊断手段之一。

【鉴别诊断】

精索静脉曲张的诊断需与多种可能引起阴囊不适、疼痛及生育问题的疾病进行鉴别，特别是要注意合并有其他躯体症状的心理疾患。

1. 慢性骨盆疼痛综合征：该综合征也可引起阴囊不适和疼痛，但其疼痛性质、部位及伴随症状与精索静脉曲张有所不同。通过详细的病史询问和体格检查，结合超声等辅助检查，一般不难鉴别。

2. 睾丸扭转：睾丸扭转是一种急症，表现为突发的阴囊剧烈疼痛，伴有睾丸肿大和触痛。超声检查可发现睾丸血流减少或消失，与精索静脉曲张的超声表现截然不同。

3. 附睾炎：附睾炎也可引起阴囊疼痛和肿胀，但通常伴有全身症状如发热等，且超声检查可发现附睾肿大和血流增多等炎症表现。

4. 心理疾患：部分患者可能因长期受精索静脉曲张困扰而出现焦虑、抑郁等心理问题，进而表现为躯体化症状如阴囊不适等。此时需进行心理评估以排除心理疾患的干扰。

【治疗】

精索静脉曲张的治疗应根据患者的具体情况制定个体化方案，包括一般治疗、药物治疗和手术治疗等多种手段。

1. 一般治疗：对于轻度无症状或症状轻微的患者，可采取一般治疗措施如戒烟限酒、饮食清淡、避免增加腹压的运动等；物理疗法如降温疗法或阴囊托等也有助于缓解症状。

2. 药物治疗：药物治疗主要包括抗炎、抗氧化及改善精液质量等药物。七叶皂苷类和黄酮类药物具有抗炎、抗渗出和保护静脉壁胶原纤维的作用；非甾体类抗炎药如布洛芬等可用于缓解局部疼痛不适；对于合并生殖功能损害且有生育要求的患者，可使用促进精子发生和改善精液质量的药物进行治疗。

3. 手术治疗：对于症状明显或已引起睾丸萎缩、精液质量下降或造成不育的患者，需要采取手术治疗。手术方式包括传统经腹股沟途径、经腹膜后途经、经腹股沟下途径、精索静脉高位结扎术以及腹腔镜精索静脉结扎等。手术治疗前需排除肾积水、肾肿瘤等继发性因素。

第二节 无精子症

【概述】

无精子症（Azoospermia）是指男性在多次精液检查中（通常为三次或三次以上），均未能在精液中发现精子的病症。这一病症是男性不育症的一种极端情况，其发病率在不育男性人群中约占 8% ~ 10%，而在一般人群中则约为 2%。无精子症不仅影响患者的生育能力，还可能对其心理健康和家庭生活造成重大影响。

【分类和病因】

无精子症根据其病因和发病机制可分为两大类：梗阻性无精子症（Obstructive Azoospermia, OA）和非梗阻性无精子症（Non-obstructive Azoospermia, NOA）。

1. 梗阻性无精子症（OA）梗阻性无精子症是由于输精管道阻塞或缺如，导致睾丸产生的精子无法排出体外。常见病因包括：

（1）先天性畸形：如先天性输精管缺如、附睾头异位、附睾管闭锁等。

（2）感染：淋球菌、结核菌等细菌感染可引起附睾及输精管阻塞。

（3）损伤：手术、外伤等可能导致输精管道损伤或粘连梗阻。

（4）囊肿压迫：如射精管区囊肿压迫输精管道，导致精子无法排出。

2. 非梗阻性无精子症（NOA）非梗阻性无精子症则是由于睾丸本身生精功能障碍，导致精子无法产生。常见病因包括：

（1）遗传性疾病：如克氏综合征（Klinefelter 综合征）、Y 染色体微缺失等，这些遗传性疾病可能导致睾丸发育不全或生精功能障碍。

（2）先天性睾丸异常：如睾丸发育不全、睾丸萎缩等，这些病变可能导致睾丸无法正常产生精子。

（3）后天性睾丸病变：如睾丸外伤、炎症、扭转以及睾丸血管病变等，这些病变可能导致睾丸受损，从而无法产生精子。

（4）内分泌疾病：如垂体功能亢进或低下、垂体肿瘤、肾上腺功能亢进或低下、甲亢或甲减等，这些内分泌系统的异常可能影响睾丸的生精功能。

（5）放射损伤及药物损害：长时间接触放射线或某些药物可能损害睾丸生精细胞，导致无精子症。

【诊断】

无精子症的诊断是一个综合过程，需要结合患者的病史、体格检查、实验室检查以及影像学检查等多种手段。

1. 病史采集 详细询问患者的病史，特别注意是否有生殖系统疾病、内分泌系统疾病、遗传性疾病以及放射线或药物接触史等。

2. 体格检查 重点检查第二性征和生殖器官的发育情况，测量睾丸体积，判断有无睾丸发育不良或萎缩。同时注意观察附睾、输精管等部位是否有增厚、结节或压痛等梗阻体征。

3. 实验室检查 精液分析 进行多次精液分析是诊断无精子症的基础。通过显微镜观察和计数精液中的精子数量和质量，如果在多次检查中均未发现精子，则可初步诊断为无精子症。 内分泌激素检查 检测血清中的卵泡刺激素（FSH）、黄体生成素（LH）、催乳素（PRL）、睾酮（T）和双氢睾酮（DHT）等激素水平，有助于辨别是原发性睾丸功能衰竭还是继发性睾丸功能衰竭。 遗传学检查 对染色体核型进行分析，筛查 Y 染色体微缺失等遗传性疾病相关基因，判断是否为遗传性疾病导致的无精子症。

4. 影像学检查　超声检查 阴囊超声可发现睾丸大体病变，如睾丸萎缩、附睾囊肿等；经直肠超声还可发现精囊是否缺如、射精管梗阻以及射精管扩张等。 输精管造影检查 对于睾丸活检后睾丸生精功能正常但精液中没有精子的患者，输精管造影检查可明确诊断输精管道是否通畅以及阻塞部位。

5. 睾丸活检　睾丸活检是从睾丸取出少量曲细精管组织进行病理检查的方法，可确定睾丸的产精子功能及是否存在局部精子灶。对于非梗阻性无精子症患者尤为重要。

【鉴别诊断】

在诊断无精子症时，需与以下几种情况进行鉴别诊断：

1. 逆行射精：部分患者在射精时精子可能逆流入膀胱而非排出体外，导致精液检查中无精子。可通过射精后尿液检查进行鉴别。

2. 不射精：由于性功能障碍等原因导致患者无法射精，自然无法在精液检查中发现精子。需结合病史和体格检查进行鉴别。

3. 精液收集不当：由于操作不当或标本污染等原因可能导致精液检查结果不准确。需重新收集标本进行检测。

【治疗】

无精子症的治疗需根据不同的病因和分型采取个体化的治疗方案。

1. 梗阻性无精子症（OA）对于梗阻性无精子症患者，治疗的主要目标是解除梗阻，使精子能够顺利排出体外。常用治疗方法包括：

（1）显微镜下输精管附睾吻合术：适用于附睾梗阻的患者。

（2）显微镜下输精管吻合术：适用于输精管梗阻的患者。

（3）精囊镜技术：可用于治疗射精管梗阻。

（4）附睾、睾丸穿刺取精：对于梗阻部位复杂或无法手术的患者，可通过附睾、睾丸穿刺取精获取精子，行试管婴儿解决生育问题。

2. 非梗阻性无精子症（NOA）非梗阻性无精子症的治疗相对复杂且困难，常需结合药物治疗、手术治疗及辅助生殖技术等多种手段。

（1）药物治疗：对于内分泌异常引起的无精子症，可通过激素替代疗法调节激素水平；对于睾丸炎症等引起的无精子症，可使用抗生素等药物进行治疗。但需注意药物治疗的有效率相对较低且个体差异较大。

（2）手术治疗：对于部分非梗阻性无精子症患者，如睾丸局部存在精子灶的患者，可通过显微外科技术进行睾丸切开取精术获取精子。但手术成功率受多种因素影响且并非所有患者均适用。

（3）辅助生殖技术：对于无法通过自然受孕方式解决生育问题的患者，可考虑采用供精者精液人工授精（AID）或试管婴儿（IVF）等辅助生殖技术实现生育目的。但需注意这些技术涉及伦理、法律等多方面问题需谨慎选择。

第三节 梗阻性无精子症

【概述】

梗阻性无精子症（Obstructive Azoospermia, OA）是一种男性不育症，其特点在于睾丸能够正常产生精子，但由于输精管道的梗阻，导致精子无法顺利排出体外，从而在精液中检测不到精子。这种梗阻可能发生在输精管道的任何部位，包括附睾、输精管、射精管等，严重影响了男性的生育能力。

【分类与病因】

1. 分类：梗阻性无精子症根据梗阻部位的不同，可以分为以下几类：

（1）附睾梗阻：附睾是精子成熟和储存的主要场所，附睾梗阻是无精子症最常见的原因之一。它可能由先天性因素（如先天性附睾发育不全）或后天性因素（如附睾炎、附睾囊肿、附睾手术等）引起。

（2）输精管梗阻：输精管是连接附睾和射精管的管道，输精管梗阻可能由输精管结扎术、输精管炎症、结核、外伤或肿瘤压迫等引起。

（3）射精管梗阻：射精管是输精管的延续，负责将精子从输精管输送到尿道。射精管梗阻可能由先天性发育异常（如射精管囊肿）、炎症（如前列腺炎、精囊炎）或外伤引起。

（4）睾丸内梗阻：睾丸内梗阻相对少见，可能由睾丸网扩张、睾丸炎或睾丸发育不良引起。

2. 病因：梗阻性无精子症的病因复杂多样，主要包括以下几个方面：

（1）先天性因素：如先天性输精管缺如、先天性附睾发育不全、先天性射精管囊肿等。这些先天性畸形可能导致输精管道发育不良或缺失，从而引起梗阻。

（2）炎症：附睾炎、输精管炎、前列腺炎等炎症性疾病可能导致输精管道水肿、粘连或瘢痕形成，进而引起梗阻。

（3）外伤：输精管、附睾或睾丸的外伤可能导致管道破裂、血肿或瘢痕形成，引起梗阻。

（4）手术：如输精管结扎术、腹股沟疝修补术等手术可能损伤输精管道，导致梗阻。

（5）肿瘤：生殖系统肿瘤如前列腺癌、精囊癌等可能压迫或浸润输精管道，引起梗阻。

（6）其他因素：如精索静脉曲张、放射线接触、化学物质损害等也可能导致输精管道梗阻。

【诊断】

梗阻性无精子症的诊断是一个综合过程，需要结合患者的病史、体格检查、实验室检查以及影像学检查等多种手段。

1. 病史采集：详细询问患者的病史，特别注意是否有生殖系统疾病、外伤史、手术史以及炎症性疾病等。同时了解患者是否有家族遗传病史以及不育史。

2. 体格检查：重点检查第二性征和生殖器官的发育情况。观察睾丸的大小、质地和形态，注意有无睾丸萎缩或附睾肿大。触诊输精管是否缺如或增粗变硬。

3. 实验室检查：

（1）精液分析：进行多次精液分析是诊断梗阻性无精子症的基础。通过显微镜观察和计数精液中的精子数量和质量，如果在多次检查中均未发现精子，则考虑梗阻性无精子症的可能性。

（2）内分泌激素检查：检测血清中的卵泡刺激素（FSH）、黄体生成素（LH）、睾酮（T）等激素水平。梗阻性无精子症患者的内分泌激素水平通常正常或轻度升高，与睾丸性无精子症（非梗阻性无精子症）相鉴别。

4. 影像学检查

（1）超声检查：阴囊超声可观察睾丸、附睾和输精管的形态和结构，有助于发现输精管道的梗阻部位和原因。经直肠超声还可观察精囊和射精管的情况。

（2）输精管造影检查：对于怀疑输精管梗阻的患者，可进行输精管造影检查。通过向输精管注入造影剂并观察其在管道内的流动情况，可明确梗阻的部位和程度。

（3）磁共振成像（MRI）和计算机断层扫描（CT）：虽然 MRI 和 CT 在梗阻性无精子症的诊断中应用较少，但它们在发现生殖系统肿瘤、囊肿等病变方面具有较高的敏感性。

5. 特殊检查

（1）睾丸活检：对于部分难以确诊的梗阻性无精子症患者，可进行睾丸活检。通过取少量睾丸组织进行病理检查，可明确睾丸的生精功能是否正常以及是否存在局部精子灶。但需注意睾丸活检为有创检查且并发症较多，应谨慎选择。

（2）精浆生化分析：精浆生化分析可检测精浆中的果糖、α－葡萄糖苷酶等标志物水平。这些标志物与精子的成熟和运输密切相关，其水平的变化可反映输精管道的通畅情况。

【鉴别诊断】

在诊断梗阻性无精子症时，需与以下几种情况进行鉴别诊断：

1. 非梗阻性无精子症：非梗阻性无精子症是由于睾丸本身生精功能障碍导致精子无法产生。通过内分泌激素检查、睾丸活检等手段可与梗阻性无精子症相鉴别。

2. 逆行射精：部分患者在射精时精子可能逆流入膀胱而非排出体外。通过射精后尿液检查可发现精子存在从而与梗阻性无精子症相鉴别。

3. 精液收集不当：由于操作不当或标本污染等原因可能导致精液检查结果不准确。需重新收集标本进行检测以排除误差。

【治疗】

梗阻性无精子症的治疗目标是解除梗阻，恢复输精管道的通畅性，从而使精子能够顺利排出体外。治疗方法包括药物治疗、手术治疗和辅助生殖技术等。

1. 药物治疗：药物治疗在梗阻性无精子症的治疗中作用有限，主要用于改善患者的生殖内分泌环境和预防感染等并发症。例如使用抗生素治疗附睾炎等炎症性疾病；使用激素类药物调节内分泌水平等。但需注意药物治疗的有效率相对较低且个体差异较大。

2. 手术治疗：手术治疗是梗阻性无精子症的重要治疗方法之一。根据不同部位的梗阻情况选择合适的手术方式：

（1）显微镜下输精管附睾吻合术：适用于附睾梗阻的患者。通过显微镜下的精细操作将梗阻的附睾和输精管重新吻合起来恢复输精管道的通畅性。该手术具有创伤小、恢复快、成功率高等优点是目前治疗附睾梗阻的首选方法。

（2）显微镜下输精管吻合术：适用于输精管梗阻的患者尤其是因节育而行输精管结扎术后要求复通的患者。通过显微镜下的精细操作将梗阻的输精管两端重新吻合起来恢复输精管道的通畅性。该手术的成功率受多种因素影响包括梗阻时间、梗阻部位以及手术技术等。

（3）精囊镜技术：适用于射精管梗阻的患者。通过精囊镜直视下观察射精管的通畅情况并进行必要的扩张或疏通操作恢复射精管的通畅性。该技术在射精管梗阻的诊断和治疗中具有重要作用。

（4）睾丸切开取精术：对于部分梗阻部位复杂或无法手术的患者可通过睾丸切开取精术获取精子用于辅助生殖技术。该手术为有创检查且并发症较多应谨慎选择并在专业医生的指导下进行。

3. 辅助生殖技术：对于无法通过自然受孕方式解决生育问题的梗阻性无精子症患者可考虑采用辅助生殖技术实现生育目的。常用的辅助生殖技术包括供精者精液人工授精（AID）和试管婴儿（IVF）等。其中试管婴儿技术中的卵细胞浆内单精子注射（ICSI）技术可直接将单个精子注入卵母细胞内完成受精过程大大提高了梗阻性无精子症患者的生育成功率。但需注意辅助生殖技术的成功率受多种因素影响包括患者年龄、精子质量以及女方生育能力等。

4. 生活方式调整：除了上述治疗方法外患者还应注意生活方式的调整以提高治疗效果和生育成功率。包括保持良好的作息规律避免熬夜和过度劳累；饮食均衡多吃富含锌、硒等微量元素的食物以提高精子质量；适当锻炼增强体质提高身体免疫力；避免接触有害物质如辐射、化学物质等以减少对生殖系统的损害。

第四节　阴茎勃起与勃起功能障碍

【定义】

阴茎勃起是男性性反应周期中的一个重要环节，它受到多种生理和心理因素的影响。当男性受到性刺激时，大脑中的性中枢会发出信号，通过神经和体液调节引起海绵体血液充盈，从而导致阴茎的勃起。而勃起功能障碍（ED）则是指男性在性欲正常的情况下，不能达到或维持足够的勃起以完成满意的性生活，持续时间超过三个月。

【病因】

1. 心理性因素：心理因素在勃起功能障碍的发病中占据重要地位。如焦虑、抑郁等负面情绪，以及夫妻关系的不和谐都可能导致勃起功能障碍。此外，缺乏性知识也是导致心理性勃起功能障碍的常见原因。

2. 器质性疾病：心血管疾病、糖尿病、神经系统疾病等慢性疾病可能导致勃起功能障碍。这些疾病会影响血管功能、神经传导或内分泌水平，从而影响勃起过程。

3. 药物因素：某些药物，如抗抑郁药、抗高血压药等，可能对性功能产生不良影响，导致勃起功能障碍。

4. 手术和创伤：盆腔手术、骨盆骨折等手术和创伤可能导致勃起功能障碍。这些损伤可能直接影响阴茎的血液供应或神经传导。

5. 其他因素：不良的生活习惯，如长期吸烟、饮酒等，也可能对性功能产生负面影响。此外，年龄增长导致的生理机能下降也是勃起功能障碍的一个重要诱因。

【诊断】

对于勃起功能障碍的诊断，医生会根据患者的病史、体格检查和实验室检查进行综合评估。首先，医生会询问患者的病史，了解是否有相关的基础疾病或用药史。然后，医生会对患者进行体格检查，观察阴茎的外观、大小、颜色等是否正常。最后，医生可能会安排一些实验室检查，如血液检查等，以排除其他潜在疾病。

【治疗】

勃起功能障碍的治疗方法有多种，包括心理治疗、药物治疗、手术治疗和生活方式调整等。具体治疗方法应根据患者的具体情况进行选择。

1. 心理治疗：主要针对心理性因素引起的勃起功能障碍。心理治疗包括认知行为疗法、性治疗等，旨在帮助患者缓解焦虑、抑郁等负面情绪，改善夫妻关系，提高性生活的满意度。

2. 药物治疗：常用的药物包括磷酸二酯酶 -5 抑制剂（PDE-5 抑制剂）、雄激素等。这些药物可以改善勃起功能，但需要在医生的指导下使用。此外，对于一些由基础疾病引起的勃起功能障碍，还需要针对原发病进行治疗。

3. 手术治疗：对于严重且持久的勃起功能障碍患者，药物治疗无效时，可以考虑手术治疗。常见的手术方式包括阴茎背深静脉结扎术、尿道海绵体剥脱术等。然而，手术治疗应慎重选择，并在专业医生的指导下进行。

4. 生活方式调整：保持良好的生活习惯对改善勃起功能障碍具有重要意义。建议患者戒烟限酒、保持充足的睡眠、进行适当的体育锻炼等。这些健康的生活方式有助于改善身体状况，从而有利于勃起的恢复。

除了上述治疗方法外，还有一些辅助措施可以帮助改善勃起功能障碍。例如，使用真空勃起装置（VCD）可以诱发勃起，但在使用过程中需要注意安全和卫生。此外，性辅助治疗也是一种有效的方法，可以帮助患者更好地适应性生活并改善勃起状况。

第五节 睾丸生精功能与生精功能障碍

【定义】

睾丸作为男性重要的生殖器官，其主要功能之一是产生精子。睾丸生精功能指的是睾丸内生精细胞在多种生理和内分泌因素的作用下，经过一系列复杂的分化和发育过程，最终形成成熟精子的能力。这一过程涉及多个环节，包括精原细胞的增殖、初级精母细胞的形成、次级精母细胞的减数分裂、精子细胞的变形以及最终精子的成熟和释放。 生精功能障碍则是指由于各种原因导致的睾丸生精能力下降或丧失，使得精子数量减少、质量下降或完全无精子生成。这种障碍可能源于睾丸本身的病变，也可能与内分泌、遗传、环境等多种因素有关。生精功能障碍是男性不育的重要原因之一，严重影响患者的生育能力和生活质量。

【病因】

睾丸生精功能障碍的病因复杂多样，主要包括以下几个方面：

1. 睾丸本身病变：如睾丸炎、睾丸外伤、睾丸扭转、睾丸肿瘤等，这些病变可能直接损伤睾丸组织，影响生精细胞的正常发育和分化。

2. 内分泌因素：下丘脑-垂体-睾丸轴的功能紊乱可能导致促性腺激素分泌异常，进而影响睾丸的生精功能。例如，高泌乳素血症、低促性腺激素性性腺功能减退等内分泌疾病均可能导致生精功能障碍。

3. 遗传因素：染色体异常、基因突变等遗传因素可能导致睾丸生精功能先天性缺陷。例如，克氏综合征（Klinefelter 综合征）患者由于多了一条 X 染色体，常表现为睾丸发育不良、生精功能障碍。 环境因素：长期接触有毒有害物质、高温环境、放射线等环境因素可能对睾丸组织造成损害，导致生精功能障碍。

4. 生活习惯：不良的生活习惯如长期吸烟、酗酒、熬夜等也可能对生精功能产生负面影响。

【诊断】

睾丸生精功能障碍的诊断需要结合患者的临床表现、体格检查、实验室检查以及影像学检查等多种手段进行综合分析。

1. 临床表现：患者可能出现精液量减少、精子密度降低、精子活力下降等症状，严重者可能表现为无精子症。此外，部分患者还可能伴有性欲减退、勃起功能障碍等性功能障碍症状。

2. 体格检查：医生会对患者的第二性征、睾丸大小、质地、位置等进行检查。睾丸体积过小、质地偏软可能是睾丸发育不良或生精功能障碍的表现。

3. 实验室检查：精液常规检查：是评估睾丸生精功能的基本检查方法。通过对精液量、精子密度、精子活力、精子形态等指标的分析，可以初步判断睾丸的生精能力。

4. 内分泌检查：包括血清睾酮、促卵泡生成素（FSH）、黄体生成素（LH）等激素水平的检测。这些激素水平的异常可能提示内分泌功能紊乱导致的生精功能障碍。

5. 染色体检查：对于怀疑有遗传因素导致的生精功能障碍患者，应进行染色体核型分析以排除染色体异常。

6. 影像学检查：如阴囊彩超、CT 或 MRI 等，可以观察睾丸的形态、大小、血流情况以及是否存在占位性病变等，为诊断提供辅助信息。

【鉴别诊断】

在诊断睾丸生精功能障碍时，需要与其他可能导致精液异常的疾病进行鉴别诊断，如：

1. 梗阻性无精子症：由于输精管道阻塞导致精子无法排出体外，但睾丸本身具有正常的生精功能。通过精液分析和影像学检查可以鉴别。

2. 逆行射精：患者在性交时达到性高潮并有射精动作，但精液未从尿道外口射出，而是逆流入膀胱。通过尿液检查可发现精子。

3. 精囊炎：精囊炎可能导致精液量减少、精子活力下降等症状，但一般不影响睾丸的生精功能。通过精液常规检查和精囊超声检查可以鉴别。

【治疗】

睾丸生精功能障碍的治疗应根据病因采取个体化的综合治疗措施，包括以下几个方面：

1. 一般治疗：建议患者保持良好的生活习惯，避免过度劳累和熬夜；戒烟限酒；避免接触有毒有害物质和高温环境；保持合理的膳食结构和体重等。

2. 药物治疗：

（1）激素治疗：对于内分泌因素导致的生精功能障碍，可给予相应的激素替代治疗或促性腺激素治疗以刺激睾丸生精功能恢复。

（2）抗氧化治疗：给予抗氧化剂如维生素 E、辅酶 Q10 等以减轻氧化应激对睾丸组织的损伤。

（3）抗炎治疗：对于睾丸炎等炎症性疾病导致的生精功能障碍，可给予抗生素或抗炎药物进行治疗。

3. 手术治疗：对于睾丸扭转、精索静脉曲张等需要手术治疗的疾病应及时进行手术干预以恢复睾丸的正常生精功能。

4. 辅助生殖技术：对于严重生精功能障碍导致的不育症患者可考虑采用辅助生殖技术如人工授精、体外受精 – 胚胎移植等以实现生育愿望。

5. 心理支持：由于生精功能障碍可能导致患者心理压力增大甚至出现焦虑、抑郁等心理问题因此应给予患者充分的心理支持和疏导帮助其建立正确的治疗信心和态度。

第六节 精索静脉曲张与男性不育

【定义】

精索静脉曲张（Varicocele）是一种男性常见的生殖系统血管病变，主要表现为精索内蔓状静脉丛的异常伸长、扩张和迂曲，多见于青壮年男性，尤其是左侧发病更为常见。精索静脉曲张不仅可能导致阴囊部坠胀感和隐痛，还可能严重影响男性的生育能力，是男性不育的重要原因之一。

【病因 】

精索静脉曲张的病因复杂多样，主要包括以下几个方面：静脉瓣膜发育不全：静脉瓣膜是维持静脉单向流动的重要结构，若发育不全或功能受损，则可能导致血液反流，从而引发精索静脉曲张。

1. 解剖因素：左侧精索静脉行程较长，且左精索内静脉回流的左肾静脉受主动脉和肠系膜上动脉的压迫，使得左侧精索静脉回流阻力增大，易发生曲张。此外，左精索内静脉还可能受乙状结肠的压迫，进一步加剧了曲张的程度。

2. 生理因素：青壮年男性性机能旺盛，阴囊内容物血液供应旺盛，加之长久站立或增加腹压等因素，可能导致精索静脉血液回流不畅，从而引发曲张。

3. 其他因素：如腹膜后肿瘤、肾肿瘤等压迫精索内静脉，也可能导致精索静脉曲张的发生。

【诊断】

精索静脉曲张的诊断主要依据患者的临床表现、体格检查以及影像学检查等多种手段进行综合分析。

1. 临床表现：患者可能出现阴囊部坠胀感和隐痛，可放射至下腹部和腰部。站立过久或劳累后症状加重，平卧和休息后症状减轻。部分患者可能无明显症状，仅在体检时发现。

2. 体格检查：医生会对患者的阴囊进行触诊，观察阴囊外形并触诊精索静脉。轻度精索静脉曲张在触诊时不易触及，中度曲张在扪诊时极易触及扩张静脉但不能看见，重度曲张时病人站立时能看到扩张静脉在阴囊皮肤突现如团状蚯蚓容易摸到。

3. 影像学检查：

（1）彩超：是诊断精索静脉曲张的首选方法。通过彩超可以清晰地观察精索静脉的形态、直径以及血流情况从而确诊精索静脉曲张并评估其严重程度。

（2）CT 或 MRI：对于复杂病例或需要排除其他疾病的情况下可考虑进行 CT 或 MRI 检查以提供更全面的影像学信息。

4. 精液分析：对于怀疑精索静脉曲张导致不育的患者应进行精液分析以评估精子数量和质量是否正常。精液分析可以帮助确定不育的原因并评估精索静脉曲张对生育能力的影响。

【鉴别诊断】

在诊断精索静脉曲张时需要注意与其他可能导致阴囊部不适或精液异常的疾病进行鉴别诊断如：

1. 睾丸鞘膜积液：表现为阴囊内囊性肿块呈慢性无痛性逐渐增大积液量较多时阴囊可有下坠胀痛牵拉感或坠胀感。通过彩超或穿刺抽液检查可以鉴别。

2. 腹股沟疝：腹股沟区可出现可复性肿块站立、行走、咳嗽或劳动时出现平卧休息时可回纳消失。通过体格检查和影像学检查可以鉴别。

3. 附睾炎：附睾炎患者常有阴囊部疼痛、肿胀和发热等症状体检时可触及附睾肿大、压痛明显。通过血常规和尿常规检查以及彩超检查可以鉴别。

【治疗】

精索静脉曲张的治疗应根据患者的具体情况采取个体化的综合治疗措施包括一般治疗、药物治疗、手术治疗以及生活方式调整等。

1. 一般治疗：对于轻度无症状或症状轻微的患者可暂不予以特殊处理但需定期复查以观察病情变化。同时建议患者避免过度劳累和久站久坐等增加腹压的行为。

2. 药物治疗：对于精液常规异常且有生育要求的患者可考虑使用抗雄激素药物如非那雄胺等进行治疗。这些药物通过调节激素水平减少精索静脉曲张对精子的影响从而提高生育能力。但需要注意的是药物治疗效果有限且停药后易复发因此不适用于所有患者。

3. 手术治疗：手术是治疗精索静脉曲张的主要方法之一尤其是对于中重度曲张或伴有明显症状及精液异常的患者更应积极采取手术治疗。手术方法包括开放手术和微创手术如腹腔镜下精索静脉结扎术等。微创手术创伤小、恢复快且效果可靠已成为目前治疗精索静脉曲张的首选方法。手术通过直接结扎或栓塞受影响的静脉来恢复正常的血液循环从而提高精子质量和数量改善生育能力。但需要注意的是手术并非适用于所有患者且存在一定的复发率和并发症风险因此需要在专业医生的指导下进行决策和实施。

4. 生活方式调整：良好的生活习惯有助于改善血液循环和减轻精索静脉压力从而减轻症状并促进精子健康。建议患者戒烟限酒、避免久坐久站、适度锻炼等。同时保持合理的膳食结构和体重也有助于降低精索静脉曲张的发生风险。

第七节 精液异常与男性不育

【定义】

精液异常是指男性在射精时，精液的质、量、形态和成分等方面出现异常状况，这些异常可能直接影响男性的生育能力，导致男性不育。精液异常涵盖了精液量的多寡、颜色异常、质的异常，以及精子量的多少、质的异常、畸形等多个方面。

【病因】

精液异常的病因复杂多样，主要包括以下几个方面：

1. 泌尿生殖系统感染：各类细菌、病毒、支原体等微生物引起的泌尿生殖道炎症是精液异常的重要原因之一。这些感染可能损害精子的生成和运输环境，导致精子数量减少、活力下降或形态异常。

2. 内分泌功能紊乱：下丘脑 - 垂体 - 睾丸轴的功能下降、甲状腺功能减退或亢进等内分泌疾病也可能导致精液异常。内分泌系统的异常会影响雄激素的分泌，进而影响精子的生成和成熟。

3. 精索静脉曲张：精索静脉曲张时，睾丸局部温度升高，血管活性物质增加，从而影响睾丸的生精功能。精索静脉曲张不仅可能导致精子数量减少，还可能影响精子的活力和形态。

4. 先天性生殖系统异常或遗传性疾病：如隐睾、染色体异常等先天性或遗传性疾病也可能导致精液异常。隐睾患者由于睾丸位置异常，可能导致睾丸发育不良，进而影响精子的生成。染色体异常则可能直接影响精子的生成和形态。

5. 外界因素：不良的生活习惯如长期吸烟、酗酒、熬夜等，以及工作环境中的有害物质如辐射、化学物质等，也可能对精液质量产生负面影响。此外，某些药物如化疗药物、某些抗生素等也可能导致精液异常。

【诊断】

精液异常的诊断主要依据精液检查的结果进行。精液检查是评估男性生育能力的重要手段，通过精液检查可以了解精液的量、颜色、质地以及精子的数量、活力、形态等指标。

1. 精液量：正常男性每次射精量约为 2 ~ 6 mL。精液量过少（少于 1 mL）或过多（超过 8 mL）都可能影响生育能力。

2. 精液液化时间：正常精液在射出后应迅速液化，以便精子能够自由游动。如果精液液化时间延长（超过 1 小时），则可能影响精子的运动能力，导致不育。

3. 精子数量：多次正规精液化验精子数均低于 2000 万 / mL 称为少精子症。少精子症可能导致受孕率明显下降。

4. 精子活力：排精后 1 小时内，有活力精子应在 70% 以上。若精子活力低下（低于 50%）或死精子过多（超过 50%），则可能导致不育。

5. 精子形态：正常形态精子应占一定比例。若畸形精子率过高（如头部正常形态低于 30%），则可能影响精子的受精能力。 此外，医生还可能结合患者的病史、体格检查以及血液检查等其他辅助检查结果进行综合判断。

【鉴别诊断】

在诊断精液异常时，需要注意与其他可能导致男性不育的疾病进行鉴别诊断。常见的鉴别诊断疾病包括：

1. 无精子症：与少精子症不同，无精子症患者射出的精液中离心沉淀后仍未发现精子。无精子症的原因可能是睾丸生精功能障碍或输精管道阻塞。

2. 精液不液化症：与精液液化时间延长不同，精液不液化症患者的精液在射出后长时间保持胶冻状或凝块状态，无法液化。这可能是由于前列腺分泌功能受损或生殖系统感染等因素导致的。

3. 弱精子症：弱精子症患者精液中的精子活力低下，但数量可能正常或偏少。弱精子症的原因可能与生殖系统感染、精索静脉曲张等因素有关。

4. 死精子症：死精子症患者精液中的大部分或全部精子都是死精子。这可能是由于染色体异常、内分泌失调或生殖系统感染等因素导致的。

【治疗】

精液异常的治疗应根据患者的具体病因和病情进行个体化方案制定。常见的治疗方法包括一般治疗、药物治疗、手术治疗以及辅助生殖技术等。

1. 一般治疗：对于轻度精液异常且无明显症状的患者，可通过调整生活方式进行一般治疗。建议患者戒烟限酒、避免熬夜、适当运动并保持良好的饮食习惯。此外，避免长时间接触有害物质和高温环境也有助于改善精液质量。

2. 药物治疗：对于某些病因明确的精液异常患者，可通过药物治疗来改善精液质量。例如，对于内分泌功能紊乱引起的精液异常患者，可使用激素类药物进行调节;对于生殖系统感染引起的精液异常患者，则可使用抗生素等抗感染药物进行治疗。但需要注意的是，药物治疗效果有限且停药后易复发因此不适用于所有患者。

3. 手术治疗：对于精索静脉曲张等需要手术治疗的疾病引起的精液异常患者可通过手术治疗来改善精液质量。手术方法包括开放手术和微创手术如腹腔镜下精索静脉结扎术等。微创手术创伤小、恢复快且效果可靠已成为目前治疗精索静脉曲张的首选方法。

4. 辅助生殖技术：对于经过一般治疗、药物治疗和手术治疗后仍无法改善精液质量或达到生育要求的患者可考虑采用辅助生殖技术进行助孕治疗。常见的辅助生殖技术包括人工授精和试管婴儿等。这些技术通过体外处理精子和卵子并将受精卵移植到女性子宫内来帮助患者实现生育愿望。

第八节 男性中辅助生殖技术的应用

【概述】

辅助生殖技术（Assisted Reproductive Technology, ART）是指通过一系列医疗手段，帮助那些自然受孕困难的夫妇实现生育目的的一组技术。这些技术包括对卵细胞、精子、受精卵及胚胎的操作处理，最终使不育夫妇成功妊娠。在男性中，辅助生殖技术主要应用于解决因男性因素导致的不育问题，包括但不限于少精、弱精、无精、性功能障碍等。

【适应证】

辅助生殖技术在男性中的应用具有广泛的适应证，主要包括以下几个方面：

1. 少精、弱精症：

（1）轻度至中度少、弱精子症：当男性精液中的精子数量或活力不足以自然受孕时，可以通过夫精人工授精（AIH）技术进行治疗。人工授精将处理后的优质精子直接注入女性生殖道内，提高受孕几率。

（2）严重少、弱精子症：对于严重的少、弱精子症患者，常规的人工授精可能效果不佳，此时需要考虑体外受精－胚胎移植（IVF-ET）技术，尤其是卵泡浆内单精子注射（ICSI）技术。ICSI 技术能够在显微操作下，直接将单个精子注入卵细胞浆内，提高受精成功率。

2. 无精子症：

（1）梗阻性无精子症：由于输精管梗阻等原因导致的无精子症，可以通过手术复通或睾丸穿刺取精的方式获取精子，再结合 IVF–ET 或 ICSI 技术进行辅助生殖。

（2）非梗阻性无精子症：对于睾丸生精功能障碍导致的无精子症，若睾丸穿刺可见精子，同样可采用 ICSI 技术进行治疗。

3. 性功能障碍：性功能障碍如勃起功能障碍、早泄、不射精症及逆行射精等，导致男性无法通过正常性生活将精液射入阴道内，从而影响受孕。这类患者可以通过人工授精技术，将处理后的精子直接注入女性生殖道内，实现受孕。

4. 免疫性不育：当男性精子表面存在抗精子抗体，导致精子活力下降或受精障碍时，可采用人工授精或体外受精技术进行治疗。特别是经过多次人工授精治疗失败的免疫性不育患者，建议行 IVF–ET 或 ICSI 技术。

5. 遗传性疾病：若男方或家族有不宜生育的严重遗传性疾病，且母婴血型不合不能得到存活新生儿时，可以考虑供精人工授精（AID）技术。此外，对于携带遗传性疾病基因的夫妇，还可以选择植入前胚胎遗传学诊断（PGT）技术，筛选出不带致病基因的胚胎进行移植，以避免遗传病患儿的出生。

6. 不明原因不育：在排除了各种已知因素后，仍存在不明原因的不育情况时，可以考虑辅助生殖技术进行治疗。一般建议先行人工授精治疗，若多次治疗失败，再考虑 IVF–ET 或 ICSI 技术。

（马林）

第十三章 泌尿系统疾病的检验诊断

第一节 尿液常规试验

【概述】

一、概述

尿液常规检验作为临床三大常规检查之一，在泌尿系统疾病的诊断、病情评估及疗效监测中发挥着不可替代的作用。通过尿液的颜色、透明度、比重、酸碱度、蛋白质、葡萄糖、红细胞、白细胞等多个指标的检测，可以为医生提供丰富的诊断信息。

二、标本采集

尿液标本的采集是尿液常规检验的第一步，其质量直接影响到检验结果的准确性。正确的标本采集方法应遵循以下原则：

1. 容器选择：应使用清洁、干燥、无污染的容器收集尿液，一般医院会提供专用的尿杯或试管。

2. 采集时间：对于大多数尿液常规检验，可于任意时间采集尿液。但为减少饮食、运动等因素的影响，最好采集清晨第一次尿液的中段部分。对于特定项目如尿细菌培养，则需严格遵循无菌操作原则。

3. 采集方法：采集前需清洗外阴部，女性应避开月经期，以防污染尿液。采用中段尿采集法，即先排出一部分尿液后，再收集中间一段尿液，避免头尾段尿液的干扰。

4. 标本量：一般尿液常规检验需采集 30 ~ 50 mL 尿液，特殊项目如 24 小时尿蛋白定量则需收集全天尿液。

5. 保存与运输：采集后的尿液应及时送检，避免长时间放置导致尿液成分变化。如需保存，应置于冰箱中冷藏，并尽快完成检验。

四、参考区间

尿液常规检验的参考区间是评估检验结果是否正常的重要依据。不同医院或实验室可能因仪器、试剂等因素导致参考区间略有差异，但大致范围如下：

1. 颜色：淡黄色至深黄色
2. 透明度：清晰透明
3. 比重：1.003–1.035
4. 酸碱度（pH 值）：4.6–8.0（平均值约 6.0）
5. 蛋白质：阴性或仅有微量
6. 葡萄糖：阴性
7. 隐血：阴性
8. 白细胞：阴性（或每高倍视野下少于 5 个）
9. 红细胞：阴性（或每高倍视野下少于 3 个）
10. 亚硝酸盐：阴性
11. 尿胆原：＜ 16（或阴性）
12. 胆红素：阴性
13. 酮体：阴性

五、临床意义

尿液常规检验的各项指标对于泌尿系统疾病的诊断具有重要意义。以下是对各指标临床意义的详细阐述：

1. 颜色与透明度：正常尿液呈淡黄色至深黄色，清晰透明。颜色过深或浑浊可能提示血尿、脓尿、尿盐结晶等异常情况。

2. 比重：比重异常可能反映肾脏浓缩功能受损或脱水状态。比重偏低常见于慢性肾盂肾炎、尿毒症等；比重偏高则可能与糖尿病、高热、脱水等有关。

3. 酸碱度（pH 值）：pH 值异常可能与泌尿系统疾病如肾结核、肾小管酸中毒等有关。此外，饮食、药物等因素也可能影响尿液 pH 值。

4. 蛋白质：尿蛋白阳性可能提示肾小球疾病、肾小管疾病或泌尿系统感染等。

对于持续蛋白尿患者，需进一步行定量试验以明确病情。

5. 葡萄糖：尿糖阳性常见于糖尿病患者，也可能与肾小管损伤等因素有关。但需注意，某些非糖尿病患者因短时间内摄入大量糖分也可能出现尿糖阳性。

6. 隐血与红细胞：隐血阳性或红细胞增多可能提示泌尿系统出血性疾病，如肾结石、肾结核、肾肿瘤等。此外，女性患者在月经期前后也可能出现假阳性结果。

7. 白细胞：白细胞增多常见于泌尿系统感染性疾病，如肾盂肾炎、膀胱炎等。白细胞酯酶试验阳性可作为泌尿系统感染的辅助诊断指标。

8. 亚硝酸盐:亚硝酸盐阳性提示尿液中存在细菌分解产物,可能与尿路感染有关。但需注意，阴性结果并不能完全排除尿路感染的可能性。

9. 尿胆原与胆红素：尿胆原及胆红素阳性可能提示肝脏疾病或胆道梗阻等。但需结合其他肝功能检查指标进行综合分析。

六、应用评价

尿液常规检验在泌尿系统疾病的诊断中具有广泛的应用价值。其优点包括操作简便、成本低廉、结果快速等。通过尿液常规检验，医生可以初步判断患者是否存在泌尿系统疾病，并为进一步检查和治疗提供依据。

然而，尿液常规检验也存在一定的局限性。首先，其灵敏度和特异性有限，对于某些疾病的诊断可能不够准确。其次，尿液标本的采集和保存过程中容易受到污染和干扰，影响检验结果的准确性。因此，在临床应用中需要结合患者的病史、临床表现及其他检查结果进行综合分析。

随着医疗技术的不断发展，尿液自动分析仪等新型检测设备的出现为尿液常规检验提供了更为准确、快速和便捷的检测手段。这些设备能够自动完成尿液中多种成分的定量分析，并生成详细的检验报告，大大提高了检验效率和准确性。

第二节 尿液的特殊检查

一、概述

泌尿系统疾病的诊断与治疗过程中，尿液特殊检验作为一种非侵入性的检测方法，具有不可替代的重要地位。相比常规的尿液检查，特殊检验能够更深入地分析尿液中的特定成分，为疾病的精准诊断、病情评估及治疗方案制定提供科学依据。本文将围绕泌尿系统疾病的尿液特殊检验，详细探讨标本采集、参考区间、临床意义及应用评价等方面内容。

二、尿液有形成分计数

尿液有形成分计数是尿液常规检验的重要补充，通过对尿液中红细胞、白细胞、上皮细胞、管型等有形成分的定量分析，为泌尿系统疾病的诊断提供重要信息。

1. 标本采集与处理：采集清晨第一次尿液的中段部分，及时送检。检验前需对尿液进行离心处理，以沉淀有形成分。

2. 参考区间：红细胞＜ 3 / HP，白细胞＜ 5 / HP，管型（透明管型）偶见，上皮细胞少量。

3. 临床意义：红细胞增多提示血尿，可能由肾结石、肾结核、肾肿瘤等疾病引起；白细胞增多提示尿路感染；管型增多则可能与肾小球肾炎、肾病综合征等疾病相关。上皮细胞增多可能反映肾小管损伤或尿路炎症。

4. 应用评价：尿液有形成分计数具有操作简便、成本低廉、结果直观等优点，是泌尿系统疾病初筛的重要手段。然而，其灵敏度和特异性有限，对于某些疾病的诊断可能不够准确，需结合其他检验项目进行综合判断。

三、24 小时尿蛋白定量

24 小时尿蛋白定量是评估肾脏滤过功能的重要指标，对于慢性肾脏病、糖尿病肾病等疾病的诊断、病情监测及预后评估具有重要意义。

1. 标本采集：收集患者 24 小时内的全部尿液，记录总尿量，并取部分尿液送检。

2. 参考区间：＜ 150 mg / 24h。

3. 临床意义：尿蛋白定量超过正常范围提示肾小球滤过膜受损，可能是慢性肾脏病、糖尿病肾病等疾病的早期表现。持续大量蛋白尿可加速肾脏病变的进展，增加心血管疾病的风险。

4. 应用评价：24 小时尿蛋白定量具有结果准确可靠、重复性好等优点，是评估肾脏滤过功能的金标准之一。然而，其采集过程较为繁琐，患者依从性较差，可能影响检验结果的准确性。

四、尿蛋白电泳

尿蛋白电泳通过分析尿蛋白的组成成分，有助于明确蛋白尿的来源及性质，为肾脏疾病的诊断、分型及预后评估提供重要信息。

1. 标本处理：将尿液进行浓缩、去盐等预处理后，进行电泳分离。

2. 参考区间：正常尿液中仅含少量白蛋白，无其他大分子蛋白质。

3. 临床意义：尿蛋白电泳可区分肾小球性蛋白尿和肾小管性蛋白尿。肾小球性蛋白尿以白蛋白为主，伴有少量免疫球蛋白轻链；肾小管性蛋白尿则以小分子蛋白质如 β2-微球蛋白、溶菌酶等为主。此外，尿蛋白电泳还可用于多发性骨髓瘤等浆细胞疾病的诊断。

4. 应用评价：尿蛋白电泳具有灵敏度高、特异性强的优点，能够提供丰富的蛋白尿信息。然而，其操作过程较为复杂，对设备和技术要求较高，且检验成本较高。

五、尿肌红蛋白

尿肌红蛋白是反映横纹肌损伤的敏感指标，对于横纹肌溶解症等疾病的诊断具有重要意义。

1. 标本采集：采集随机尿液送检。

2. 参考区间：阴性。

3. 临床意义：尿肌红蛋白阳性提示横纹肌损伤，可能是剧烈运动、药物中毒、代谢障碍等原因引起的横纹肌溶解症。大量肌红蛋白释放入血可堵塞肾小管，引起急性肾衰竭。

4. 应用评价：尿肌红蛋白检测具有灵敏度高、特异性强的优点，能够早期发现横纹肌损伤。然而，其假阳性率较高，需结合临床表现和其他检验结果进行综合判断。

六、本-周蛋白尿

本-周蛋白尿是多发性骨髓瘤等浆细胞疾病的特异性指标，对于疾病的诊断、分型及预后评估具有重要意义。

1. 标本采集：采集清晨第一次尿液送检。

2. 检测方法：包括热沉淀-溶解法、对甲苯磺酸法、蛋白电泳法、免疫固定电泳法等。

3. 临床意义：本-周蛋白尿阳性提示多发性骨髓瘤等浆细胞疾病的存在。不同检测方法对于本-周蛋白的灵敏度和特异性有所不同，免疫固定电泳法被认为是检测尿游离轻链的最佳方法。

4. 应用评价：本-周蛋白尿检测对于多发性骨髓瘤等浆细胞疾病的诊断具有重要价值。然而，其检测过程较为复杂，对设备和技术要求较高，且部分患者可能出现假阳性或假阴性结果。

七、乳糜尿与脂肪尿

乳糜尿和脂肪尿是由于尿液中混有淋巴液或脂肪滴而形成的特殊尿液，常见于丝虫病、淋巴管瘘等疾病。

1. 标本采集：采集浑浊尿液送检。

2. 检测方法：包括乙醚试验、苏丹红试验、尿沉渣镜检等。

3. 临床意义：乳糜尿和脂肪尿提示淋巴管破裂或阻塞，导致淋巴液或脂肪滴进入尿液。常见于丝虫病、淋巴管瘘、腹膜后肿瘤等疾病。

4. 应用评价：乳糜尿和脂肪尿的检测对于相关疾病的诊断具有重要意义。然而，其假阳性率较高，需结合临床表现和其他检验结果进行综合判断。此外，对于乳糜尿的治疗需针对原发病因进行。

八、尿液纤维蛋白降解产物

尿液纤维蛋白降解产物是反映凝血与纤溶系统平衡的指标之一，对于肾脏疾病、血栓形成等疾病的诊断具有重要意义。

1. 标本采集：采集随机尿液送检。

2. 检测方法：包括免疫比浊法、酶联免疫吸附法等。

3. 临床意义：尿液纤维蛋白降解产物升高提示凝血与纤溶系统失衡，可能是肾脏疾病、血栓形成等疾病的表现。此外，某些药物如抗凝药、溶栓药等也可能影响尿液纤维蛋白降解产物的水平。

4. 应用评价：尿液纤维蛋白降解产物检测对于评估凝血与纤溶系统状态具有重要意义。然而,其检测结果可能受到多种因素的影响,如药物干扰、标本处理等。因此，在临床应用中需结合患者具体情况进行综合判断。

第三节 早期肾损伤试验

一、概述

泌尿系统疾病的早期肾损伤往往缺乏明显的临床症状，但及时、准确的诊断对于疾病的预防、治疗和预后评估至关重要。近年来，随着医学研究的深入和检验技术的进步，一系列针对早期肾损伤的试验诊断方法应运而生。

二、尿微量白蛋白

尿微量白蛋白是反映肾小球滤过膜通透性改变的敏感指标，对于早期肾损伤的诊断具有重要意义。

1. 检测原理与方法：尿微量白蛋白检测通常采用免疫比浊法或放射免疫法，通过检测尿液中白蛋白的含量来评估肾小球滤过膜的损伤程度。

2. 参考区间：正常情况下，尿液中白蛋白含量极低，一般不超过 30 mg / 24 h 或 20 μg / min。

3. 临床意义：尿微量白蛋白升高提示肾小球滤过膜通透性增加，可能是糖尿病肾病、高血压肾病、肾小球肾炎等疾病的早期表现。持续或反复的微量白蛋白尿是心血管疾病和慢性肾脏病进展的独立危险因素。

4. 应用评价：尿微量白蛋白检测具有操作简便、灵敏度高、特异性强等优点，是早期肾损伤筛查的重要手段。然而，其检测结果可能受到运动、感染、药物等多种因素的影响，因此在解释结果时需综合考虑患者具体情况。

三、尿转铁蛋白

尿转铁蛋白是另一种反映肾小球滤过膜电荷屏障损伤的敏感指标，尤其适用于糖尿病肾病的早期诊断。

1. 检测原理与方法：尿转铁蛋白检测同样采用免疫比浊法或放射免疫法，通过检测尿液中转铁蛋白的含量来评估肾小球滤过膜的损伤情况。

2. 参考区间：正常情况下，尿液中转铁蛋白含量极低，一般不超过 2 mg / L。

3. 临床意义：尿转铁蛋白升高提示肾小球滤过膜电荷屏障受损，可能是糖尿病肾病的极早期表现。与尿微量白蛋白相比，尿转铁蛋白在某些情况下可能更早地出现异常。

4. 应用评价：尿转铁蛋白检测对于糖尿病肾病的早期诊断具有重要意义。然而，其检测结果也可能受到其他因素的影响，如尿路感染、剧烈运动等。因此，在解释结果时需结合患者的临床信息和其他检验结果进行综合判断。

四、β_2-微球蛋白

β_2–微球蛋白是一种小分子蛋白质，主要通过肾小球滤过和肾小管重吸收排出体外。因此，尿 β_2–微球蛋白水平可以反映肾小管的功能状态。

1. 检测原理与方法：尿 β_2–微球蛋白检测通常采用酶联免疫吸附法或放射免疫法，通过检测尿液中 β_2–微球蛋白的含量来评估肾小管的重吸收功能。

2. 参考区间：正常情况下，尿液中 β_2–微球蛋白含量较低，一般不超过 0.3 mg/L。

3. 临床意义：尿 β_2–微球蛋白升高提示肾小管重吸收功能受损，可能是慢性肾盂肾炎、肾小管酸中毒、重金属中毒等疾病的早期表现。此外，在肾移植后监测尿 β2– 微球蛋白水平也有助于评估移植肾的功能状态。

4. 应用评价：尿 β_2–微球蛋白检测具有操作简便、灵敏度高、特异性强等优点，是评估肾小管功能的重要指标之一。然而，其检测结果也可能受到某些生理因素（如年龄、性别）和病理因素（如尿路感染、发热）的影响，因此在解释结果时需谨慎。

五、α_1- 微球蛋白

α_1– 微球蛋白同样是一种小分子蛋白质，主要存在于血液和尿液中。尿 α1– 微球蛋白水平的变化可以反映肾小球和肾小管的损伤情况。

1. 检测原理与方法：尿 α_1– 微球蛋白检测采用的方法与尿 β2– 微球蛋白类似，通常通过免疫比浊法或放射免疫法进行检测。

2. 参考区间：正常情况下，尿液中 α_1– 微球蛋白含量较低，具体参考区间可能因检测方法不同而有所差异。

3. 临床意义：尿 α_1– 微球蛋白升高可能提示肾小球滤过膜受损（如结合型 α_1– 微球蛋白升高）或肾小管重吸收功能受损（如游离型 α_1– 微球蛋白升高）。此外，在某些肝病患者中，由于 α_1– 微球蛋白合成减少，血清 α_1– 微球蛋白水平可能降低而尿液中 α_1– 微球蛋白水平相对升高。

4. 应用评价：尿 α_1– 微球蛋白检测对于评估肾小球和肾小管的功能状态具有一定价值。然而，其检测结果可能受到多种因素的影响，如年龄、性别、药物等。因此，在解释结果时需综合考虑患者具体情况和其他检验结果。

六、尿 N- 乙酰 -β-D- 氨基葡萄糖苷（NAG）

尿 N– 乙酰 –β–D– 氨基葡萄糖苷是一种溶酶体酶，广泛存在于肾近曲小管上皮细胞内。当肾小管上皮细胞受损时，NAG 释放入尿中导致尿 NAG 水平升高。

1. 检测原理与方法：尿 NAG 检测通常采用比色法或荧光法等方法进行检测。通过测定尿液中 NAG 的活性来评估肾小管上皮细胞的功能状态。

2. 参考区间：正常情况下，尿液中 NAG 活性较低，具体参考区间可能因检测方法不同而有所差异。

3. 临床意义：尿 NAG 活性升高提示肾小管上皮细胞受损，可能是急性肾损伤、慢性肾盂肾炎、肾小管酸中毒等疾病的早期表现。此外，在肾移植后监测尿 NAG 活性也有助于评估移植肾的功能状态。

4. 应用评价：尿 NAG 检测具有灵敏度高、特异性强的优点，是评估肾小管上皮细胞功能的重要指标之一。然而，其检测结果也可能受到某些生理因素（如剧烈运动）和病理因素（如尿路感染）的影响。因此，在解释结果时需结合患者的临床信息和其他检验结果进行综合判断。

第四节 肾功能试验

一、概述

肾功能试验是指通过一系列生物化学和物理学方法，检测尿液、血液或其他生物样本中的特定指标，以评估肾脏的滤过、重吸收、分泌和排泄等功能状态。这些试验不仅有助于泌尿系统疾病的诊断，还能为疾病的分期、治疗方案的制定以及预后的评估提供重要依据。

二、肾小球滤过功能试验

肾小球滤过功能是肾脏最基本的功能之一，其通过肾小球滤过膜对血浆中的溶质和水分进行选择性滤过，形成原尿。肾小球滤过功能试验是评估肾脏滤过功能的重要手段，主要包括以下几种方法。

1. 肾小球滤过率测定：肾小球滤过率（GFR）是指单位时间内从肾小球滤过的血浆量，是评估肾小球滤过功能的金标准。临床上常用的 GFR 测定方法包括菊粉清除率法和内生肌酐清除率法。其中，菊粉清除率法因其操作复杂且成本高昂，临床应用较少；而内生肌酐清除率法则因其简便易行而被广泛采用。内生肌酐清除率的正常参考值通常为 80 ~ 120 mL / min，女性略低于男性。当 GFR 下降时，提示肾小球滤过功能受损，可能是多种泌尿系统疾病的早期表现。

2. 血尿素氮测定：血尿素氮（BUN）是蛋白质代谢的终末产物，主要通过肾小球滤过排出体外。虽然 BUN 测定可以反映肾小球的滤过功能，但其敏感性较低，只有当肾小球滤过功能下降到正常的一半以上时，BUN 才会明显升高。因此，BUN 测定通常作为肾功能试验的补充项目，而非主要诊断指标。

3. 血肌酐测定：血肌酐（Cr）是肌肉代谢的产物，也主要通过肾小球滤过排出体外。与 BUN 相比，血肌酐测定具有更高的敏感性，能够较早地反映肾小球滤过功能的下降。然而，血肌酐水平受多种因素影响，如肌肉量、年龄、性别等，因此在解释结果时需综合考虑患者具体情况。此外，只有当肾小球滤过率下降到正常人的 1/3 时，血肌酐才会有明显上升。

三、肾小管功能试验

肾小管是肾脏的重要组成部分，具有重吸收、分泌和排泄等多种功能。肾小管功能试验通过检测尿液中的特定成分和性质变化，评估肾小管的功能状态。常见的肾小管功能试验包括以下几种方法。

1. 尿比重测定：尿比重是指尿液与同体积纯水的重量之比，是反映肾小管浓缩功能的重要指标。正常情况下，尿比重一般在 1.015 – 1.025 之间。当尿液比重降低时，通常提示肾小管浓缩功能受损。尿比重测定简便易行，是肾小管功能试验的常用项目之一。

2. 尿渗透压测定：尿渗透压是指尿液中溶质颗粒通过半透膜的吸水力，也是反映肾小管浓缩功能的重要指标。尿渗透压与尿比重密切相关，但前者受溶质种类和性质的影响较小，因此更为准确。尿渗透压降低提示肾小管浓缩功能受损。

3. 尿酸化试验：尿酸化试验是通过测定尿液的 pH 值和可滴定酸度来评估肾小管酸化功能的方法。正常情况下，肾小管能够分泌氢离子以维持尿液的酸性环境。当肾小管酸化功能受损时，尿液 pH 值可能升高，出现碱性尿。尿酸化试验对于诊断肾小管酸中毒等疾病具有重要意义。

4. 尿蛋白定量和肾小管性蛋白尿检测：尿蛋白定量是通过测定尿液中蛋白质的含量来评估肾小球滤过功能和肾小管重吸收功能的方法。正常情况下，尿液中蛋白质含量极低。当肾小球滤过功能受损或肾小管重吸收功能障碍时，尿液中蛋白质含量可能升高。肾小管性蛋白尿是指由于肾小管结构和功能异常导致的蛋白尿，其特点为尿蛋白以小分子量蛋白质为主。通过尿蛋白定量和肾小管性蛋白尿检测，可以评估肾小球和肾小管的功能状态。

5. 尿氨基酸测定：尿氨基酸测定是通过检测尿液中氨基酸的含量来反映肾小管分泌和重吸收功能的方法。正常情况下，肾小管能够重吸收绝大部分氨基酸，因此尿液中氨基酸含量极低。当肾小管分泌或重吸收功能障碍时，尿液中氨基酸含量可能升高。尿氨基酸测定对于诊断肾小管疾病具有一定价值。

第五节 常见泌尿系统疾病的实验诊断

一、泌尿系统疾病的试验诊断策略

1. 概述

泌尿系统疾病是一类广泛影响肾脏、输尿管、膀胱和尿道等器官的疾病，其发病率高、种类繁多，对患者的健康和生活质量构成严重威胁。随着医学技术的不断进步，泌尿系统疾病的诊断手段也日益丰富和完善。

2. 泌尿系统疾病的定义与分类

泌尿系统疾病是指影响肾脏、输尿管、膀胱和尿道等泌尿系统器官结构和功能的各种疾病。这些疾病种类繁多，包括但不限于肾结石、泌尿系感染、膀胱癌、肾小球肾炎、肾病综合征、肾衰竭等。泌尿系统疾病的发生与多种因素有关，如细菌感染、尿路梗阻、代谢异常、遗传因素等。正确的诊断策略对于患者及时接受治疗、改善预后至关重要。

3. 肾小球滤过功能试验

肾小球滤过功能是肾脏最基本的功能之一，通过肾小球滤过膜对血浆中的溶质和水分进行选择性滤过，形成原尿。肾小球滤过功能试验是评估肾脏滤过功能的重要手段，对于泌尿系统疾病的诊断具有重要意义。

（1）内生肌酐清除率测定

内生肌酐清除率（Ccr）是指单位时间内肾脏能将若干毫升血浆中的内生肌酐全部清除出去的能力，是评估肾小球滤过功能的经典指标。Ccr 的测定方法简便易行，通过收集患者 24 小时尿液并测定尿肌酐和血浆肌酐浓度，结合患者体表面积进行计算得出。Ccr 的正常参考值通常为 80 ~ 120 mL / min，当 Ccr 降低时，提示肾小球滤过功能受损。需要注意的是，Ccr 受多种因素影响，如肌肉量、年龄、性别等，在解释结果时需综合考虑患者具体情况。

（2）血清肌酐测定

血清肌酐（Cr）是肌肉代谢的产物，主要通过肾小球滤过排出体外。血清肌酐水平能够反映肾小球的滤过功能，但其敏感性较低，只有当肾小球滤过率下降到正常人的 1/3 时，血清肌酐才会有明显上升。因此，血清肌酐测定通常作为肾功能试验的补充项目，而非主要诊断指标。然而，对于慢性肾脏病患者来说，定期监测血清肌酐水平对于评估疾病进展和治疗效果具有重要意义。

（3）血清尿素氮测定

血清尿素氮（BUN）是蛋白质代谢的终末产物，也主要通过肾小球滤过排出体外。与血清肌酐相比，BUN 的敏感性更低，且受多种肾外因素（如蛋白质摄入、消化道出血等）的影响较大。因此，BUN 测定在泌尿系统疾病的诊断中应用较少，通常作为肾功能试验的辅助项目。但在某些特定情况下（如肾前性氮质血症），BUN 测定对于鉴别诊断具有重要意义。

4. 肾小管功能试验

肾小管是肾脏的重要组成部分，具有重吸收、分泌和排泄等多种功能。肾小管功能试验通过检测尿液中的特定成分和性质变化，评估肾小管的功能状态，对于泌尿系统疾病的诊断具有重要意义。

（1）尿比重测定

尿比重是指尿液与同体积纯水的重量之比，是反映肾小管浓缩功能的重要指标。正常情况下，尿比重一般在 1.015-1.025 之间。当尿液比重降低时，通常提示肾小管浓缩功能受损。尿比重测定简便易行，是肾小管功能试验的常用项目之一。

（1）尿渗透压测定

尿渗透压是指尿液中溶质颗粒通过半透膜的吸水力，也是反映肾小管浓缩功能的重要指标。尿渗透压与尿比重密切相关，但前者受溶质种类和性质的影响较小，因此更为准确。尿渗透压降低提示肾小管浓缩功能受损。需要注意的是，尿渗透压测定对样本的采集和处理要求较高，需确保样本无污染且及时送检。

（2）尿酸化试验

尿酸化试验是通过测定尿液的 pH 值和可滴定酸度来评估肾小管酸化功能的方法。正常情况下，肾小管能够分泌氢离子以维持尿液的酸性环境。当肾小管酸化功能受损时，尿液 pH 值可能升高，出现碱性尿。尿酸化试验对于诊断肾小管酸中毒等疾病具有重要意义。在进行尿酸化试验时，需排除影响尿液 pH 值的因素（如药物、饮食等）。

（3）尿蛋白定量和肾小管性蛋白尿检测

尿蛋白定量是通过测定尿液中蛋白质的含量来评估肾小球滤过功能和肾小管重吸收功能的方法。正常情况下，尿液中蛋白质含量极低。当肾小球滤过功能受损或肾小管重吸收功能障碍时，尿液中蛋白质含量可能升高。肾小管性蛋白尿是指由于肾小管结构和功能异常导致的蛋白尿，其特点为尿蛋白以小分子量蛋白质为主。通过尿蛋白定量和肾小管性蛋白尿检测，可以评估肾小球和肾小管的功能状态。需要注意的是，尿蛋白定量结果受多种因素影响（如体位、运动等），需结合患者具体情况进行解释。

（4）其他肾小管功能试验

除了上述常见的肾小管功能试验外，还有尿氨基酸测定、尿糖测定、尿 β2- 微球蛋白测定等试验可用于评估肾小管的功能状态。这些试验各具特点，可根据患者的具体情况和临床需求进行选择和应用。

5. 泌尿系统疾病的综合诊断策略

泌尿系统疾病的诊断是一个复杂的过程，需要综合患者的临床表现、实验室检查结果和影像学检查结果等多方面信息进行判断。在试验诊断方面，肾小球滤过功能试验和肾小管功能试验是评估肾脏功能状态的重要手段。然而，这些试验并非孤立存在，而是相互补充、相互印证的关系。因此，在制定泌尿系统疾病的诊断策略时，应充分考虑各种试验的优缺点和适用范围，结合患者的具体情况进行选择和应用。

此外，随着医学技术的不断进步和新的诊断方法的不断涌现，泌尿系统疾病的诊断策略也在不断更新和完善。临床医生应密切关注国内外最新研究进展和技术动态，及时更新自己的知识和技能储备，以更好地服务于患者。

二、急性肾小球肾炎

1. 概述

急性肾小球肾炎（Acute Glomerulonephritis, AGN），简称急性肾炎，是一种急性起病的肾小球疾病，以血尿、蛋白尿、水肿、高血压以及肾小球滤过率下降为主要临床特征。该病多由 β－溶血性链球菌感染诱发免疫反应所致，常见于上呼吸道感染、猩红热、皮肤感染等链球菌感染后。急性肾小球肾炎好发于儿童及青少年，男性发病率略高于女性。

2. 尿液异常：

急性肾小球肾炎的尿液异常是诊断的重要依据之一，主要表现为血尿和蛋白尿。

（1）血尿：①几乎所有的急性肾小球肾炎患者都会出现血尿，其中约 40% 的患者表现为肉眼血尿，尿液颜色呈浓茶色或洗肉水样。这种血尿通常在感染后 1 ～ 3 周出现，是肾小球滤过屏障受损的标志。② 镜下血尿更为常见，约 60% 以上的红细胞呈畸形改变，可见红细胞管型，这是活动性急性肾小球肾炎诊断的有力依据。

（2）蛋白尿：①蛋白尿通常为中等程度，但极个别患者可出现大量蛋白尿，表现为肾病综合征的改变。蛋白尿的产生是由于肾小球滤过屏障受损，体内蛋白漏出所致。 ②泡沫尿是蛋白尿的一种直观表现，泡沫小而密，经久不散，与普通的排尿后泡沫很快消散不同。

（3）其他尿液异常：①尿液比重可能降低，这是由于肾小管浓缩功能受损所致。正常情况下尿比重为 1.015–1.025，当肾小管浓缩功能异常时，比重可低于 1.015，甚至更低。②尿液酸碱度也可能出现异常，表现为尿液酸化功能受损，这是肾小管功能损害的又一标志。

3. 肾功能异常：

急性肾小球肾炎患者可出现一过性肾功能异常，主要表现为肾小球滤过率下降。

（1）肾小球滤过率下降：①大多数患者在急性期有轻度肾小球滤过率下降，血尿素氮和肌酐浓度处于正常上限，肾血流量正常。极少数病例可出现严重的滤过率下降，导致尿毒症和高钾血症。②肾功能检查对于评估急性肾小球肾炎的严重程度至关重要。当患者出现少尿（尿量＜ 400 mL / 24 h）或无尿（尿量＜ 100mL / 24h）时，应高度警惕急性肾衰竭的发生。其他肾功能指标血沉检查在急性期常增快，这也是肾功能受损的一种表现。肾脏 B 超检查可显示双肾大小正常或增大，有助于排除其他肾脏疾病。

4. 免疫学检验异常：

急性肾小球肾炎的免疫学检验异常主要表现为血清补体降低和免疫复合物沉积。

（1）血清补体降低：一过性血清补体降低是急性肾小球肾炎的重要诊断依据之一。疾病早期血清总补体浓度（CH50）、C3、C4 及备解素均会下降，随后逐渐恢复，通常在 6 ~ 8 周内恢复正常。

（2）免疫复合物沉积：免疫复合物沉积于肾小球基底膜是急性肾小球肾炎的病理基础。虽然直接检测肾小球内免疫复合物较为困难，但可通过血清学检查间接反映。例如，咽拭子或皮肤培养可发现 A 组 β－溶血性链球菌感染证据；血清抗链球菌溶血素 O 抗体常在链球菌感染后 2 ~ 3 周出现滴度高峰；感染后 4 周可检测到抗链球菌胞壁 M 蛋白抗体。

5. 其他改变：

除了上述尿液异常、肾功能异常和免疫学检验异常外，急性肾小球肾炎患者还可能出现其他改变。

（1）临床表现：①患者常先有上呼吸道感染等前驱症状 1 ~ 3 周后发病。起病急骤，典型表现为急性肾炎综合征即血尿、蛋白尿、水肿和高血压。部分患者可出现一过性肾功能不全表现为少尿或无尿。②水肿多见于晨起眼睑及下肢可凹性水肿；高血压多为轻至中度升高少数可达高血压危象水平。

（2）并发症：急性肾小球肾炎患者可能出现多种并发症如充血性心力衰竭、高血压脑病、急性肾衰竭等。这些并发症的发生与肾功能受损严重程度密切相关需及时诊断和治疗。

三、肾病综合征

1. 概述

肾病综合征（Nephrotic Syndrome, NS）是一种由多种原因引起的临床综合征，主要表现为大量蛋白尿、低蛋白血症、高度水肿和高脂血症。本文将基于国内外最新文献，详细探讨肾病综合征的定义、尿液异常、血浆蛋白异常、高脂蛋白血症以及血液高凝状态的试验诊断方法。

2. 尿液异常

（1）蛋白尿

蛋白尿是肾病综合征的主要特征之一。正常人的尿中蛋白质排泄量很低，一般小于 150 mg / 24 小时。而肾病综合征患者的尿蛋白定量往往远超此标准，甚至可达每天几克或更高。蛋白尿的产生主要是由于肾小球基膜通透性增加，导致大量血浆蛋白滤入尿液。尿常规检查中，蛋白尿的定性检测通常为阳性，24 小时尿蛋白定量是确诊肾病综合征的重要依据。

（2）色素尿

肾病综合征患者的尿液常呈现混浊、浑浊状态，尿色可变为黄色、棕色或茶色，并伴有颗粒状沉淀。这是由于尿液中蛋白质、红细胞、白细胞等成分增多所致。色素尿的出现提示尿液成分异常，需进一步进行尿常规和尿沉渣检查。

（3）血尿

血尿是肾病综合征的另一个常见尿常规异常。血尿可以是镜下血尿（显微镜下检查尿液时发现红细胞）或肉眼血尿（尿液呈现红色或茶色）。血尿的出现提示肾小球滤过膜损伤严重，红细胞漏出增多。

（4）糖尿

肾病综合征患者可能出现暂时性糖尿，即尿液中出现葡萄糖，但糖尿症状通常不明显。糖尿的出现可能与肾小管对葡萄糖的重吸收功能受损有关。

（5）沉渣

肾病综合征患者的尿液中常可见沉渣，沉渣由蛋白质、红细胞、白细胞等成分在尿液中沉淀形成。沉渣检查有助于了解尿液成分的异常变化，为诊断提供依据。

3. 血浆蛋白异常

（1）低蛋白血症

低蛋白血症是肾病综合征的重要特征之一，表现为血浆白蛋白低于 30g/L。大量白蛋白从尿液中丢失是低蛋白血症的主要原因。此外，患者因胃肠道黏膜水肿导致饮食减退、蛋白质摄入不足、吸收不良或丢失也是加重低白蛋白血症的原因。低蛋白血症不仅导致水肿，还影响机体的免疫功能，使患者易感染。

（2）血浆蛋白成分变化

除白蛋白外，肾病综合征患者的血浆中某些免疫球蛋白（如 IgG）和补体成分、抗凝及纤溶因子、金属结合蛋白及内分泌素结合蛋白也可减少。这些成分的变化进一步影响患者的免疫功能和凝血状态。

4. 高脂蛋白血症

高脂蛋白血症是肾病综合征的另一重要表现，表现为血清中总胆固醇、甘油三酯、低密度脂蛋白（LDL）和极低密度脂蛋白（VLDL）浓度升高，而高密度脂蛋白（HDL）可能降低。高脂血症的原因尚未完全阐明，但主要与肝脏合成脂蛋白增加及周围循环中分解减少有关。高胆固醇血症主要是由于肝脏合成脂蛋白增加，而高甘油三酯血症则主要是由于分解代谢障碍所致。高脂血症不仅加重动脉粥样硬化风险，还可能影响肾小球滤过功能。

5. 血液高凝状态

肾病综合征患者常处于血液高凝状态,这是由于多种因素共同作用的结果。首先，肾病综合征患者血中促聚集和促凝因子增加，而抗聚集、抗凝和纤溶机制受损;其次，高脂血症、低蛋白血症、血液浓缩和血液黏滞度增加也促进了高凝状态的形成;此外，激素和利尿剂的使用也可能加重高凝状态。

（1）血浆纤维蛋白原水平增高

肾病综合征患者血浆纤维蛋白原水平增高是其合成增加所致，而纤维蛋白和纤维蛋白原降解产物也明显上升。这些变化导致蛋白 C 和蛋白 S 水平多正常或增高，但其活性降低，从而产生高凝状态。

（2）凝血因子变化

凝血因子 V、V Ⅱ、V Ⅲ、X 在肾病综合征患者中也常升高，这可能与肝脏合成升高有关。血小板聚集性增强也是肾病综合征出现高凝状态的原因之一，这可能与低蛋白血症、高脂血症以及血小板膜防止血小板聚集的涎酸糖蛋白含量减少有关。

（3）纤溶和抗凝系统异常

肾病综合征患者纤溶酶原水平下降（虽然纤溶酶原激活因子水平升高），a2- 巨球蛋白升高，以及抗凝血酶 III 下降（从尿中丢失）。抗纤维蛋白溶酶、抗胰蛋白酶 a1 纤维蛋白溶酶原活化因子、内皮源性前列环素刺激因子同样减少，进一步加剧了高凝状态。

（4）抗凝治疗

临床上常使用抗凝药物来改善肾病综合征患者的高凝状态。常用的抗凝药物包括肝素、尿激酶、潘生丁等。这些药物通过激活抗凝血酶Ⅲ、直接激活纤溶酶原或抑制血小板聚集等方式发挥抗凝作用。抗凝治疗的时间应根据患者的具体情况而定，一般静脉抗凝时间为 2 ~ 8 周，然后改为口服抗凝药物。

四、急性肾衰竭

1. 概述

急性肾衰竭（Acute Renal Failure, ARF），现多称为急性肾损伤（Acute Kidney Injury, AKI），是一种由多种病因引起的肾功能快速下降的临床综合征。AKI的及时诊断与治疗对于患者的预后至关重要。 AKI是指由于各种原因导致的肾脏功能在短时间内（通常为数小时至数天）急剧下降，无法满足机体代谢需求的状态。根据国际肾脏病学会（KDIGO）的定义，AKI的诊断基于血清肌酐（SCr）的升高或尿量的减少，具体标准包括：48小时内SCr升高≥ 0.3mg/dl（≥ 26.5μmol/L）；或SCr升高至基线值的1.5倍以上，且确认或推测该变化发生在过去7天内；或尿量持续6小时< 0.5ml/kg/h。

2. 起始期

起始期是AKI的早期阶段，患者常遭受低血压、缺血、脓毒血症和肾毒素等因素的影响，但尚未发生明显的肾实质损伤。此阶段是可预防的关键时期，通过及时干预可阻止或延缓AKI的进展。起始期的试验诊断主要依赖于临床表现和实验室指标的动态监测。

（1）临床表现：患者可能出现低血压、心率增快、皮肤湿冷等休克表现，以及尿量开始减少等早期肾损伤症状。但这些症状往往缺乏特异性，需结合实验室检查进行综合判断。

（2）实验室检查：①血清肌酐：虽然SCr升高是AKI诊断的金标准之一，但在起始期可能尚未明显升高，因此其敏感性较低。动态监测SCr的变化趋势对于早期诊断具有重要意义。 ②尿沉渣检查:起始期尿沉渣检查可能发现红细胞、白细胞增多，甚至出现管型尿，提示肾小管损伤。③生物标志物：近年来，多种新型生物标志物如中性粒细胞明胶酶相关脂质运载蛋白（NGAL）、肾损伤分子-1（KIM-1）等被用于AKI的早期诊断。这些生物标志物在AKI发生后几小时内即可升高，具有较高的敏感性和特异性。

3. 维持期：

维持期又称少尿期，是AKI病情最为严重的阶段，一般持续7 ~ 14天，也可短至数天或长至4 ~ 6周。此期患者可出现明显的尿液异常、肾功能显著异常、酸中毒与电解质紊乱等症状。

（1）尿液异常：①尿量减少：少尿是维持期最典型的表现，每小时尿量低于17毫升或24小时内尿量少于400mL。尿量减少不仅反映了肾小球滤过率的下降，也增加了体内废物和毒素的蓄积风险。②尿色改变：由于肾小管损伤导致血液中的废物和过多水分不能被有效过滤和重吸收，尿液中蛋白质含量增加，颜色可能变深，甚至呈红色、棕色或黑色，提示可能存在血尿或血红蛋白尿。③尿比重固定：尿比重通常固定于1.010左右，不随饮水量的变化而变化，反映了肾小管浓缩功能的丧失。

（2）肾功能显著异常：①血肌酐和尿素氮升高：随着肾功能的进一步减退，SCr和尿素氮（BUN）显著升高，提示肾小球滤过率严重下降。②电解质紊乱：由于肾小球滤过率降低和肾小管重吸收障碍，患者常出现高钾血症、低钙血症和低钠血症等电解质紊乱。高钾血症尤为危险，可引发心律失常甚至心跳骤停。③酸中毒：肾脏排酸能力下降导致代谢性酸中毒，患者可出现乏力、嗜睡、恶心、意识障碍等症状。

（3）酸中毒与电解质紊乱 酸中毒与电解质紊乱是维持期常见的并发症，需及时纠正以维持内环境稳定。治疗方法包括补充碱性药物、利尿排钾、补充钙剂等。

4. 恢复期

恢复期是肾小管细胞再生修复的过程，一般持续4 ~ –6周，少数难治病例可能延长至8周。随着肾小管功能的逐渐恢复，肾小球滤过率也逐渐恢复正常或接近正常。

（1）临床表现：①尿量增加：少尿型患者开始出现利尿，尿量逐渐增多，甚至可能出现多尿现象。②症状改善：恶心、呕吐、呼吸困难、水肿等症状逐渐缓解或消失。

（2）实验室检查：①血肌酐和尿素氮下降：随着肾功能的恢复，SCr和BUN逐渐下降至正常范围。②电解质恢复正常：电解质紊乱得到纠正，血钾、血钙、血钠等指标恢复正常范围。③尿比重变化：尿比重逐渐恢复正常波动范围，提示肾小管浓缩功能恢复。

五、慢性肾衰竭

1. 性肾衰竭（Chronic Renal Failure, CRF）

又称为慢性肾功能不全，是一种因各种原因导致的慢性进行性肾实质损害，最终使肾脏明显萎缩，无法维持其基本功能的疾病状态。CRF不仅影响肾脏本身，还常常导致水、电解质、酸碱平衡失调以及全身各系统的代谢紊乱，严重威胁患者的生命质量及生存期。

2. 肾功能异常

（1）肾小球滤过率下降：肾小球滤过率（Glomerular Filtration Rate, GFR）是衡量肾功能的重要指标。在 CRF 患者中，随着肾单位的不断破坏，GFR 逐渐下降。常用的检测方法包括血清肌酐（Scr）测定、肌酐清除率（Ccr）计算和放射性核素肾动态显像等。中国 Ccr 正常值为 90 ± 10 mL / min，当 Ccr 降至正常值的 50% 以下时，提示肾功能不全；进一步下降至 25 mL / min 以下，则进入肾功能衰竭期；终末期尿毒症时，Ccr 常低于 10 mL / min。

（2）内生肌酐清除率下降 内生肌酐清除率（Ccr）反映了肾脏在单位时间内将若干毫升血浆中的内生肌酐全部清除出去的情况。CRF 患者由于肾实质损害，Ccr 显著下降，成为诊断肾功能受损的重要依据。

3. 尿液异常

（1）尿液量减少：随着肾功能受损加重，CRF 患者的尿液产生和排出能力减弱，导致尿量明显减少，甚至可能出现无尿状态。这一变化不仅反映了肾小球的滤过功能下降，还可能与肾小管浓缩功能障碍有关。

（2）尿液颜色与成分改变：CRF 患者尿液颜色常发红，这是由于尿液中红细胞增多所致，尿常规检查可见尿潜血阳性。此外，由于蛋白质漏出增加，尿液中常出现泡沫，尿蛋白阳性，24 小时尿蛋白定量异常升高。慢性肾衰竭还可能影响尿液的酸碱度，出现酸性尿或碱性尿的情况。

（3）管型尿：在尿沉渣镜检下，CRF 患者尿液中常可见到不同类型的管型，如红细胞管型、白细胞管型、颗粒管型等，这些管型的出现提示肾实质存在严重损害。

4. 水、电解质和酸碱平衡失调

（1）水潴留与脱水：CRF 患者由于肾小球滤过率下降，水排泄障碍，常出现水潴留现象，表现为水肿、高血压等。然而，在某些情况下，如严重呕吐、腹泻等，也可能导致患者脱水。

（2）电解质紊乱：CRF 患者常见电解质紊乱，包括高钾血症和低钾血症。高钾血症是由于肾脏排钾能力下降所致，严重时可危及生命；低钾血症则可能由于利尿剂使用不当、摄入不足等原因引起。此外，CRF 患者还常出现高磷血症和低钙血症，这是由于肾脏对磷的排泄减少和对钙的重吸收障碍所致。

（3）酸碱平衡失调：CRF 患者由于肾脏对酸碱平衡的调节能力下降，常出现代谢性酸中毒。这是由于肾脏排酸能力减弱，体内酸性代谢产物堆积所致。代谢性酸中毒不仅影响患者的呼吸、心血管等系统功能，还可能加重肾损害。

5. 代谢紊乱

（1）蛋白质－能量营养不良：CRF 患者由于食欲下降、消化吸收不良等原因，常出现蛋白质－能量营养不良。这不仅影响患者的免疫功能和生活质量，还可能加重肾损害。营养不良指标检测包括血清总蛋白、血清白蛋白、低分子量蛋白等，这些指标的下降提示患者存在营养不良风险。

（2）内分泌代谢紊乱 CRF 作为一种内分泌器官，其衰竭后可导致多种内分泌激素分泌异常。例如，活性维生素 D 和促红细胞生成素分泌不足可引起贫血和钙磷代谢紊乱；甲状旁腺激素分泌增多可导致继发性甲状旁腺功能亢进和骨病；性激素分泌不足则可能导致男女性功能障碍和不孕不育等问题。

6. 血液学异常

（1）肾性贫血：CRF 患者常见肾性贫血，这是由于促红细胞生成素缺乏所致。此外，缺铁、营养不良或出血等因素也可能加重贫血程度。血常规检查显示红细胞计数和血红蛋白含量下降，网织红细胞计数正常或轻度增高。

（2）出血倾向：晚期 CRF 患者常出现出血倾向，表现为皮下或黏膜出血点、瘀斑、胃肠道出血或脑出血等。这是由于血小板功能异常、凝血因子合成减少以及尿毒症毒素对血管壁的损伤等多种因素共同作用的结果。

7. 试验诊断方法

CRF 的试验诊断方法主要包括尿液检查、血液检查、肾功能检查以及影像学检查等。尿液检查可发现尿蛋白、血尿、管型尿等异常；血液检查可评估贫血程度、电解质水平及酸碱平衡状态；肾功能检查则通过测定血清肌酐、肌酐清除率等指标来评估肾功能受损程度；影像学检查如 B 超、CT、MRI 等则有助于明确肾脏形态学改变及排除其他肾脏疾病。

六、尿路感染

1. 概述

尿路感染（Urinary Tract Infection, UTI）是一种常见的泌尿系统疾病，由细菌、真菌、病毒或原虫等微生物侵入尿路并引起炎症反应所致。尿路感染可发生于尿路的任何部位，包括肾盂、输尿管、膀胱和尿道，其中膀胱炎和肾盂肾炎最为常见。随着医学技术的不断进步，对尿路感染的诊断方法也日益完善。

2. 尿液异常

（1）尿液外观与性状：尿路感染时，尿液常出现浑浊、异味等异常表现。严重者可出现脓尿、血尿或气尿。脓尿即尿中含有大量白细胞及细菌，血尿则提示尿路黏膜受损出血，气尿则可能由产气细菌感染引起。

（2）尿常规检查：尿常规是诊断尿路感染的基本检查手段之一。尿路感染时，尿常规常显示白细胞增多、红细胞增多、尿潜血阳性等异常。白细胞增多提示尿路感染引起的炎症反应，红细胞增多及尿潜血阳性则可能由尿路黏膜损伤所致。此外，尿常规还可检测尿比重、尿蛋白、尿糖等指标，以评估肾脏功能及是否存在其他并发症。

3. 尿液细菌学检验

尿液细菌学检验是诊断尿路感染的关键环节。通过中段尿培养、尿涂片镜检细菌等方法，可以明确尿路感染的致病菌种类及药敏情况，为临床治疗提供重要依据。

（1）中段尿培养：中段尿培养是诊断尿路感染的金标准。采集清晨首次中段尿进行培养，可有效避免外源性污染。培养结果阳性且菌落数≥ 10^5 CFU/mL 时，可诊断为尿路感染。对于可疑病例，可进行重复培养以提高诊断准确性。

（2）尿涂片镜检细菌：尿涂片镜检细菌是一种快速简便的筛查方法。通过革兰染色后镜检，可初步判断致病菌种类及感染程度。然而，该方法易受外界因素影响，因此诊断价值有限，需结合其他检查手段综合判断。

4. 肾功能改变

尿路感染严重时，可累及肾脏实质，导致肾功能受损。因此，肾功能检查对于评估尿路感染病情及预后具有重要意义。

（1）血清肌酐与尿素氮：血清肌酐与尿素氮是反映肾功能的常用指标。尿路感染引起肾功能受损时，血清肌酐与尿素氮水平常升高。然而，需要注意的是，轻度尿路感染一般不会引起肾功能明显改变，因此血清肌酐与尿素氮正常并不能完全排除尿路感染的可能性。

（2）内生肌酐清除率：内生肌酐清除率（Ccr）是评估肾小球滤过功能的敏感指标。

尿路感染引起肾功能受损时，Ccr 常下降。然而，由于 Ccr 检测过程较为繁琐且易受多种因素影响，因此临床上常采用血清肌酐估算肾小球滤过率(eGFR)作为替代指标。

5. 血液学异常

尿路感染时，由于炎症反应及全身性感染症状的出现，患者常出现血液学异常表现。

（1）白细胞计数与分类：尿路感染时，白细胞总数及中性粒细胞比例常升高。这是机体对感染作出的正常生理反应，提示体内存在炎症反应。然而，需要注意的是，部分慢性尿路感染或下尿路感染患者血常规检查可能无明显异常变化。

（2）C 反应蛋白与降钙素原：C 反应蛋白（CRP）与降钙素原（PCT）是反映全身性炎症反应的敏感指标。尿路感染引起全身性感染症状时，CRP 与 PCT 水平常升高。这些指标的变化有助于评估尿路感染的严重程度及预后情况。

6. 其他辅助检查

除了上述检查手段外，影像学检查在尿路感染的诊断中也具有重要地位。超声、腹部平片、静脉肾盂造影等影像学检查方法可用于评估尿路形态学改变及排除其他泌尿系统疾病。必要时可选择 CT 或 MRI 检查以获得更清晰的图像信息。

7. 诊断流程与注意事项

尿路感染的诊断流程一般包括病史采集、体格检查、尿液检查、尿液细菌学检验及必要时进行的影像学检查等步骤。在诊断过程中，应注意以下几点：

（1）详细询问病史及症状体征，以全面了解患者病情。

（2）严格按照无菌操作原则采集尿液标本，以避免外源性污染影响检查结果。

（3）综合分析各项检查结果，避免单一指标误诊或漏诊。

（4）对于疑似复杂性尿路感染或治疗效果不佳的患者，应及时进行进一步检查以明确病因并采取针对性治疗措施。

七、糖尿病肾病

1. 概述

糖尿病肾病(Diabetic Kidney Disease, DKD)是糖尿病常见的微血管并发症之一，其发病率随着糖尿病患病率的上升而逐年增加。DKD 不仅严重影响患者的生活质量，还可能进展为终末期肾病（ESRD），甚至增加心血管疾病（CVD）和全因死亡风险。因此，DKD 的早期诊断、及时治疗及综合管理对于改善患者预后具有重要意义。

2. 糖尿病肾病的试验诊断方法

DKD 的诊断主要依据患者的糖尿病病史、临床表现、实验室检查及影像学检查等多方面信息。以下详细介绍几种常用的试验诊断方法。

（1）糖尿病病史与临床表现 ①糖尿病病史：明确的糖尿病病史是 DKD 诊断的基础。一般认为，糖尿病病史超过 10 年，尤其是血糖控制不佳的患者，更容易发生 DKD。然而，也有部分患者在病程较短的糖尿病中即出现 DKD，因此病史并非绝对标准。②临床表现：DKD 患者早期可能无明显症状，随着病情进展，可出现蛋白尿、水肿、高血压等症状。大量蛋白尿和持续水肿是 DKD 的重要临床表现，但需注意与其他原因引起的肾病相鉴别。

（2）实验室检查：①尿蛋白检测：尿蛋白检测是 DKD 诊断的关键指标之一。正常情况下，尿液中蛋白质含量很少，通常不超过 30 mg / 24 h。DKD 患者由于肾小球滤过膜受损，导致蛋白质漏出增加，形成蛋白尿。微量白蛋白尿（UACR 30–300 mg / g）是 DKD 早期的重要标志，而持续大量蛋白尿（UACR > 300 mg / g 或 24 小时尿蛋白定量 > 0.5 g）则提示 DKD 已进入临床期。需要注意的是，尿蛋白检测应排除其他引起蛋白尿的原因，如泌尿系感染、剧烈运动、发热等。此外，尿微量白蛋白检查受多种因素影响，如留尿时间、饮食等，因此应严格按照操作规程进行。②肾功能评估：肾功能评估是 DKD 诊断的另一重要方面。常用的肾功能指标包括血肌酐、尿素氮和 GFR 等。随着 DKD 病情进展，患者肾功能逐渐受损，表现为血肌酐和尿素氮水平升高，GFR 下降。特别是当 GFR 低于 60 mL / min / 1.73 m^2 时，可诊断为 DKD。

（3）眼底检查：糖尿病视网膜病变与 DKD 同属微血管病变，常同期发生。因此，眼底检查发现视网膜病变可辅助诊断 DKD。眼底造影可见微动脉瘤等糖尿病特异性改变，有助于间接推断肾脏微血管病变情况。

（4）其他实验室检查：此外，还可通过检测糖化血红蛋白（HbA1c）、血脂、电解质等指标评估患者整体代谢状况及并发症情况。对于疑似 DKD 的患者，还可进行肾小管功能检查、免疫学检查等以排除其他肾脏疾病。

（5）病理诊断：肾穿刺活检是 DKD 诊断的金标准。通过肾穿刺活检可直接观察肾脏组织结构变化，如肾小球毛细血管基底膜增厚、系膜基质增多等 DKD 特异性病理改变。然而，由于肾穿刺活检为有创性检查且费用较高，临床上多结合其他临床指标进行综合判断而非首选诊断方法。

3.DKD 的筛查与监测

根据国内外最新指南推荐，对于糖尿病病程≥ 5 年的 1 型糖尿病患者和所有 2 型糖尿病患者，应每年进行至少 1 次尿白蛋白（如 UACR）和估算肾小球滤过率（eGFR）的检查以筛查 DKD。对于已确诊 DKD 的患者，应根据肾脏疾病分期每年监测 1–4 次相关指标以评估病情进展。

4.DKD 的综合管理

DKD 的综合管理包括优化血糖控制、血压控制、饮食管理、运动干预等多个方面。对于 DKD 患者而言，良好的血糖控制是延缓病情进展的关键。同时，合理的血压控制可降低心血管事件风险并延缓肾脏损害。饮食管理方面应限制钠盐摄入并适当控制蛋白质摄入量以减少肾脏负担。运动干预则有助于提高患者体质并改善代谢状况。

八、精子功能试验

1. 概述

精子功能试验诊断是评估男性生育能力的重要手段，通过对精子膜功能、穿透卵子能力、以及与宫颈黏液相互作用等多个方面的检测，能够全面而准确地反映精子的受精潜能。随着生殖医学技术的不断发展，精子功能试验诊断方法日益丰富和完善，为男性不育症的诊断和治疗提供了有力支持。本文综合国内外最新文献，对精子功能试验诊断进行系统性阐述，内容包括精子膜功能测定、精子穿卵试验、精子 – 宫颈黏液相互作用试验等。

2. 精子膜功能测定

（1）精子尾部低渗肿胀试验（HOST）

1）试验原理：精子尾部低渗肿胀试验（HOST）是一种评估精子膜完整性和精子活力的体外试验方法。该试验基于精子在低渗溶液中尾部发生肿胀的现象，通过观察精子尾部肿胀的程度来反映精子膜的生理功能与能量代谢情况。正常精子在低渗溶液中，由于水分子通过精子膜进入精子内部，导致精子体积增大，尾部发生明显膨胀；而膜不完整或死精子则因无法有效阻止水分子的进入，表现为不膨胀或膨胀不明显。

2）操作步骤：①样本采集：按照无菌操作规范采集精液样本，并在一定时间内送至实验室进行分析。②样本处理：将精液样本进行适当处理，如稀释、离心等，以去除杂质和非精子成分。③低渗溶液配制：根据实验要求配制一定浓度的低渗溶液，通常为含有葡萄糖的低渗缓冲液。④样本孵育：将处理后的精液样本加入低渗溶液中，在特定温度和湿度条件下孵育一定时间（通常为 30 分钟）。⑤观察记录：使用显微镜观察精子尾部的肿胀情况，并记录相关数据。

3）临床应用及意义：精子尾部低渗肿胀试验广泛应用于男性不育症的诊断和研究中。通过该试验，可以评估精子膜的完整性和精子的代谢能力，进而判断精子的生存能力和受精潜力。该试验对于鉴别膜不完整精子、死精子及正常精子具有重要意义，有助于医生制定针对性的治疗方案。此外，该试验还可用于评估人工授精和体外受精等辅助生育技术的效果，为临床决策提供重要参考。

（2）伊红 Y 水试验

1）试验原理：伊红 Y 水试验是一种基于酸性染料伊红 Y 与精子膜相互作用的检测方法。伊红 Y 是一种能与阳离子物质结合的酸性染料，当精子头部膜破损时，伊红 Y 可渗入细胞内部使其着色（红色），而头部膜完整的精子则不会着色。因此，通过观察精子头部的着色情况，可以评估精子膜的完整性。

2）操作步骤：①样本采集与处理：同精子尾部低渗肿胀试验。②伊红 Y 溶液配制：根据实验要求配制适当浓度的伊红 Y 溶液。③样本染色：将处理后的精液样本与伊红 Y 溶液混合，在一定时间内进行染色。④观察记录：使用显微镜观察精子头部的着色情况，并记录相关数据。

3）临床应用及意义：伊红 Y 水试验作为一种简单、快速、经济的检测方法，在男性不育症的诊断中发挥着重要作用。通过该试验，可以直观、准确地评估精子膜的完整性，为医生提供重要的诊断依据。此外，该试验还可与其他检测方法（如精子尾部低渗肿胀试验）联合使用，以更全面地评估精子的功能和生育潜力。在临床实践中，伊红 Y 水试验有助于指导患者的生活方式调整、药物治疗及辅助生育技术的应用。

3. 精子穿卵试验

精子穿卵试验是直接衡量精子使卵子受精能力的生物学试验方法，被誉为男性生殖能力的最终判定试验。通过模拟体内受精过程，观察精子穿透卵子透明带的能力，可以准确评估精子的受精潜能。

（1）SPA 试验中常用的试剂

SPA 技术利用葡萄球菌 A 蛋白（SPA）与免疫球蛋白（IgG）Fc 段的非特异性结合能力，将特异性抗体偶联到 SPA 上，形成免疫复合物，用于检测各种抗原。在精子穿卵试验中，SPA 技术主要用于精子的标记和检测，以提高试验的敏感性和特异性。常用的试剂包括：① SPA 偶联抗体：通过将特异性抗体与 SPA 结合，制备成 SPA 偶联抗体，用于标记精子或检测穿透卵子后的精子。②培养液：用于精子和卵子的体外培养，需模拟体内环境，提供必要的营养成分和生长因子。③洗涤液：用于试验过程中的洗涤步骤，以去除未结合的抗体、杂质等。④固定液和染色剂：用于固定穿透卵子后的精子并进行染色，以便于观察计数。

(2) 具体操作步骤

1）精子采集与处理：①采集：按照无菌操作规范采集精液样本。②处理：将精液样本进行离心、洗涤等处理，去除精浆等杂质，获得纯净的精子悬液。

2）卵子准备：①超排卵：对仓鼠进行超排卵处理，获取大量成熟卵子。②挑选：在显微镜下挑选形态完整、健康的卵子。

3）精子标记：① SPA 偶联抗体标记：将 SPA 偶联抗体加入精子悬液中，使精子表面标记上特异性抗体。②洗涤：去除未结合的抗体，得到标记后的精子悬液。

4）体外受精：①共培养：将标记后的精子悬液与挑选出的卵子置于同一培养皿中，进行体外受精。②孵育：在适宜的温度和湿度条件下孵育一定时间，使精子有机会穿透卵子透明带。

5）结果观察：①固定与染色：将孵育后的卵子进行固定和染色处理，以便于观察穿透卵子后的精子。②显微镜观察：在显微镜下观察并记录穿透卵子透明带的精子数量。

(3) 影响因素

精子穿卵试验的结果受多种因素影响，主要包括以下几个方面：①精子质量：精子的数量、活力、形态等直接影响其穿透卵子透明带的能力。②卵子质量：卵子的成熟度、透明带的厚度和韧性等也会影响精子的穿透效率。③培养条件：培养液的成分、pH 值、温度、湿度等条件需模拟体内环境，以保证精子和卵子的正常生理功能。④试验操作：试验过程中的操作技巧、洗涤次数、孵育时间等因素也可能对结果产生影响。

(4) 临床意义

精子穿卵试验作为男性生殖能力的最终判定试验之一，具有重要的临床意义。该试验能够直接反映精子的受精能力，为男性不育症的诊断和治疗提供重要依据。具体来说，其临床意义主要体现在以下几个方面：①辅助诊断男性不育症：对于精液常规检查正常但久婚未育的夫妇，精子穿卵试验有助于进一步查明男性不育的原因。②评估辅助生殖技术的效果：在进行人工授精、体外受精等辅助生殖技术前，通过精子穿卵试验评估精子的受精能力，有助于预测治疗效果并制定相应的治疗方案。③指导临床治疗：根据精子穿卵试验的结果，医生可以制定针对性的治疗方案，如改善生活方式、药物治疗或辅助生殖技术等。④科研价值：精子穿卵试验还可用于生殖医学的基础研究，如探索精子受精的分子机制、评估新药或新疗法的疗效等。

4. 精子 - 宫颈黏液相互作用试验

精子 – 宫颈黏液相互作用是精子进入女性生殖道并完成受精的关键步骤之一。通过检测精子与宫颈黏液的相互作用情况，可以评估精子在女性生殖道内的生存和受精潜能。

（1）性交后试验（PCT）

1）试验原理：性交后试验，又称为 Sims–Huhner 试验或 Huhner 试验，是通过检测性交后宫颈黏液中精子的数量、存活率及运动能力，以评估精子穿透宫颈黏液的能力及其与宫颈黏液的相容性。该试验最早由 Sims 于 1966 年描述，后经 Huhner 推广，成为临床常用的检查方法之一。

2）操作步骤：①试验准备：选择预测的排卵期进行试验，禁欲 3 ~ 7 天以确保精子质量。试验前应避免使用润滑剂，以免影响结果。②性交与取样：在性交后 2 ~ 8 小时内，使用窥阴器暴露宫颈，先取阴道后穹窿液检查有无活动精子，以确认性交成功。随后吸取宫颈管深处的黏液涂片镜检。③显微镜检查：将涂片置于显微镜下观察，记录每高倍视野下的活动精子数量及运动状态。

3）结果观察：正常情况下，每高倍视野应有 20 条以上活动精子，表明精子与宫颈黏液相容性良好。若精子数量少于 5 条，特别是精子运动缓慢或呈转圈运动，则提示相容性差，可能是不孕不育的原因之一。

4）影响因素：①排卵期预测：准确预测排卵期至关重要，因为只有排卵期的宫颈黏液才最适合精子通过。②禁欲时间：禁欲时间过短会导致精子数量不足，过长则可能导致精子老化，影响活动力。③性交技术：性交技术不良也可能影响精子在宫颈黏液中的分布和存活。

5）临床意义：性交后试验是评估精子穿透宫颈黏液能力的直接方法，对于诊断男性不育症、指导辅助生殖技术选择具有重要意义。异常结果可能与宫颈黏液异常、抗精子抗体存在、精液不液化等因素有关。

（2）毛细管穿透试验（CPT）

1）试验原理：毛细管穿透试验是利用毛细管观察精子穿透宫颈黏液能力的体外试验。该方法通过将宫颈黏液吸入毛细管中，与精液接触后观察精子在毛细管中的穿越高度等指标，以评价精子的受精潜能。

2）操作步骤：①标本采集：采集女方即将排卵期的宫颈黏液作为试验材料。②毛细管准备：将少许宫颈黏液吸入毛细管中，顶端封口，下端插入精液池。③孵育观察：在 37℃下孵育至少 1 小时，然后在显微镜下观察精子在毛细管中的穿越高度和数量。

3）结果观察：根据精子在毛细管中的穿越高度和数量判断精子的穿透能力。穿越高度越高、精子数量越多，表明精子穿透宫颈黏液的能力越强。

4）影响因素：①标本质量：宫颈黏液的新鲜度和采集时间对试验结果有重要影

响。②孵育条件：温度、湿度等孵育条件需严格控制，以模拟体内环境。③操作技巧：毛细管的使用和标本的处理需熟练掌握，以减少误差。

5）临床意义：毛细管穿透试验是一种客观、量化的评估精子穿透宫颈黏液能力的方法，对于诊断男性不育症、评估辅助生殖技术效果具有重要价值。

（3）玻片试验

1）试验原理：玻片试验是一种简便易行的评估精子与宫颈黏液相互作用的方法。通过将精液与宫颈黏液混合后置于玻片上观察精子的运动状态和穿透能力，以判断两者的相容性。

2）操作步骤：①标本采集：采集新鲜精液和女方排卵期的宫颈黏液。②混合孵育：将少量精液与宫颈黏液混合后置于玻片上，盖上盖玻片，在37℃下孵育一定时间（如15分钟）。③显微镜检查：孵育结束后，在显微镜下观察精子的运动状态和穿透能力。

3）结果观察：观察精子的运动状态（如直线运动、摆动等）以及穿透宫颈黏液的深度和数量。正常情况下，应有大量活动精子穿透宫颈黏液层。

4）影响因素：①标本质量：精液和宫颈黏液的新鲜度和采集时间对试验结果有重要影响。②孵育时间：孵育时间过短可能无法充分观察精子的穿透能力；过长则可能导致精子活力下降。③显微镜检查：观察者的经验和技巧可能影响结果的准确性。

5）临床意义：玻片试验是一种快速、简便的评估精子与宫颈黏液相容性的方法，适用于初步筛查和诊断男性不育症。异常结果可能与宫颈黏液异常、抗精子抗体存在等因素有关。

九、遗传学检测的试验诊断

1. 染色体核型分析

（1）试验原理：染色体核型分析是以细胞分裂中期染色体为研究对象，通过分析染色体的长度、着丝点位置、臂比、随体大小等特征，结合显带技术，对染色体进行排序和编号，从而判断染色体结构和数目的变异情况。该技术为细胞遗传分类、物种间亲缘关系以及染色体数目和结构变异的研究提供了重要依据。

（2）操作步骤：①样本采集：常用外周血淋巴细胞培养，产前诊断时则取绒毛、羊水或脐带血中的胎儿脱落细胞。②细胞培养与分裂中期处理：在细胞生长刺激因子作用下培养细胞，加入秋水仙素使细胞停止于分裂中期。③染色体制备：经过低渗处理、固定、染色等步骤，将染色体制备成适合显微镜观察的标本。④显带技术：采用G显带、Q显带等技术，使染色体的条带清晰可辨，便于分析。⑤显微镜观察与核型分析：在显微镜下观察染色体的结构和数量，进行核型分析并给出诊断意见。

（3）结果观察与临床意义：正常人的体细胞染色体数目为46条，包括22对常染色体和 1 对性染色体（XX 或 XY）。染色体核型分析可以发现的异常类型包括染色体数量增减、部分片段缺失、复制、移位和翻转等。这些异常往往与遗传性疾病、发育畸形、智力障碍等密切相关。

（4）影响因素与质量控制 样本采集的时机、细胞培养条件、显带技术的掌握程度以及显微镜观察的准确性等因素均可能影响染色体核型分析的结果。因此，加强实验室质量控制，确保操作规范，是获得准确诊断结果的关键。

2. 特异性基因的检测

（1）试验原理：特异性基因的检测是指利用分子遗传学技术，针对特定基因或基因区域进行检测，以判断是否存在基因突变、缺失、扩增等异常。该技术为单基因遗传病、多基因遗传病及肿瘤等疾病的诊断提供了重要手段。

（2）常用技术：①聚合酶链反应（PCR）：通过模拟体内 DNA 复制过程，在体外特异性扩增目标 DNA 片段，结合其他技术如限制性片段长度多态性分析（RFLP）、等位基因特异性寡核苷酸探针分析（ASO）等，进行基因诊断。②短串联重复多态连锁分析（STR）：利用短串联重复序列在人群中的多态性，通过 PCR 扩增后进行连锁分析，用于基因定位及遗传病诊断。③基因芯片技术：在芯片上集成大量探针，通过杂交反应检测样本中特定基因的变异情况，具有高通量、快速准确的特点。④下一代测序（NGS）：能够对全基因组或特定区域进行深度测序，发现新的基因变异及罕见遗传病致病基因，广泛应用于遗传病诊断及肿瘤精准医疗。

（3）临床应用：特异性基因的检测在遗传性疾病的诊断中发挥着重要作用。例如，通过 PCR 技术检测血友病、β 地中海贫血等单基因遗传病的致病基因；利用基因芯片技术筛查新生儿遗传代谢病；通过 NGS 技术发现肿瘤相关基因的变异，指导个性化治疗方案的选择。

3. 受精前与种植前遗传学诊断

（1）植入前遗传学诊断（PGD）PGD 是一种结合辅助生育技术与分子生物学技术的产前诊断技术，俗称第三代试管婴儿。该技术主要对体外受精的胚胎进行遗传学诊断，以排除带有遗传性疾病及其隐患的受精胚胎，优选出健康的胚胎进行移植。PGD 的检测物质主要是取 4–8 个细胞期胚胎的 1 个细胞或受精前后的卵第一、二极体，取样不影响胚胎发育。

（2）技术分类与操作步骤 根据遗传物质发生变化的方式不同，PGD 技术可分为染色体分析、DNA 分析、RNA 分析和蛋白质分析四大类。其中，染色体分析普遍采用荧光原位杂交（FISH）技术，可检测多倍体、异倍体胚胎及性染色体异常；DNA

分析主要采用 PCR 技术，针对单基因遗传病进行检测；RNA 和蛋白质分析则处于研究阶段，尚未广泛应用于临床。

（3）临床意义与应用前景 PGD 技术不仅可以治疗不孕症，还能在阻断遗传病传播、降低人类遗传负荷上发挥重要作用。随着技术的不断进步和成本的降低，PGD 将在未来成为更多家庭优生优育的选择。此外，PGD 技术还可与基因组编辑技术相结合，为遗传性疾病的治疗开辟新的途径。

十、精液标本的采集和理学检验

1. 精液样本的采集

精液样本的采集是精液分析的第一步，其规范性和准确性直接影响到后续检验结果的可靠性。精液采集的方法多种多样，但手淫法因其简便易行且对精液质量影响最小，成为最常用的采集方法。

（1）手淫法：手淫法采集精液需要在清洁、安静、无人为干扰的环境中进行，以保护病人的隐私。采集前，受试者需用肥皂清洗双手和外生殖器，以减少污染。手淫时将精液完全射入特备的无菌容器中，避免精液丢失，尤其是富含精子的初始部分。采集后应立即送检，以确保精液的新鲜度和活性。

（2）安全套法：在某些情况下，如手淫法无法成功采集到精液标本时，可选择使用避孕套采集。但需注意，必须选用专为精液采集设计的避孕套，并确保其不含有杀精剂等成分。采集后同样需立即送检。

（3）其他方法：除上述两种方法外，还有体外射精法、电振动法、前列腺按摩法及睾丸穿刺活检法等。但非特殊情况一般不推荐使用这些方法，因为它们可能对精液质量产生较大影响。特别是睾丸穿刺活检法，主要用于无精子症患者，通过直接从睾丸或附睾中抽取精液进行检查。

2. 精液样本的理学检验

精液理学检验是通过物理方法对精液进行的检查，包括精液量、颜色及透明度、黏稠度、液化时间、酸碱度等指标。这些指标能够初步评估男性的生育能力，并为进一步诊断提供依据。

（1）精液量：精液量是指一次射精排出的精液体积。正常一次射精量约为 1.5 ~ 6.8 mL，平均 3.5 mL。精液量过少（少于 2mL）或过多（超过 8mL）均可能影响生育能力。精液量减少可能由于先天性双侧输精管缺如、精囊腺发育不良等原因引起；而精液量过多则可能与垂体前叶促性腺素分泌功能亢进有关。精液量的测量推荐使用称重法，在接收到标本 5 分钟内完成。将收集标本的广口瓶预称重后，直接留取标本并再次称重，减去瓶子重量，以 1.01 g / mL 的精液浓度计算精液量。不推荐使用移液管、注射器和量筒测量精液体积，以避免误差。

（2）颜色及透明度：正常精液呈灰白色或乳白色，不透明。久未排精者精液可略显浅黄色。精液颜色异常可能提示生殖系统病变：①血性精液：呈鲜红色、淡红色、暗红色或酱油色，并含有大量红细胞，常见于前列腺和精囊腺的非特异性炎症、生殖系统结核、肿瘤、结石等。②脓性精液：呈黄色或棕色，常见于精囊腺炎、前列腺炎等。

（3）黏稠度：精液黏稠度是指精液完全液化后的黏度。正常情况下，精液黏丝长度一般不超过 2 厘米，呈水样，形成不连续小滴。黏稠度异常可能由多种原因引起：①黏稠度降低：见于先天性无精囊腺、精子浓度太低或无精子症等。②黏稠度增高：多与附属性腺功能异常有关，如附睾炎、前列腺炎等。黏稠度增高可导致精液不液化或液化不良，进而影响精子活动力和生殖能力。

黏稠度的测定可采用滴管法或玻棒法。滴管法是将精液完全液化后，用巴斯德吸管吸取精液滴落观察拉丝长度；玻棒法则是用玻棒挑取液化精液观察拉丝情况。

（4）液化时间：精液液化时间是指精液离体收集到容器后，由胶冻状转变为流动状所需的时间。正常精液在室温或 37℃孵育箱内几分钟内开始液化，在 15 ~ 30 分钟内完全液化。超过 60 分钟仍不液化称为精液延迟液化症，常见于前列腺炎等疾病。

液化时间的测定需将盛有完整精液标本的容器置于 37℃环境中待精液液化后进行。液化不完全的精液标本可采用机械混合或添加消化酶等手段促进液化以便后续检查。

（5）酸碱度：酸碱度（pH 值）是反映精液酸碱平衡的重要指标。正常精液 pH 值为 7.2 ~ 8.0（平均为 7.8），呈弱碱性。pH 值异常可能提示生殖系统病变：① pH 值低于 7.0 并伴有精液量减少和精子数量减少时，可能存在先天性双侧输精管缺如和胚胎因素；精囊腺缺失或发育不良也可导致精液量减少和 pH 值降低。② pH 值高于 8.0 时则见于前列腺、精囊腺、尿道球腺和附睾的炎症。酸碱度的测定推荐使用测量范围为 6.0 ~ 10.0 的 pH 试纸在精液液化后进行。

3. 临床意义与应用：

精液理学检验的各项指标能够初步评估男性的生育能力并为进一步诊断提供依据。例如，精液量减少、颜色异常、黏稠度改变和液化时间延长等均可提示生殖系统病变；而酸碱度异常则可能与多种生殖系统疾病相关。

在临床上，精液检查广泛应用于男性不育症的诊断、疗效观察以及辅助生殖技术的筛选中。通过精液检查可以评价男性生殖力、检查男性不育症的原因及其疗效；同时还可辅助诊断男性生殖系统疾病如炎症、结核、肿瘤等。此外，精液检查还可用于法医学鉴定、婚前检查以及为人类精子库和人工授精筛选优质精子等方面。

（牛 鑫　郑海波　孙启娥　于光彩　甘 旭　张 颖　王宜海）

第十四章　性传播疾病的检测

根据 WHO 的定义，所有能通过性接触传播的疾病均被归类为性传播疾病(STD)。男科实验室针对此类疾病的主要检测项目涵盖淋病检测、支原体及衣原体感染检测、梅毒、艾滋病、生殖器疱疹、以及生殖器疣等项目的检测。至于滴虫、念珠菌等检测，通常归属于医院临床检验室的职责范围

第一节　淋病的检测

淋病作为一种由淋病奈瑟菌（Neisseria gonorrhoeae, NG）引起的性传播疾病（Sexually Transmitted Disease, STD），在全球范围内持续对公共卫生构成严重威胁。早期诊断和及时治疗是控制淋病传播、减少并发症发生的关键。近年来，随着科学技术的进步，淋病的检测方法取得了显著进展。

一、淋病的流行病学与临床表现

淋病主要通过性接触传播，也可通过母婴传播。男性患者常表现为尿道口红肿、瘙痒、尿道分泌物增多；女性患者则可能出现阴道分泌物增多、异味、性交疼痛等症状。淋病若不及时治疗，可引起多种并发症，如盆腔炎、输卵管炎、不孕不育等，甚至增加 HIV 感染的风险。

二、传统检测方法

1. 涂片检查 涂片检查是淋病初步诊断的常用方法。通过取患者尿道或宫颈分泌

物进行革兰氏染色，在多形核白细胞内寻找革兰氏阴性双球菌。此方法对于有大量脓性分泌物的单纯淋菌性前尿道炎患者，阳性率可达 90% 左右。然而，对于分泌物较少的慢性淋病患者，阳性率较低，需结合其他检查手段以提高诊断准确性。

2. 培养检查 淋球菌培养是淋病诊断的金标准。该方法对症状很轻或无症状的男性、女性患者均具有较高的敏感性。只要培养结果阳性，即可确诊淋病。在基因诊断技术问世之前，培养法是世界卫生组织推荐的唯一筛选淋病的方法。培养法不仅可以确诊淋病，还可进行药敏试验，指导抗生素的选择。

三、分子生物学检测方法

1. 核酸扩增技术（PCR）聚合酶链反应（PCR）技术具有快速、灵敏、特异、简便的优点，已成为淋病诊断的重要手段。PCR 技术可以直接检测临床标本中极微量的淋球菌 DNA，显著提高了检测的灵敏度和特异性。近年来，实时荧光定量 PCR 技术的应用，更是实现了淋病病原体的定量检测，为临床诊断和治疗提供了更加精准的信息。

2. 基因探针诊断 基因探针诊断利用特异性核酸序列作为探针，与待测样本中的淋球菌 DNA 进行杂交，从而判断样本中是否存在淋球菌。常用的探针包括质粒 DNA 探针、染色体基因探针和 RNA 基因探针。基因探针诊断技术操作简便，结果准确，适用于大规模筛查和临床诊断。

3. 基质辅助激光解吸电离飞行时间质谱（MALDI-TOF MS）MALDI-TOF MS 是一种新兴的生物质谱技术，近年来在淋病诊断中展现出巨大的潜力。该技术通过检测淋球菌的蛋白质指纹图谱，实现淋病的快速、准确诊断。MALDI-TOF MS 具有高通量、自动化程度高、结果可重复性好等优点，适用于临床实验室的大规模应用。

四、免疫学检测方法

1. 固相酶免疫试验（EIA）：固相酶免疫试验利用酶标记的特异性抗体与样本中的淋球菌抗原结合，通过酶促反应产生颜色变化，从而判断样本中是否存在淋球菌抗原。该方法操作简便，适用于大规模筛查。然而，由于抗原抗体反应的复杂性，其特异性和灵敏度可能受到一定影响。

2. 直接免疫荧光试验（DIF）：直接免疫荧光试验通过检测淋球菌外膜蛋白 I 的单克隆抗体，实现淋病的快速诊断。然而，该方法在男性和女性标本中的敏感性不高，特异性差，加之实验人员的判断水平差异，因此尚不推荐作为淋病的主要诊断方法。

五、新型检测技术的展望

随着科学技术的不断进步，淋病的检测方法也在不断更新和完善。未来，基于纳米技术、生物传感器技术的新型检测方法有望进一步提高淋病诊断的灵敏度和特异性。同时，随着人工智能和大数据技术的发展，淋病诊断的智能化、自动化水平也将不断提升，为临床诊断和治疗提供更加便捷、高效的支持。

第二节 衣原体感染的检测

一、概述

衣原体（Chlamydia）是一类严格细胞内寄生的原核生物，具有独特的发育周期和生物学特性。它们主要通过性接触传播，也可通过母婴传播或其他间接方式感染人体。衣原体感染作为常见的性传播疾病之一，在全球范围内广泛存在，尤其在一些发展中国家和地区，其发病率较高。衣原体感染可引发多种疾病，包括盆腔炎、宫颈炎、尿路感染、结膜炎等，严重时可导致不孕症、流产和新生儿感染等严重后果。因此，衣原体感染的早期筛查、准确诊断和及时治疗对于控制疾病传播、改善患者预后具有重要意义。

二、荧光抗体染色法

1. 方法概述

荧光抗体染色法是一种基于抗原 – 抗体反应的免疫学检测方法，通过特异性荧光标记的抗体与衣原体抗原结合，利用荧光显微镜观察荧光信号来诊断衣原体感染。该方法具有操作简便、结果直观等优点，在衣原体感染的诊断中占据重要地位。

2. 详细解释

（1）样本采集与处理：根据感染部位的不同，采集相应的样本，如眼结膜拭子、尿道拭子、宫颈拭子或呼吸道分泌物等。样本采集后，需进行适当处理，如离心、洗涤等，以去除杂质并富集衣原体。

（2）荧光抗体标记：特异性抗体与荧光染料（如异硫氰酸荧光素 FITC）结合，形成荧光标记抗体。这些抗体能够特异性地识别并结合衣原体抗原。

（3）染色与观察：将处理后的样本与荧光标记抗体混合，使抗体与样本中的衣原体抗原结合。随后，通过荧光显微镜观察样本中的荧光信号。若存在荧光信号，则表明样本中存在衣原体感染。

3. 优缺点

（1）优点：①操作简便：荧光抗体染色法步骤相对简单，易于掌握。②结果直观：通过荧光显微镜可直接观察荧光信号，结果一目了然。③特异性高：荧光标记抗体具有高度的特异性，能够准确识别衣原体抗原。

（2）缺点：①灵敏度有限：荧光抗体染色法的灵敏度受抗体质量、样本处理等因素影响，可能无法检测出低浓度的衣原体感染。②主观性强：荧光信号的判读存在一定主观性，不同观察者之间可能存在差异。③设备依赖：需要荧光显微镜等专业设备，不适用于所有医疗机构。

三、金标法

1. 方法概述

金标法，即胶体金免疫层析法，是一种基于胶体金颗粒标记技术的快速检测方法。该方法利用胶体金颗粒与特异性抗体结合，形成金标抗体复合物，通过免疫层析原理检测样本中的衣原体抗原。金标法具有操作简便、快速出结果等优点，广泛应用于现场筛查和基层医疗机构。

2. 详细解释

（1）试纸条制备：试纸条上预先固定有检测线和质控线。检测线上包被有特异性抗体，用于捕获样本中的衣原体抗原；质控线上则包被有非特异性抗体或其他标志物，用于验证试纸条的有效性。

（2）样本滴加与反应：将待检样本滴加到试纸条上，样本中的衣原体抗原与金标抗体复合物结合。在液体层析作用下，金标抗体复合物沿试纸条向前移动，与检测线上的特异性抗体结合，形成肉眼可见的红色条带。

（3）结果判读：根据试纸条上红色条带的出现情况判断衣原体感染情况。若检测线和质控线均出现红色条带，则表明样本中存在衣原体感染；若仅质控线出现红色条带而检测线无条带，则表明样本中无衣原体感染。

3. 优缺点

（1）优点：①操作简便：金标法无需复杂设备，操作简便易行。②快速出结果：通常在几分钟内即可得出检测结果。③成本低廉：试纸条成本低，适合大规模筛查和基层医疗机构使用。

（2）缺点：①灵敏度有限：金标法的灵敏度相对较低，可能无法检测出低浓度的衣原体感染。②稳定性差：试纸条易受环境因素影响，如湿度、温度等，影响检测结果。③交叉反应：不同衣原体之间可能存在交叉反应，影响检测特异性。

四、PCR 法

1. 方法概述

PCR 法（聚合酶链式反应）是一种基于 DNA 扩增技术的检测方法，通过特异性引物对衣原体 DNA 进行扩增，利用 DNA 聚合酶在体外将特定的 DNA 片段进行指数级扩增，从而实现对衣原体的高灵敏度检测。PCR 法具有灵敏度高、特异性强等优点，是衣原体感染检测的金标准之一。

2. 详细解释

（1）样本采集与核酸提取 根据感染部位的不同，采集相应的样本，如眼结膜拭子、尿道拭子、宫颈拭子或呼吸道分泌物等。样本采集后，进行核酸提取，以获取衣原体 DNA。核酸提取方法多样，包括酚氯仿抽提法、磁珠法等。

（2）PCR 扩增 设计特异性引物，针对衣原体 DNA 的特定区域进行扩增。将提取的衣原体 DNA 与特异性引物、DNA 聚合酶等混合，在 PCR 仪中进行扩增反应。扩增产物可通过电泳、荧光定量等方法进行检测。

（3）结果判读 根据扩增产物的有无及大小判断衣原体感染情况。荧光定量 PCR 法还可通过实时监测扩增过程中荧光信号的变化来定量检测衣原体 DNA 浓度。

3. 优缺点

（1）优点：①灵敏度高：PCR 法能够检测出极低浓度的衣原体 DNA，具有很高的灵敏度。②特异性强：特异性引物能够准确识别并扩增衣原体 DNA 片段，减少假阳性结果。③可定量检测：荧光定量 PCR 法能够实时监测扩增过程中荧光信号的变化，实现对衣原体 DNA 的定量检测。④适用范围广：适用于各种类型样本的检测，包括眼结膜拭子、尿道拭子、宫颈拭子及呼吸道分泌物等。

（2）缺点：①操作复杂：PCR 法涉及核酸提取、引物设计、扩增反应等多个步骤，操作相对复杂。②设备依赖性强：需要依赖专门的 PCR 仪进行检测，设备成本较高。③污染风险：PCR 反应过程中易发生交叉污染，影响检测结果的准确性。因此，需要严格遵守实验室操作规范，采取有效措施防止污染。

五、综合评估与应用前景

1. 综合评估

荧光抗体染色法、金标法和 PCR 法各有其优缺点，适用于不同的检测场景和需求。荧光抗体染色法和金标法操作简便、快速出结果，适合现场筛查和基层医疗机构使用；而 PCR 法则以其高灵敏度和特异性强成为衣原体感染检测的金标准之一。在实际应用中，应根据具体情况选择合适的检测方法。

2. 应用前景 随着分子生物学技术的不断发展，衣原体感染的检测方法也在不断更新和完善。未来，PCR 法及其衍生技术（如实时荧光定量 PCR、数字 PCR 等）将在衣原体感染检测中发挥更加重要的作用。同时，随着纳米技术、生物传感技术等新兴技术的发展，新的衣原体感染检测方法不断涌现，如基于纳米颗粒的传感器、生物芯片等，将为衣原体感染的快速、准确检测提供更多选择。

第三节 支原体感染的检测

一、概述

支原体（Mycoplasma）是一类无细胞壁的原核微生物，大小介于细菌和病毒之间，广泛存在于自然界中。在医学领域，支原体感染是一种常见的感染类型，可侵犯呼吸道、泌尿生殖道等多个系统，引发多种疾病。近年来，随着分子生物学技术的快速发展，支原体感染的检测手段不断丰富和完善，为临床诊断和治疗提供了有力支持。

二、荧光抗体染色法

1. 方法概述

荧光抗体染色法是一种基于抗原 – 抗体反应的免疫学检测方法。该方法利用特异性荧光标记的抗体与待检样本中的支原体抗原结合，通过荧光显微镜观察荧光信号来判断支原体感染情况。荧光抗体染色法具有操作简便、结果直观等优点，在支原体感染的诊断中具有一定应用价值。

2. 详细解释

（1）样本处理

待检样本（如呼吸道分泌物、尿液等）首先需进行适当处理，如离心、洗涤等步骤以去除杂质，提高检测灵敏度。

（2）抗体标记

特异性抗体与荧光染料（如异硫氰酸荧光素 FITC）结合，形成荧光标记抗体。这些抗体能够特异性地识别并结合支原体抗原。

（3）染色与观察

将处理后的样本与荧光标记抗体混合，使抗体与样本中的支原体抗原结合。随后，通过荧光显微镜观察样本中的荧光信号。若存在荧光信号，则表明样本中存在支原体感染。

3. 优缺点

（1）优点：①操作简便：荧光抗体染色法步骤相对简单，易于掌握。②结果直观：通过荧光显微镜可直接观察荧光信号，结果一目了然。③特异性高：荧光标记抗体具有高度的特异性，能够准确识别支原体抗原。

（2）缺点：①灵敏度有限：荧光抗体染色法的灵敏度受抗体质量、样本处理等因素影响，可能无法检测出低浓度的支原体感染。②主观性强：荧光信号的判读存在一定主观性，不同观察者之间可能存在差异。

三、金标法

1. 方法概述

金标法，即胶体金免疫层析法，是一种基于胶体金颗粒标记技术的快速检测方法。该方法利用胶体金颗粒与特异性抗体结合，形成金标抗体复合物。当金标抗体复合物与待检样本中的支原体抗原结合时，会形成肉眼可见的红色条带，从而判断支原体感染情况。金标法具有操作简便、快速出结果等优点，广泛应用于现场筛查和基层医疗机构。

2. 详细解释

（1）试纸条制备

试纸条上预先固定有检测线和质控线。检测线上包被有特异性抗体，用于捕获样本中的支原体抗原；质控线上则包被有非特异性抗体或其他标志物，用于验证试纸条的有效性。

（2）样本滴加

将待检样本滴加到试纸条上，样本中的支原体抗原与金标抗体复合物结合。

（3）结果判读

在液体层析作用下，金标抗体复合物沿试纸条向前移动。若样本中存在支原体感染，则金标抗体复合物会与检测线上的特异性抗体结合，形成肉眼可见的红色条带；同时，质控线上也会出现红色条带，表明试纸条有效。若仅质控线出现红色条带而检测线无条带，则表明样本中无支原体感染。

3. 优缺点

（1）优点：①操作简便：金标法无需复杂设备，操作简便易行。②快速出结果：通常在几分钟内即可得出检测结果。③成本低廉：试纸条成本低，适合大规模筛查和基层医疗机构使用。

（2）缺点：①灵敏度有限：金标法的灵敏度相对较低，可能无法检测出低浓度的支原体感染。②稳定性差：试纸条易受环境因素影响，如湿度、温度等，影响检测结果。

三、PCR 法

1. 方法概述

PCR 法（聚合酶链式反应）是一种基于 DNA 扩增技术的检测方法。该方法通过特异性引物对支原体 DNA 进行扩增，利用 DNA 聚合酶在体外将特定的 DNA 片段进行指数级扩增，从而实现对支原体的高灵敏度检测。PCR 法具有灵敏度高、特异性强等优点，是支原体感染检测的金标准之一。

2. 详细解释

（1）样本处理

待检样本（如呼吸道分泌物、尿液等）首先需进行核酸提取，以获取支原体 DNA。核酸提取方法多样，包括酚氯仿抽提法、磁珠法等。

（2）PCR 扩增

将提取的支原体 DNA 与特异性引物、DNA 聚合酶等混合，在 PCR 仪中进行扩增反应。扩增产物可通过电泳、荧光定量等方法进行检测。

（3）结果判读

根据扩增产物的有无及大小判断支原体感染情况。荧光定量 PCR 法还可通过实时监测扩增过程中荧光信号的变化来定量检测支原体 DNA 浓度。

3. 优缺点

（1）优点：①灵敏度高：PCR 法能够检测出极低浓度的支原体 DNA，具有很高的灵敏度。②特异性强：特异性引物能够准确识别并扩增支原体 DNA 片段，减少假阳性结果。③可定量检测：荧光定量 PCR 法能够实时监测扩增过程中荧光信号的变化，实现对支原体 DNA 的定量检测。

（2）缺点：①操作复杂：PCR 法涉及核酸提取、引物设计、扩增反应等多个步骤，操作相对复杂。②设备依赖性强：PCR 法需要依赖专门的 PCR 仪进行检测，设备成本较高。③污染风险：PCR 反应过程中易发生交叉污染，影响检测结果的准确性。

四、结论与展望

荧光抗体染色法、金标法和 PCR 法各有其优缺点，在支原体感染的诊断中发挥着重要作用。荧光抗体染色法和金标法操作简便、快速出结果，适合现场筛查和基层医疗机构使用；而 PCR 法则以其高灵敏度和特异性强成为支原体感染检测的金标准之一。未来，随着分子生物学技术的不断发展，新的检测方法不断涌现，如 LAMP 法、CRISPR-Cas 系统等，将为支原体感染的诊断提供更加多样化和精准化的选择。同时，加强不同检测方法之间的联合应用和综合判断也将有助于提高诊断的准确性和可靠性。此外，随着人们对支原体感染发病机制和治疗机制的深入研究，个性化治疗方案和防控策略的完善也将为支原体感染的诊断和治疗带来新的机遇和挑战。

第四节 人类免疫缺陷病毒抗体的检测

一、概述

人类免疫缺陷病毒（HIV）感染是导致获得性免疫缺陷综合征（AIDS）的病原体，其传播途径主要包括性接触、血液传播和母婴传播。HIV 感染早期往往无明显症状，但病毒在体内持续复制，逐渐破坏人体免疫系统，最终导致严重免疫缺陷和相关并发症。因此，早期、准确地检测 HIV 感染对于疾病的预防、诊断和治疗至关重要。

二、酶联免疫吸附试验（ELISA）法

1. 方法概述

ELISA 法是一种基于抗原 – 抗体反应原理的免疫学检测方法，通过检测血液样本中的 HIV 抗体来判断是否感染 HIV。该方法具有操作简便、快速、灵敏度高、特异性强等优点，是 HIV 抗体初筛的常用方法之一。

2. 详细解释

（1）原理：ELISA 法在微孔条上预包被纯化基因工程 HIV–1 型和 HIV–2 型抗原（合成肽或基因重组蛋白），采用双抗原夹心法检测血清或血浆中的 HIV 抗体。当样品加入包被抗原反应孔后，若样品中含有特异性 HIV 抗体，则该抗体与包被抗原形成抗原 – 抗体复合物并被吸附到固相载体上。随后加入酶标记的 HIV 抗原，形成抗原 – 抗体 – 酶标抗原复合物。经过洗涤去除未结合的游离酶后，加入显色剂进行显色反应，通过测定吸光度值判断样本中 HIV 抗体的存在与否。

（2）操作步骤：ELISA 法的操作步骤一般包括样本采集与处理、试剂准备、加样、温育、洗涤、显色、终止反应和结果判读等步骤。具体步骤可能因试剂盒的不同而有所差异，但总体流程相似。

3. 优缺点

（1）优点：①操作简便：ELISA 法步骤相对简单，易于掌握和操作。②快速：通常在几小时内即可完成检测。③ 灵敏度高：能够检测出低浓度的 HIV 抗体。④特异性强：特异性抗原和抗体反应减少了非特异性干扰。

（2）缺点：①存在假阳性可能：由于某些非 HIV 感染因素（如自身免疫性疾病）也可能导致抗体产生，因此 ELISA 法可能出现假阳性结果。②需要确认试验：ELISA 法初筛阳性结果需进一步通过确认试验（如 WB 法）进行验证。

三、免疫印迹试验（WB）金标法

1. 方法概述

免疫印迹试验（WB）金标法是一种确认性检测方法，用于进一步确认 ELISA 法初筛阳性的样本是否真正感染 HIV。该方法通过检测血液样本中与 HIV 相关的蛋白质的反应性，结合金标技术提高检测结果的准确性和直观性。

2. 详细解释

（1）原理：WB 法将 HIV 病毒蛋白通过电泳分离并转移到固相载体（如硝酸纤维素膜）上，然后用特异性抗体（一抗）与膜上的病毒蛋白结合。再加入酶标记的二抗与一抗结合，形成抗原 – 抗体 – 酶标二抗复合物。经过洗涤去除未结合的游离酶后，加入显色剂进行显色反应，通过观察膜上出现的特异性条带判断样本中是否存在 HIV 抗体。金标法则是在此基础上，利用胶体金颗粒标记二抗，通过肉眼观察金标颗粒的聚集情况来直接判断结果。

（2）操作步骤：WB 法金标法的操作步骤一般包括样本制备、电泳分离、转膜、封闭、一抗孵育、洗涤、二抗（金标）孵育、洗涤、显色和结果判读等步骤。具体步骤可能因试剂盒和实验室条件的不同而有所差异。

（3）优缺点　优点：①准确性高：WB 法能够特异性地识别 HIV 病毒蛋白，结合金标技术提高检测结果的直观性和准确性。②确认性强：作为确认性试验，WB 法能够有效排除 ELISA 法初筛假阳性的可能。③适用于多种样本类型：不仅适用于血清或血浆样本，还可用于其他体液样本的检测。 缺点：①操作复杂：WB 法步骤较多，操作相对复杂，需要较高的技术水平和实验条件。②耗时较长：整个检测过程可能需要数天时间才能完成。③成本较高：试剂和耗材成本较高，不适合大规模筛查。

四、临床意义

1. 早期诊断

HIV 抗体检测的早期诊断对于及时采取措施进行治疗和预防疾病的进展具有重要意义。通过 ELISA 法初筛和 WB 法确认，可以在感染后的较短时间内检测出 HIV 抗体的存在，从而尽早启动抗病毒治疗，延缓疾病进展。

2. 疫情监测

HIV 抗体检测也是疫情监测的重要手段之一。通过对高危人群和重点人群的定期筛查，可以及时发现潜在感染者，评估疫情流行趋势，为制定防控策略提供科学依据。

3. 公共卫生管理 HIV 抗体检测在公共卫生管理中也发挥着重要作用。通过加强检测能力建设、提高检测覆盖率和准确性，可以有效控制 HIV 的传播风险，保护易感人群的健康安全。同时，对于确诊感染者，可以通过及时干预和治疗，降低其传播病毒的风险。

4. 临床决策支持 HIV 抗体检测结果对于临床决策具有重要参考价值。医生可以根据检测结果制定个性化的治疗方案和随访计划，提高治疗效果和患者生活质量。此外，对于 HIV 抗体阴性但存在高危行为的人群，医生可以建议其进行定期复检或采取其他预防措施以降低感染风险。

第五节 梅毒的检测

一、概述

梅毒是由梅毒螺旋体（Treponema pallidum, TP）引起的一种慢性系统性传染病，其病程复杂多变，临床表现多样。早期发现并准确诊断梅毒对于及时治疗和预防疾病传播至关重要。随着医学技术的不断进步，梅毒的检测方法也日益丰富和精准。

二、显微镜检查

1. 方法概述

显微镜检查是梅毒检测中最直接的方法之一，通过直接观察病灶分泌物或组织中的梅毒螺旋体来确认感染。其中，暗视野显微镜法（Dark Field Microscopy, DFM）是最常用的方法之一。

2. 原理与应用场景

DFM 利用暗视野照明技术，使背景变暗而物体边缘变亮，从而能够清晰地观察到梅毒螺旋体的形态和运动。该方法适用于一期梅毒硬下疳渗出物、二期梅毒扁平湿疣和口腔黏膜斑等病灶分泌物的检查。通过 DFM 直接观察到螺旋体的存在，可以初步诊断梅毒感染。

3. 优缺点

（1）优点：①直接观察：能够直接看到病原体，直观性强。②早期诊断：适用于一期梅毒的诊断，有助于早期发现感染。

（2）缺点：①敏感性低：单次检查的阳性率较低，可能漏诊。②技术要求高：操作复杂，对实验人员技术要求较高。③样本限制：不适用于口腔、直肠等部位的病灶样本，因螺旋体形态相似难以区分。

三、非特异性梅毒螺旋体试验

1. 方法概述

非特异性梅毒螺旋体试验，又称梅毒非特异性抗体检测，主要检测患者血清中的反应素，即抗心磷脂抗体。这些抗体并非梅毒螺旋体特有，但在梅毒感染过程中大量产生，因此可用于梅毒的筛查和病情监测。

2. 常用方法

（1）性病研究实验室试验（VDRL）：VDRL是最早的非特异性梅毒螺旋体试验之一，以心磷脂、卵磷脂及胆固醇为抗原，检测血清中的反应素。该方法操作简便，但敏感性较低，尤其在一期梅毒中。

（2）快速血浆反应素试验（RPR）：RPR是VDRL的改良版，采用肉眼即可读取结果，提高了检测的便捷性。其敏感性和特异性与VDRL相似，适用于梅毒的筛查和疗效监测。

（3）甲苯胺红不加热血清试验（TRUST）：TRUST是另一种常用的非特异性梅毒螺旋体试验，与RPR原理相似，但操作更为简便快速，阳性检出率较高，是目前临床上广泛使用的筛查方法之一。

3. 优缺点

（1）优点：①操作简便：如RPR和TRUST，肉眼即可读取结果。②敏感性高：对于二期梅毒具有较高的敏感性。③价格低廉：试剂成本相对较低，适合大规模筛查。

（2）缺点：①特异性低：易出现生物学假阳性，如自身免疫性疾病、感染性疾病等均可引起反应素升高。②早期检测效果差：一期梅毒敏感性较低，易出现漏诊。

四、特异性梅毒螺旋体试验

1. 方法概述

特异性梅毒螺旋体试验，又称梅毒特异性抗体检测，直接检测患者血清中针对梅毒螺旋体抗原的特异性抗体。这类抗体在梅毒感染后产生，且终生存在，因此具有较高的特异性和诊断价值。

2. 常用方法

（1）荧光密螺旋体抗体吸收试验（FTA-ABS）：FTA-ABS采用完整形态的梅毒螺旋体作为抗原，通过荧光素标记的抗人免疫球蛋白检测血清中的特异性抗体。该方法被认为是梅毒检测的“金标准”，具有高特异性和高敏感性。

（2）梅毒螺旋体血凝试验（TPHA）：TPHA利用梅毒螺旋体可溶性抗原致敏红细胞，通过凝集反应检测血清中的特异性抗体。该方法操作简便，特异性和敏感性均较高，是国内实验室常用的梅毒确证试验之一。

（3）梅毒螺旋体颗粒凝集试验（TPPA）：TPPA是TPHA的改良版，采用玫瑰红色的明胶颗粒替换红细胞，使结果更易于肉眼观察。TPPA的敏感性和特异性均很高，对各个时期的梅毒检测均有价值，是目前公认的梅毒确证试验之一。

3. 优缺点

（1）优点：①高特异性：直接针对梅毒螺旋体抗原的抗体进行检测，特异性高。②高敏感性：对各个时期的梅毒检测均有较高敏感性。③确证价值高：适用于梅毒的确诊和既往感染的判断。

（2）缺点：操作复杂：部分方法对实验人员技术要求较高。成本较高：如FTA-ABS和TPPA等，试剂成本相对较高。不能用于疗效观察：特异性抗体终生存在，不能反映治疗效果。

五、分子生物学检测

1. 方法概述

分子生物学检测，特别是聚合酶链反应（PCR）技术，近年来在梅毒检测中得到了广泛应用。PCR技术通过扩增梅毒螺旋体特异性DNA片段，实现对梅毒的直接检测，具有高灵敏度和高特异性。

2. 常用方法

（1）常规PCR：常规PCR利用特异性引物扩增梅毒螺旋体DNA片段，通过电泳检测扩增产物。该方法特异性和敏感性均较高，但操作相对复杂。

（2）实时荧光定量PCR：实时荧光定量PCR在常规PCR基础上加入荧光探针，通过实时监测荧光信号强度来判断扩增产物量，具有更高的灵敏度和特异性，且操作简便快捷。

（3）巢式PCR 巢式PCR采用两对特异性引物进行两轮PCR扩增，进一步提高检测的敏感性和特异性，适用于低浓度样本的检测。

3. 优缺点

（1）优点：①高灵敏度：能够检测到极低浓度的梅毒螺旋体DNA。②高特异性：通过特异性引物扩增，减少非特异性扩增。③快速准确：如实时荧光定量PCR，操作简便快捷，结果准确可靠。

（2）缺点：①操作复杂：如巢式PCR，需要两轮扩增，操作相对复杂。②成本较高：试剂和设备成本相对较高。③样本要求高：不同类型临床样本对检测敏感性有较大影响。

六、梅毒检测的临床意义

1. 早期诊断

早期诊断对于梅毒的治疗和预防传播至关重要。通过显微镜检查和非特异性梅毒螺旋体试验，可以在梅毒感染的早期阶段发现感染，从而及时采取治疗措施，防止病情恶化。

2. 病情监测 梅毒的病程复杂多变，病情监测对于评估治疗效果和判断疾病进展具有重要意义。非特异性梅毒螺旋体试验的滴度变化可以反映病情变化和治疗效果，为临床决策提供重要参考。

3. 公共卫生管理 梅毒作为一种性传播疾病，对公共卫生安全构成威胁。通过大规模筛查和确诊梅毒感染，可以及时发现潜在感染者，采取有效的防控措施，控制疫情传播。

4. 母婴阻断 对于孕妇感染梅毒的情况，及时诊断和治疗对于预防母婴传播至关重要。通过特异性梅毒螺旋体试验确诊感染，并采取有效的母婴阻断措施，可以降低新生儿感染梅毒的风险。

第六节 人乳头状瘤病毒感染的检测

一、概述

人乳头状瘤病毒（Human Papillomavirus, HPV）是一组广泛存在于自然界的双链 DNA 病毒，属于乳多空病毒科乳头瘤空泡病毒 A 属。HPV 感染是引起人类皮肤及黏膜多种病变的主要原因，尤其是高危型 HPV 感染与宫颈癌等恶性肿瘤的发生密切相关。因此，准确、高效地检测 HPV 感染对于疾病的预防、诊断和治疗具有重要意义

二、醋酸白试验

1. 原理

醋酸白试验（Acetic Acid Test, AAT）是一种简单快速的筛查方法，利用 HPV 感染的上皮细胞与正常细胞在角蛋白产生上的差异进行检测。HPV 感染的上皮细胞对醋酸更为敏感，涂抹醋酸后，病变区域会变白，从而便于肉眼观察。

2. 操作过程

（1）准备阶段：清洁病变部位，保持局部干燥。涂抹醋酸：使用医用冰醋酸（通常为 3% ~ 5%）涂抹于可疑病变区域。

（2）观察结果：等待数分钟后（通常为 3 ~ 5 分钟），观察病变区域是否变白。若变白，则提示可能存在 HPV 感染。

3. 临床意义

醋酸白试验因其操作简便、成本低廉，广泛应用于 HPV 潜伏感染、尖锐湿疣及亚临床感染的筛查。其敏感性高，尤其适用于无明显临床症状的亚临床感染诊断。然而，该试验特异性相对较低，易受炎症、外伤等因素影响，产生假阳性结果。

三、细胞学检查

1. 原理

细胞学检查通过采集病变部位的脱落细胞，经涂片、染色后在显微镜下观察细胞的形态学变化，以判断是否存在 HPV 感染及可能的癌前病变。

2. 操作过程

（1）采集样本：通常采集宫颈脱落细胞，受检者采取截石位，医生使用特制刷子轻柔刮取宫颈表面细胞。

（2）涂片染色：将采集的细胞样本均匀涂布于载玻片上，进行固定、染色处理。

（3）显微镜检查：在显微镜下观察细胞形态，寻找 HPV 感染的细胞学特征，如挖空细胞等。

3. 临床意义

细胞学检查是宫颈癌筛查的重要手段之一，通过定期细胞学检查，可以早期发现宫颈上皮内瘤变（CIN）及可能的 HPV 感染。该方法操作简便，成本低廉，适用于大规模筛查。然而，细胞学检查对细胞学医生的经验和技能要求较高，且存在一定的假阴性率。

四、免疫组化检测

1. 原理

免疫组化检测利用抗原－抗体特异性反应原理，通过特异性抗体标记 HPV 感染细胞中的病毒抗原或宿主细胞产生的相关蛋白，从而判断 HPV 感染情况。

2. 操作过程

（1）组织固定与切片：将疑似病变组织进行固定、包埋、切片处理。

（2）抗原修复：通过热修复或酶消化等方法暴露抗原表位。

（3）抗体孵育：将特异性抗体滴加于组织切片上，孵育一定时间使抗体与抗原结合。

（4）显色反应：加入显色剂，使抗体结合的抗原部位显色，便于观察。

（5）结果判读：在显微镜下观察显色结果，判断是否存在 HPV 感染。

3. 临床意义

免疫组化检测具有高度的特异性和敏感性，能够准确判断 HPV 感染情况及感染类型。该方法在病理学诊断中具有重要意义，尤其适用于活检组织标本的检测。然而，该方法操作复杂，成本较高，且对标本质量要求严格。

五、HPV 核酸检测

1. 原理

HPV 核酸检测通过提取病变组织或体液中的 HPV DNA 或 RNA，利用聚合酶链反应（PCR）等分子生物学技术进行扩增和检测，从而判断是否存在 HPV 感染及感染类型。

2. 操作过程

（1）样本采集与处理：采集病变组织、宫颈分泌物或血液等样本，进行提取和纯化处理，获取 HPV 核酸。

（2）PCR 扩增：设计特异性引物，对 HPV 核酸进行 PCR 扩增，产生大量目标片段。

（3）检测与分型：通过凝胶电泳、实时荧光定量 PCR 或基因芯片等方法检测扩增产物，判断是否存在 HPV 感染及感染类型。

3. 临床意义

HPV 核酸检测具有高度的敏感性和特异性，能够准确检测 HPV 感染情况及感染类型，是 HPV 感染诊断的金标准。该方法在宫颈癌筛查、病情监测及疫苗效果评估中具有重要应用价值。随着分子生物学技术的不断发展，HPV 核酸检测方法也在不断更新和完善，如实时荧光定量 PCR、数字 PCR 等技术的应用进一步提高了检测的准确性和效率。

六、各检测方法比较与综合应用

1. 比较分析

（1）醋酸白试验：操作简便、成本低廉，但特异性较低，易受外界因素影响。

（2）细胞学检查：适用于大规模筛查，但依赖细胞学医生的经验和技能，存在假阴性率。

（3）免疫组化检测：特异性和敏感性高，但操作复杂、成本较高。

（4）HPV 核酸检测：敏感性和特异性均高，是 HPV 感染诊断的金标准，但设备和技术要求较高。

2. 综合应用 在实际临床工作中，应根据具体情况选择合适的检测方法或联合应用多种方法进行综合诊断。例如，在宫颈癌筛查中，可以首先采用细胞学检查进行初筛，对可疑病例进一步进行 HPV 核酸检测以明确诊断；对于活检组织标本，则可采用免疫组化检测进行辅助诊断。通过综合应用多种检测方法，可以提高 HPV 感染的检出率和诊断准确性，为疾病的预防和治疗提供更加有力的支持。

（郑海波　孙启娥　于光彩）

第十五章 男科实验室检查项目

第一节 脂质过氧化和抗氧化系统的检测

一、概述

脂质过氧化是生物体内一种重要的氧化应激反应，主要涉及多不饱和脂肪酸（PUFAs）与自由基的反应，生成具有细胞毒性的脂质过氧化物。这些过氧化物能够破坏细胞膜的结构和功能，影响细胞的正常生理功能，进而与多种疾病的发生发展密切相关。抗氧化系统则通过一系列抗氧化酶和非酶抗氧化物质，清除体内过多的自由基，维持氧化还原平衡，保护细胞免受氧化损伤。在医学领域，脂质过氧化和抗氧化系统的检测对于疾病的诊断、治疗及预防具有重要意义。

二、脂质过氧化和抗氧化系统检测的重要性

脂质过氧化是氧化应激的一个重要方面，它不仅影响细胞膜的稳定性和功能，还参与多种病理生理过程。例如，脂质过氧化产物如丙二醛（MDA）等能够破坏细胞内的蛋白质、核酸等大分子物质，导致细胞损伤甚至死亡。此外，脂质过氧化还与动脉粥样硬化、糖尿病、神经退行性疾病等多种慢性疾病的发生发展密切相关。抗氧化系统则通过清除自由基和抑制脂质过氧化反应，保护细胞免受氧化损伤，维持机体的正常生理功能。因此，脂质过氧化和抗氧化系统的检测对于评估机体的氧化应激状态、预测疾病风险以及指导抗氧化治疗具有重要意义。

三、精子膜脂质过氧化反应的测定

1. 实验原理

精子膜富含多不饱和脂肪酸，易受自由基攻击而发生脂质过氧化反应。脂质过氧化过程中会产生一系列具有细胞毒性的产物，如 MDA 等。MDA 作为脂质过氧化的主要产物之一，其含量可以反映脂质过氧化的程度。因此，通过测定精子膜中 MDA 的含量可以评估精子膜的脂质过氧化状态。

2. 操作步骤

样本采集：

（1）采集新鲜精液样本，按照标准方法处理以获得精子悬液。

（2）MDA 提取：通常采用有机溶剂（如三氯乙酸）提取精子膜中的 MDA。

（3）显色反应:将提取的 MDA 与硫代巴比妥酸（TBA）在酸性条件下加热反应，生成粉红色的 MDA-TBA 加合物。

（4）分光光度法测定：使用分光光度计在特定波长（如 532 nm）下测定 MDA-TBA 加合物的吸光度，根据标准曲线计算 MDA 含量。

3. 注意事项

（1）样本采集与处理：应确保精液样本的新鲜度，避免污染和反复冻融。

（2）提取条件：严格控制提取过程中的温度和时间，以避免 MDA 的进一步氧化分解。

（3）显色反应条件：优化 TBA 浓度、反应温度和时间等条件，以获得稳定的显色反应。

（4）质量控制：设立空白对照和标准曲线，确保测定结果的准确性和可靠性。

四、精浆超氧化物歧化酶的测定

1. 实验原理

SOD 是生物体内重要的抗氧化酶之一，能够催化超氧阴离子自由基（O_{2-}）发生歧化反应，生成氧气和过氧化氢，从而清除体内的自由基。精浆中 SOD 的含量和活性反映了男性生殖系统的抗氧化能力。通过测定精浆中 SOD 的活性可以评估男性生殖系统的抗氧化状态。

2. 操作步骤

（1）样本采集：采集新鲜精浆样本，按照标准方法处理以获得待测溶液。

（2）SOD 活性测定：通常采用邻苯三酚自氧化法或黄嘌呤氧化酶 - 细胞色素 C 还原法等方法测定 SOD 活性。以邻苯三酚自氧化法为例，具体步骤如下：①在反应体系中加入邻苯三酚，使其在碱性条件下自氧化生成红桔酚。②加入待测精浆样本，观察红桔酚生成速率的变化。③根据 SOD 对邻苯三酚自氧化速率的抑制作用计算 SOD 活性。

3. 注意事项

（1）样本采集与处理：确保精浆样本的新鲜度和无污染，避免反复冻融。

（2）反应条件控制：严格控制反应体系的 pH 值、温度和时间等条件，以获得稳定的反应结果。

（3）仪器校准：使用标准品对分光光度计或酶标仪进行校准，确保测定结果的准确性。

（4）质量控制：设立空白对照和阳性对照，确保测定过程的稳定性和可靠性。

五、临床意义

1. 精子膜脂质过氧化反应的临床意义 精子膜脂质过氧化反应的增强与男性不育症密切相关。MDA 作为脂质过氧化的主要产物之一，其含量升高提示精子膜受到氧化损伤，可能导致精子活力下降、畸形率增加等问题。因此，精子膜 MDA 含量的测定对于男性不育症的诊断和治疗具有重要意义。通过检测精子膜 MDA 含量可以评估精子膜的脂质过氧化状态，为制定针对性的治疗方案提供依据。例如，对于 MDA 含量升高的不育症患者可以采取抗氧化治疗，通过补充抗氧化剂来抑制脂质过氧化反应，提高精子质量。

2. 精浆超氧化物歧化酶的临床意义 精浆 SOD 活性反映了男性生殖系统的抗氧化能力。SOD 活性降低可能导致精浆中自由基积累过多，进而引发精子膜脂质过氧化反应等氧化应激损伤。因此，精浆 SOD 活性的测定对于评估男性生殖系统的抗氧化状态、预测不育症风险以及指导抗氧化治疗同样具有重要意义。通过检测精浆 SOD 活性可以了解男性生殖系统的抗氧化能力水平，为制定个性化的治疗方案提供参考依据。例如，对于 SOD 活性降低的患者可以采取补充外源性 SOD 或抗氧化剂等措施来提高精浆抗氧化能力，从而改善生育能力。

六、专业建议

1. 加强基础研究：进一步深入研究脂质过氧化和抗氧化系统的分子机制及其与疾病的关系，为临床应用提供理论依据。

2. 优化检测方法：不断改进和优化脂质过氧化和抗氧化系统的检测方法，提高检测灵敏度和准确性。

3. 临床推广应用：将脂质过氧化和抗氧化系统的检测纳入常规体检项目或特定疾病的诊断流程中，以便早期发现和干预氧化应激相关疾病。

4. 个性化治疗：根据患者的具体情况制定个性化的抗氧化治疗方案，以提高治疗效果和患者的生活质量。

第二节 精子核功能测定

一、概述

精子核作为男性生殖细胞的核心部分，承载着遗传信息，其功能的完整性对于男性的生育能力和后代的健康至关重要。随着生殖医学和分子生物学技术的飞速发展，精子核功能的测定方法日益丰富，为男性不育症的诊断和治疗提供了科学依据 。

二、精子核 DNA 荧光染色

1. 实验原理

精子核 DNA 荧光染色技术利用特定荧光染料与 DNA 结合的特性，通过显微镜观察精子核的荧光强度、形态及分布，从而评估精子核 DNA 的完整性和结构。常用的荧光染料包括 DAPI（4',6- 二脒基 -2- 苯基吲哚）、PI（碘化丙啶）等。DAPI 能够特异性地与 DNA 双链结合，发出蓝色荧光，用于评估精子核的整体形态和 DNA 分布；而 PI 则能穿透细胞膜破损的细胞，与 DNA 结合后发出红色荧光，常用于区分活精子和死精子。

2. 操作步骤

（1）样本采集与处理：采集新鲜精液样本，通过密度梯度离心等方法分离纯化精子，去除杂质和细胞碎片。

（2）固定与透化：将精子样本固定于载玻片上，使用适当浓度的甲醇或乙醇进行固定，并通过透化处理增加细胞膜的通透性，使荧光染料能够进入细胞内与 DNA 结合。

（3）荧光染色：将固定透化后的精子样本滴加适量荧光染料，避光孵育一定时间，使荧光染料充分与 DNA 结合。

（4）观察与记录：使用荧光显微镜观察精子核的荧光图像，记录荧光强度、形态及分布特征，评估精子核 DNA 的完整性和结构。

3. 临床意义

精子核 DNA 荧光染色技术为评估男性生育能力提供了一种直观、有效的方法。精子核 DNA 的完整性对于受精过程和胚胎发育至关重要。精子核 DNA 损伤可能导致受精失败、胚胎发育障碍等问题。通过荧光染色技术，可以早期发现并干预这些潜在风险，提高男性生育能力和辅助生殖技术的成功率。此外，该技术还可用于评估环境因素、药物等对精子核 DNA 的影响，为公共卫生政策的制定提供科学依据。

三、精子核染色质抗解聚试验与苯胺蓝染色法

1. 精子核染色质抗解聚试验

（1）实验原理

精子核染色质抗解聚试验通过评估精子核染色质在特定条件下的解聚能力来反映其稳定性。正常情况下，精子核染色质结构紧密，不易被解聚；而当染色质受损时，其稳定性降低，易于解聚。该试验通常采用酸处理或 DNA 酶消化等方法诱导染色质解聚，并通过显微镜观察解聚程度来评估精子核功能。

（1）操作步骤

与精子核 DNA 荧光染色类似，精子核染色质抗解聚试验也需进行样本采集、固定与透化等预处理步骤。随后，将精子样本置于含有一定浓度酸溶液或 DNA 酶的缓冲液中，孵育一定时间以诱导染色质解聚。最后，使用显微镜观察处理前后精子核的形态变化，记录解聚程度及比例。

（2）临床意义

精子核染色质抗解聚试验能够评估精子核染色质的稳定性，对于诊断男性不育症及其原因具有重要意义。染色质稳定性降低可能导致精子在受精过程中无法有效穿透卵细胞透明带或无法维持正常的原核形成过程，从而影响受精率和胚胎发育质量。通过该试验可以早期发现并干预这些潜在问题，提高男性生育能力。

2. 苯胺蓝染色法检测精子核蛋白组型转换

（1）实验原理

苯胺蓝染色法利用苯胺蓝染料与未完全替代的组蛋白结合的特性来检测精子核蛋白组型转换。在精子成熟过程中，精子核内组蛋白逐渐被富含精氨酸和胱氨酸残基的鱼精蛋白所替代。苯胺蓝能够与未完全替代的组蛋白结合并染成蓝色，而成熟的鱼精蛋白则不易被染色。因此，通过苯胺蓝染色可以评估精子核蛋白的成熟程度。

（1）操作步骤

与上述方法类似，苯胺蓝染色法也需进行样本采集、固定等预处理步骤。随后，将精子样本滴加适量苯胺蓝染液，避光孵育一定时间使染料与组蛋白结合。最后使用显微镜观察精子核的染色情况并记录蓝色精子所占的比例。

（2）临床意义

苯胺蓝染色法检测精子核蛋白组型转换对于评估精子成熟度具有重要意义。精子核蛋白成熟异常可能导致精子受精能力和胚胎发育潜能下降。通过该试验可以了解精子核蛋白的成熟情况，为男性不育症的诊断和治疗提供依据。同时该试验还可用于辅助生殖技术中优质精子的筛选提高妊娠成功率。

四、精子核蛋白组分的测定

1. 实验原理

精子核蛋白组分的测定通过生物化学方法分离并定量测定精子核内各种蛋白质的含量和比例来评估精子核功能。这些蛋白质包括组蛋白、鱼精蛋白、过渡蛋白等它们在精子发生和成熟过程中发挥着重要作用。通过测定这些蛋白质的含量和比例可以了解精子核的成熟状态和遗传信息传递的潜力。

2. 操作步骤

（1）样本提取：采集新鲜精液样本并通过适当方法提取精子核蛋白。提取过程中需保持样品的完整性和活性以避免蛋白质降解或丢失。

（2）蛋白质分离与鉴定：采用 SDS-PAGE 电泳、Western Blot 或质谱分析等方法对提取的精子核蛋白进行分离和鉴定。这些方法能够分离出不同分子量的蛋白质并通过特异性抗体或质谱图谱进行鉴定。

（3）定量测定：使用酶联免疫吸附试验（ELISA）、放射免疫分析或质谱分析等方法对特定蛋白质进行定量测定。这些方法能够准确测定样品中蛋白质的含量和比例从而评估精子核的成熟状态和遗传信息传递的潜力。

3. 临床意义

精子核蛋白组分的测定能够提供精子核功能更为详细的信息对于深入了解男性不育症的发病机制及其与精子核功能的关系具有重要意义。通过测定精子核内各种蛋白质的含量和比例可以评估精子核的成熟状态和遗传信息传递的潜力为制定个性化的治疗方案提供依据。同时该技术还可用于辅助生殖技术中优质精子的筛选和胚胎质量的评估提高辅助生殖技术的成功率。

第三节 精子线粒体功能测定

一、概述

精子线粒体作为细胞内的“能量工厂”，在男性生殖过程中扮演着至关重要的角色。它们不仅负责产生 ATP，为精子的运动、获能及顶体反应提供能量，还在调节细胞增殖和凋亡等过程中发挥关键作用。近年来，随着生殖医学和分子生物学技术的飞速发展，精子线粒体功能的检测已成为评估男性生育能力的重要指标。

二、精子线粒体的结构与功能

1. 线粒体是真核细胞中的一种半自主性细胞器，拥有自己的遗传物质——线粒体 DNA（mtDNA）。mtDNA 编码一系列与氧化磷酸化（OXPHOS）相关的蛋白质、tRNAs 和 rRNAs，这些成分共同构成了线粒体的呼吸链，参与 ATP 的合成过程。精子线粒体主要分布在精子的中段，通过 OXPHOS 产生 ATP，为精子的运动提供动力。此外，线粒体还参与调节细胞内的钙离子平衡、活性氧（ROS）的产生与清除等生理过程。

2. 精子线粒体功能异常与男性不育 精子线粒体功能异常是导致男性不育的重要原因之一。mtDNA 的突变、缺失或拷贝数变化均可影响线粒体的正常功能，进而降低精子的运动能力、受精能力及胚胎发育潜力。研究表明，精子线粒体膜电位（MMP）的降低、ATP 生成率的下降以及 ROS 水平的升高均与男性不育密切相关。因此，准确测定精子线粒体的功能状态，对于评估男性生育能力、诊断相关疾病及制定治疗方案具有重要意义。

三、NBT 法检测线粒体功能

NBT（硝基蓝四唑）法是一种经典的检测线粒体呼吸链功能的生物化学方法。该方法基于 NBT 在超氧化物阴离子存在下被还原成蓝紫色甲臜的原理，通过测定甲臜的生成量来间接反映线粒体内 ROS 的产生水平，从而评估线粒体的呼吸链功能。

1.NBT 法原理

（1）在 NBT 法中，将含有精子的悬液与 NBT 试剂混合，线粒体呼吸链在氧化磷酸化过程中产生的超氧化物阴离子将 NBT 还原为甲臜。甲臜的生成量与线粒体内 ROS 的产生水平成正比，因此可以通过比色法或荧光法检测甲臜的含量，间接反映线粒体的呼吸链功能状态。

（2）实验步骤：①样本准备：收集新鲜精液样本，通过密度梯度离心法或上游法分离出精子。② NBT 孵育：将精子悬液与适量 NBT 试剂混合，于 37℃孵育一定时间。③甲臜检测：孵育结束后，通过离心去除未反应的 NBT，将沉淀物重悬于缓冲液中，通过比色法或荧光法检测甲臜的生成量。④数据分析：根据标准曲线计算样本中甲臜的含量，进而评估线粒体的呼吸链功能状态。

（3）应用与局限性

NBT 法操作简便、成本低廉，广泛应用于线粒体呼吸链功能的初步筛查。然而，该方法也存在一定的局限性，如易受外界环境因素影响、特异性不够高等。因此，在实际应用中需要结合其他检测方法进行综合评估。

四、精子线粒体 DNA 检测

精子线粒体 DNA（mtDNA）的检测对于揭示线粒体功能异常的原因、诊断相关疾病及评估遗传风险具有重要意义。目前，精子 mtDNA 的检测方法主要包括 PCR 扩增、测序及单细胞测序技术等。

1.PCR 扩增与测序

PCR 扩增是检测精子 mtDNA 点突变、缺失或重排等结构变异的常用方法。通过设计特异性引物对目标 mtDNA 区域进行扩增，然后利用 Sanger 测序或高通量测序（NGS）技术对扩增产物进行测序分析，可以精确识别 mtDNA 的序列变异情况。高通量测序技术由于灵敏度高、通量大，特别适用于检测线粒体异质性及多态性变异，对于线粒体疾病的直接诊断具有重要意义。

2. 单细胞测序技术 近年来，随着单细胞测序技术的不断发展，线粒体 DNA 的单细胞测序成为可能。通过液滴微流控技术、转座酶可及性测序（ATAC-seq）等高通量平台，可以在单个细胞水平上对 mtDNA 进行精确测序分析。这种技术不仅有助于揭示 mtDNA 的异质性分布特征，还能为克隆追踪、肿瘤异质性分析等领域提供有力支持。然而，由于线粒体数量众多且拷贝数高，单细胞测序过程中如何有效富集并准确测定 mtDNA 仍是一个技术挑战。

五、临床意义

精子线粒体功能的测定在男性生殖医学领域具有广泛的应用前景和重要的临床意义。

1. 评估男性生育能力 精子线粒体功能异常是导致男性不育的重要原因之一。通过测定精子线粒体膜电位、ATP 生成率及 ROS 水平等指标，可以准确评估精子的能量代谢状态和功能完整性，进而判断男性的生育能力。这对于不育症患者的诊断和治疗具有重要意义。

2. 诊断线粒体相关疾病 线粒体疾病是一类由线粒体结构和功能异常引起的遗传性代谢疾病。通过检测精子 mtDNA 的突变情况，可以诊断线粒体相关疾病，为患者的遗传咨询和生育指导提供依据。此外，线粒体疾病的早期诊断和干预对于改善患者预后、降低家庭负担具有重要意义。

3. 指导辅助生殖技术 对于携带致病性 mtDNA 突变的男性患者，辅助生殖技术（如卵胞浆内单精子注射、胚胎植入前遗传学诊断等）是避免遗传性疾病传递的有效途径。通过精子线粒体功能的测定和 mtDNA 的遗传风险评估，可以为辅助生殖技术的合理应用提供科学依据，确保胚胎的健康发育和出生缺陷的预防。

4. 科研与临床转化 精子线粒体功能的测定不仅有助于男性不育的病因探究和临

床防治，还为生殖医学领域的科学研究提供了重要工具。通过深入研究精子线粒体的生理功能和调控机制，可以揭示男性生殖过程中的关键科学问题，推动生殖医学领域的基础研究和临床转化应用。

第四节 精浆免疫抑制物质测定

一、概述

精浆作为精液的重要组成部分，不仅为精子提供营养和保护，还包含多种具有免疫调节功能的物质。其中，精浆免疫抑制物质（SPIM）在维持男性生殖健康、促进受精及避免免疫排斥反应中发挥着关键作用。近年来，随着生殖免疫学的深入研究，精浆免疫抑制物质的测定已成为评估男性生育能力、诊断免疫性不育及探索相关疾病机制的重要手段。

二、精浆免疫抑制物质的种类与功能

1. 精浆免疫抑制物质种类繁多，包括男性抑制物质（MIM）、精浆免疫抑制因子（如DF2）、酸性磷酸酶等。这些物质通过抑制机体的免疫反应，保护精子免受免疫系统的攻击，确保正常的受精过程。同时，它们还参与调节生殖道微环境，维持生殖系统的稳态。

2. 研究背景与意义 尽管精子对男性而言是自身抗原，但在正常情况下，男性生殖道内的免疫抑制机制能有效防止自身免疫反应的发生。对于女性而言，精子是同种异体抗原，但精浆中的免疫抑制物质能够抑制女性的免疫反应，避免过敏反应或受精卵排斥。因此，精浆免疫抑制物质的测定对于评估男性生育能力、诊断免疫性不育及探索相关疾病机制具有重要意义。

三、抗补体法检测精浆免疫抑制物活性

抗补体法是一种经典的检测精浆免疫抑制物活性的方法，基于补体系统在免疫反应中的重要作用。该方法通过检测精浆样本对补体溶血活性的抑制作用，间接反映精浆中免疫抑制物质的含量和功能状态。

1. 实验原理

补体系统是一组具有精密调控机制的血清蛋白质反应系统，参与机体的免疫防御和免疫调节。当补体被激活时，会产生一系列级联反应，最终导致细胞溶解。精浆中的免疫抑制物质能够抑制补体的激活过程，从而保护精子免受免疫损伤。

2. 实验步骤

（1）样本准备：收集新鲜精液样本，通过离心分离精浆。补体系统准备：制备标准化的补体溶血系统。

（2）混合反应：将精浆样本与补体溶血系统混合，在一定条件下孵育。溶血度测定：通过比色法或分光光度法测定混合反应后的溶血度。

（3）结果分析：根据溶血度的变化计算精浆样本对补体溶血活性的抑制作用，评估免疫抑制物质的活性。

3. 应用与局限性

抗补体法操作简便、结果直观，广泛应用于精浆免疫抑制物质的初步筛查。然而，该方法也存在一定的局限性，如易受外界环境因素影响、特异性不够高等。因此，在实际应用中需要结合其他检测方法进行综合评估。

四、单向免疫扩散法检测男性抑制物

单向免疫扩散法是一种定量检测精浆中男性抑制物质（MIM）的方法，通过抗原－抗体反应形成沉淀环的大小来反映待测抗原的含量。

1. 实验原理

单向免疫扩散法基于抗原与抗体在琼脂糖凝胶中形成的沉淀环现象。当含有抗体的琼脂糖凝胶与含有抗原的精浆样本接触时，抗原与抗体在凝胶中扩散并相遇形成沉淀环。沉淀环的大小与抗原的含量成正比。

2. 实验步骤

（1）制备琼脂糖凝胶板：将含有特异性抗体的琼脂糖溶液倒入平皿中，待凝固后形成凝胶板。

（2）打孔与加样：在凝胶板上打孔，并加入待测精浆样本。

（3）扩散与反应：将凝胶板置于湿盒中，在适当温度下孵育，使抗原与抗体在凝胶中扩散并反应形成沉淀环。

（4）测量沉淀环直径：使用游标卡尺或图像分析软件测量沉淀环的直径。结果分析：根据标准曲线计算待测精浆样本中 MIM 的含量。

3. 应用与优势

单向免疫扩散法具有操作简便、定量准确等优点，适用于大规模样本的批量检测。该方法在男性不育症的诊断及精浆免疫抑制物质的研究中发挥着重要作用。

五、人精浆免疫抑制因子 DF2 的测定

人精浆免疫抑制因子 DF2 是一种具有显著免疫抑制活性的蛋白质，在维持男性

生殖健康中起着重要作用。其测定方法主要包括酶联免疫吸附试验（ELISA）等。

1. ELISA 法原理

ELISA 法是一种基于抗原 – 抗体反应的定量检测方法。通过特异性抗体包被微孔板，加入待测样本和酶标二抗，形成抗原 – 抗体 – 酶标抗体复合物。加入底物后，酶催化底物显色，显色的深浅与待测抗原的含量成正比。

2. 实验步骤

（1）包被微孔板：将特异性抗体包被于微孔板底部。 封闭非特异性结合位点：

（2）加入封闭液，封闭微孔板上的非特异性结合位点。

（3）加样与反应：加入待测精浆样本和酶标二抗，形成抗原 – 抗体 – 酶标抗体复合物。

（4）洗涤与显色：洗涤去除未结合物质，加入底物显色。

（5）结果测定：使用酶标仪测定吸光度值，根据标准曲线计算 DF2 的含量。

3. 应用与意义

ELISA 法具有灵敏度高、特异性强、重复性好等优点，适用于人精浆免疫抑制因子 DF2 的精确测定。通过检测 DF2 的含量变化，可以评估男性生殖系统的免疫状态，为不育症的诊断和治疗提供依据。

六、间接免疫荧光定位

分析精子表面 MIM 间接免疫荧光法是一种利用荧光标记抗体检测细胞或组织表面抗原的方法，适用于精子表面男性抑制物质（MIM）的定位分析。

1. 实验原理

间接免疫荧光法基于抗原与特异性抗体结合后，再用荧光标记的二抗识别并结合一抗的原理。在荧光显微镜下观察，可发现荧光标记的部位即为抗原所在位置。

2. 实验步骤

（1）精子样本准备：收集新鲜精液样本，通过密度梯度离心法或上游法分离出精子。

（2）固定与通透：将精子样本固定于载玻片上，并进行通透处理以便抗体进入细胞内（3）一抗孵育：加入特异性抗 MIM 抗体，孵育一定时间使抗体与精子表面抗原结合。

（4）洗涤与二抗孵育：洗涤去除未结合的一抗，加入荧光标记的二抗进行孵育。

（5）观察与记录：在荧光显微镜下观察精子表面的荧光信号，记录 MIM 的分布情况。

七、临床意义

精浆免疫抑制物质的测定在男性生殖医学领域具有广泛的临床意义。

1. 评估男性生育能力

精浆免疫抑制物质的含量和功能状态直接影响精子的免疫保护和受精能力。通过测定这些物质的含量和活性，可以评估男性的生育能力，为不育症的诊断和治疗提供依据。

2. 诊断免疫性不育

免疫性不育是指由于免疫系统异常导致的不育症。精浆免疫抑制物质的缺乏或功能异常可能是免疫性不育的重要原因之一。通过测定这些物质的含量和活性，可以辅助诊断免疫性不育，为制定个性化治疗方案提供依据。

4. 探索相关疾病机制

精浆免疫抑制物质在维持男性生殖健康中发挥着重要作用。通过深入研究这些物质的生理功能和调控机制，可以揭示男性生殖过程中的关键科学问题，为相关疾病的预防和治疗提供新的思路和方法。

5. 指导辅助生殖技术

对于部分不育症患者，辅助生殖技术（如体外受精－胚胎移植等）是实现生育愿望的重要途径。通过测定精浆免疫抑制物质的含量和活性，可以评估精子的免疫状态和受精能力，为辅助生殖技术的成功实施提供有力支持。

第五节　精液中细胞凋亡分析

一、概述

精液中细胞凋亡的分析是男性生殖健康评估的重要组成部分，对于理解男性不育症、睾丸功能障碍及相关疾病的发病机制具有重要意义。细胞凋亡，作为一种由基因控制的细胞自我消亡过程，在男性生殖系统中起着关键的调节作用。精液中的细胞凋亡分析不仅能够帮助诊断男性不育，还能为临床治疗提供科学依据。

1. 细胞凋亡与男性生殖健康

细胞凋亡是生物体维持内环境稳定、清除多余或受损细胞的重要机制。在男性生殖系统中，精母细胞、精子细胞等生殖细胞的凋亡对于维持正常的生精过程和精子质量至关重要。然而，过度的细胞凋亡可能导致精子数量减少、质量下降，进而引发男性不育。因此，对精液中细胞凋亡的分析成为评估男性生殖健康的重要手段。

2. 精液中细胞凋亡的检测方法

目前，精液中细胞凋亡的检测方法主要包括形态学染色法和分子生物学技术。

形态学染色法如瑞－吉染色法通过染色后细胞的形态变化来判断凋亡情况；而分子生物学技术如TUNEL法则通过检测DNA断裂来直接确认细胞凋亡。这些方法各有优缺点，但在临床应用中均具有重要意义。

二、瑞－吉染色法

瑞－吉染色法是一种结合了瑞氏染色和吉姆萨染色技术的复合染色方法，广泛应用于血细胞及生殖细胞的形态学分析。在精液中细胞凋亡的检测中，瑞－吉染色法通过染色后细胞的形态变化来间接判断凋亡情况。

1. 染色原理

瑞氏染料中的伊红和美蓝（亚甲蓝）分别与细胞内的酸性物质和碱性物质结合，形成不同的颜色对比。吉姆萨染料则对细胞核和寄生虫着色效果更佳。瑞－吉染色法结合了这两种染料的优点，能够更清晰地显示细胞的结构和形态变化。

2. 操作步骤

（1）样本准备：收集新鲜精液样本，经过液化、离心等处理后，取沉淀物涂片。固定：使用甲醇或其他固定剂对涂片进行固定，以保持细胞形态的稳定。

（2）染色：先用瑞氏染液进行初步染色，再用吉姆萨染液进行二次染色。染色时间需根据具体情况调整。

（3）冲洗与干燥：染色完成后，用缓冲液冲洗涂片，去除多余染料，然后自然干燥。

（4）显微观察：使用光学显微镜观察染色后的细胞形态，判断凋亡情况。

3. 凋亡细胞形态特点

在瑞－吉染色下，凋亡细胞通常呈现细胞核固缩、染色质浓染、胞膜皱褶或起泡等形态特点。这些变化提示细胞正在经历凋亡过程。此外，不同类型的生殖细胞在凋亡时可能表现出不同的形态特点，如精子细胞凋亡时可能出现核固缩、浆突出、破坏以及多核与凋亡小体等现象。

三、TUNEL法

TUNEL（Terminal Deoxynucleotidyl Transferase dUTP Nick End Labeling）法是一种基于DNA断裂的原位末端标记技术，能够直接检测细胞凋亡过程中的DNA断裂。该方法在精液中细胞凋亡的分析中具有重要应用价值。

1. 检测原理

TUNEL法利用末端脱氧核苷酸转移酶（TdT）将标记有荧光素或其他可检测标记物的dUTP连接到凋亡细胞DNA断裂的3'-OH末端，从而实现对凋亡细胞的原位标记和检测。通过荧光显微镜观察标记物发出的荧光信号，可以直观地判断细胞是否发生凋亡。

2. 操作步骤

（1）样本固定：收集新鲜精液样本，经过适当处理后固定于载玻片上。

（2）通透处理:使用通透剂处理样本，使 TdT 酶能够进入细胞内。TUNEL 反应：加入 TUNEL 反应液（含有 TdT 酶和标记有荧光素的 dUTP）,在适宜条件下进行反应。

（3）洗涤与封片：反应完成后，用缓冲液洗涤样本去除未结合物质，然后加入封片剂封片。

（4）荧光观察：使用荧光显微镜观察样本上的荧光信号，判断细胞凋亡情况。

3. 凋亡细胞检测特点

TUNEL 法能够直接检测 DNA 断裂这一凋亡的核心事件，因此具有高度的特异性和敏感性。在精液中细胞凋亡的分析中，TUNEL 法能够准确地识别出凋亡的生精细胞、精子细胞等不同类型的生殖细胞，为临床诊断和治疗提供可靠依据。

四、临床意义

精液中细胞凋亡的分析在临床中具有广泛的应用价值，主要体现在以下几个方面：

1. 评估男性生育能力

精液中细胞凋亡的程度直接影响精子的数量和质量，进而影响男性的生育能力。通过对精液中细胞凋亡的分析，可以评估男性的生育潜力，为不育症的诊断和治疗提供依据。

2. 诊断男性不育症 男性不育症是一种常见的生殖系统疾病，其发病机制复杂多样。精液中细胞凋亡的异常可能是男性不育症的重要原因之一。通过对精液中细胞凋亡的检测和分析，可以辅助诊断男性不育症的原因和类型，为制定个性化治疗方案提供科学依据。

3. 监测治疗效果 在治疗男性不育症或其他相关疾病时，监测精液中细胞凋亡的变化情况可以评估治疗效果的好坏。如果治疗后细胞凋亡得到有效控制或改善，说明治疗有效；反之，则可能需要调整治疗方案或进一步寻找病因。

4. 探索疾病机制 精液中细胞凋亡的分析还有助于深入探索男性生殖系统疾病的发生机制和病理过程。通过对凋亡细胞的形态、数量及分布等特征的研究，可以揭示疾病发生的关键环节和靶点，为开发新的治疗方法和药物提供理论基础和实验依据。

第六节　精浆肿瘤标志物的检测

一、前列腺特异性抗原 (PSA)

1. 概述

前列腺特异性抗原 (PSA) 是一种由前列腺上皮细胞分泌的特异性蛋白质，是目前用于前列腺癌筛查、诊断及监测疗效的最重要肿瘤标志物之一。PSA 在血清和精浆中均可检测到，且精浆中 PSA 浓度通常高于血清。

2. 检验诊断方法

PSA 的检测主要采用免疫分析法，包括放射免疫分析 (RIA)、酶联免疫吸附试验 (ELISA) 和化学发光免疫分析 (CLIA) 等。其中，CLIA 因其高灵敏度、快速、线性范围广等优点，逐渐成为主流检测方法。精浆 PSA 的检测通常需结合精浆采集、离心处理及特定检测试剂盒进行。

3. 临床意义

（1）前列腺癌筛查：PSA 水平升高是前列腺癌的重要预警信号，尤其对于 45 岁以上男性，定期检测 PSA 有助于早期发现前列腺癌。

（2）诊断与分期：结合其他临床信息，PSA 水平可用于前列腺癌的诊断及分期。高水平 PSA 往往提示前列腺癌的可能性增加，且可能与肿瘤分期相关。

（3）疗效监测：前列腺癌治疗后，PSA 水平的变化可反映治疗效果。持续升高的 PSA 可能预示肿瘤复发或转移。

二、糖链抗原系列

1. CA15–3

CA15–3 是一种与乳腺癌密切相关的糖链抗原，在部分前列腺癌患者中也可检测到升高。其检测方法主要为 ELISA 和 CLIA。CA15–3 在精浆中的检测有助于评估前列腺癌患者是否伴发乳腺癌或前列腺癌的远处转移。

2. CA19–9

CA19–9 是一种胃肠癌相关抗原，在胰腺癌、胆囊癌、胆管癌等消化道肿瘤中显著升高。精浆中 CA19–9 的检测对于评估前列腺癌患者是否伴发消化道肿瘤具有一定价值。然而，需要注意的是，部分良性疾病如胰腺炎、胆囊炎等也可能导致 CA19–9 升高。

3. CA50

CA50 是一种广谱肿瘤标志物，在多种恶性肿瘤中均可检测到升高，包括胰腺癌、结肠癌等。精浆中 CA50 的检测可作为前列腺癌患者全身肿瘤筛查的辅助指标。

4. CA125

CA125 是卵巢癌的主要标志物，但在前列腺癌、肺癌、乳腺癌等恶性肿瘤中也可检测到不同程度的升高。精浆中 CA125 的检测对于评估前列腺癌患者是否伴发其他类型肿瘤具有一定意义。

5. CA195

CA195 并非一个广泛认可的肿瘤标志物，可能指的是 CA19-9 或其他类似标志物。在精浆肿瘤标志物检测中，应关注具体检测项目及其临床意义。

三、甲胎蛋白 (AFP)

1. 概述

甲胎蛋白 (AFP) 是一种胚胎性抗原，在原发性肝癌中特异性高且灵敏度好。然而，在前列腺癌等男性生殖系统肿瘤中，AFP 的升高并不常见。

2. 临床意义

尽管 AFP 在前列腺癌中的诊断价值有限，但在某些特殊情况下，如前列腺癌伴发肝癌或生殖细胞肿瘤时，AFP 的检测仍具有重要意义。此外，AFP 还可用于评估肝癌治疗效果及预后。

四、β2 微球蛋白 (β2-MG)

1. 概述

β_2 微球蛋白 (β_2-MG) 是一种低分子量蛋白质，广泛存在于人体各种体液中。β_2-MG 的升高与多种恶性肿瘤相关，包括前列腺癌。

3. 临床意义 精浆中 β_2-MG 的检测可作为前列腺癌诊断的辅助指标之一。此外，β_2-MG 还可用于评估肾功能及某些免疫性疾病的活动性。

五、铁蛋白 (Fer)

1. 概述

铁蛋白 (Fer) 是一种含铁的蛋白质复合物，参与体内铁的储存和代谢。铁蛋白的升高与多种疾病相关，包括恶性肿瘤、炎症性疾病等。

2. 临床意义

3. 精浆中铁蛋白的检测对于前列腺癌的诊断价值尚存争议。然而，在一些研究中发现，铁蛋白水平与前列腺癌的分期及预后相关。因此，铁蛋白的检测可作为前

列腺癌综合评估的 一部分。

六、其他

除了上述标志物外，精浆中还可能存在其他与肿瘤相关的标志物，如乳酸脱氢酶 (LDH)、癌胚抗原 (CEA) 等。这些标志物的检测有助于更全面地评估前列腺癌患者的病情及预后。然而，需要注意的是，单一标志物的检测往往存在局限性，因此在实际应用中应结合多种标志物及临床信息进行综合判断。

七、临床意义

1. 早期诊断

精浆肿瘤标志物的检测有助于早期发现男性生殖系统肿瘤，尤其是前列腺癌。这对于提高肿瘤治愈率、改善患者预后具有重要意义。

2. 病情监测

在治疗过程中，通过定期检测精浆肿瘤标志物水平的变化，可以评估治疗效果及病情进展。这对于及时调整治疗方案、预防肿瘤复发及转移具有重要意义。

3. 预后评估

精浆肿瘤标志物的水平与肿瘤分期、病理类型及患者预后密切相关。通过检测这些标志物，可以为患者的预后评估提供重要参考依据。

4. 个体化治疗

结合精浆肿瘤标志物的检测结果及患者具体病情，可以制定更加个体化的治疗方案。这有助于提高治疗效果、减少不必要的治疗干预及减。

（牛 鑫）

第十六章　精液的显微镜检查

精液的显微镇检查内容包括精子密度、活动率、存活率、形态学、精子顶体及非精子细胞成分等。这是精液分析的最重要部分，这些检查不仅可反映精子质量，而且可反映睾丸的生精功能以及整个生殖系统有无感染等。在显微镜检查前．精液应完全液化并充分混匀，以免因操作不当面影响检测结果的准确性；观察时，先取一小滴精液标本，置于载玻片上，加上盖玻片，在低倍镜下观察精液标本内有无精子，若标本中没有精子，精液需离心以供进一步检查；若有精子，则进行精子密度、活动率、存活率、形态学、顶体等的进一步分析。

第一节　精子密度分析

一、概述

精子密度分析是男性生殖健康评估中的关键环节，对评估男性生育能力具有重要意义。随着医学技术的不断进步，精子密度的检测方法也在不断更新和完善。

二、精子密度分析的重要性

精子密度是指单位体积精液中的精子数量，通常以每毫升精液中的精子数来表示。精子密度是评估男性生育能力的重要依据之一，精子密度过低可能由多种原因引起，如睾丸发育不良、输精管梗阻等。通过精子密度分析，可以全面了解男性生殖系统的健康状况，为男性不育症的诊断、治疗及生育能力评估提供科学依据。

三、血细胞计数板

1. 血细胞计数板作为传统的精子密度检测工具，已有50余年的应用历史。其基本原理是通过显微镜观察计数板上的精子数量,进而计算出精液中的精子密度。然而，由于血细胞计数板计数池深度较浅（通常为0.1 mm），精子在计数过程中容易相互重叠，不在同一焦平面上，导致计数结果的重复性较差。此外，血细胞计数板仅能用于精子密度的检测，无法同时评估精子的活力、形态等参数，因此在现代精液学分析中已逐渐显露出其局限性。

2. 操作步骤

（1）样品稀释：每个标本应按1：20稀释，并根据初检结果调整稀释比例。

（2）混合与取样：将稀释后的精液与固定液混合均匀，取适量混合液置于计数板中央。

（3）显微镜观察：在400倍或100倍显微镜下观察并计数精子数量。

（4）结果计算：根据计数结果和稀释比例计算出精液中的精子密度。

四、Makler精子计数板

1. Makler精子计数板是一种专门用于精液分析的现代计数工具，具有操作简便、准确性高的特点。其设计巧妙，能够在计数过程中保持精子处于同一水平面上，避免重叠现象，从而提高计数结果的准确性。此外，Makler精子计数板还可用于快速评估精子的活力和形态学特征，为精液分析提供了更多维度的信息。

2. 操作步骤

（1）样品准备：将充分混合的精液样品放置在计数板的光学平玻璃上。

（2)覆盖玻璃:将覆盖玻璃放置在计数板上,并确保液滴扩散成厚度均匀的薄层。

（3）显微镜观察：使用合适的物镜和目镜组合（如20X物镜和10X目镜）观察计数板上的精子数量、活力和形态。

（4）结果计算：根据计数板上的精子数量计算出精液中的精子密度，并评估精子的活力和形态学特征。

五、Macro计数板

1. Macro计数板是近年来研制的一种新型精液分析工具，旨在替代价格昂贵的Makler计数板并适应国内市场需求。研究表明，Macro计数板在精子密度计数、精子活率和运动速度分析方面与Makler计数板无显著差异，且具有较好的重复性。Macro计数板的设计同样注重保持精子在计数过程中的水平分布,以提高计数结果的准确性。

2. 操作步骤

Macro 计数板的操作步骤与 Makler 计数板类似，主要包括样品准备、覆盖玻璃放置、显微镜观察和结果计算等步骤。具体细节可根据 Macro 计数板的使用说明书进行调整。

六、MicroCell 计数板

1. MicroCell 计数板是另一种常用的精液分析工具，其设计特点在于计数池的深度和格子布局。MicroCell 计数板能够提供较大的计数视野和较高的计数精度，适用于不同密度的精液样品。与血细胞计数板相比，MicroCell 计数板在计数过程中能够更好地避免精子重叠现象，从而提高计数结果的准确性。

2. 应用与优势 MicroCell 计数板在精液分析中的应用范围广泛，可用于精子密度、活力、形态学特征等多个维度的评估。其优势在于操作简便、计数精度高、结果重复性好，能够满足临床和科研工作的需求。

七、Cell-VU 计数板

1. Cell-VU 计数板是一种新兴的精液分析工具，采用先进的图像处理技术和自动化算法进行精子计数和活力评估。Cell-VU 计数板通过高分辨率相机捕捉计数板上的精子图像，并利用算法自动识别和计数精子数量、评估精子活力。该方法具有计数速度快、结果准确度高、操作简便等优点，是未来精液分析领域的发展方向之一。

2. 技术特点

（1）自动化计数：Cell-VU 计数板能够自动识别和计数计数板上的精子数量，减少人工操作的误差和劳动强度。

（2）高精度评估：通过高分辨率相机和先进算法的应用，Cell-VU 计数板能够提供高精度的精子密度和活力评估结果。

（3）多维度分析：除了精子密度和活力评估外，Cell-VU 计数板还可用于精子形态学特征的自动化分析，为精液分析提供更多维度的信息。

第二节 精子活动率的分析

一、概述

精子活动率是指在一定时间内（通常为射精后 1 小时内），具有前向运动能力的精子所占的比例。正常情况下，精子活动率应≥ 50%，若低于此标准则称为精子活动率低下，也称为弱精症。最新的世界卫生组织（WHO）标准将精子活动率细分为总活力（PR+NP）和活跃精子能动性（PR），总活力≥ 40%，活跃精子能动性≥ 32% 。

二、精子活动率的影响因素

1. 生活方式

不良生活方式是导致精子活动率下降的重要因素之一。吸烟、饮酒、熬夜等习惯会损害生殖系统功能，降低精子质量和活动率 。此外，缺乏运动、饮食不均衡等也可能对精子活动率产生不利影响。

2. 环境因素

环境污染也是影响精子活动率的重要因素。空气中的污染物、水中的重金属、农药残留等有害物质都可能通过食物链进入人体，对生殖系统造成损害。此外，电磁辐射、高温环境等也可能对精子活动率产生不利影响。

3. 遗传因素

遗传因素在精子活动率中扮演重要角色。一些基因变异可能导致精子运动能力受损，从而引发弱精症。例如，精子鞭毛轴丝微管二联体中的关键蛋白突变就可能导致精子运动功能障碍。

三、精子活动率的检测方法

1. 传统检测方法

（1）显微镜下精子活动观察：①描述：这是最直观的方法之一，通过取样处理后，在显微镜下直接观察精子的形态、运动状态等特征，以评估其活动率。②应用：广泛用于临床实验室，作为评估精子质量的基础手段。

（2）精液常规检查：①描述：通过检查精子的存活率来间接了解精子活力。正常情况下，精子的存活率应≥ 58%。②应用：作为精液品质优劣的常规检查项目之一。

（3）精液显微镜检查：①描述：利用显微镜观察精子向前运动的能力，并根据运动速度和质量进行分级（如 a、b、c、d 四级）。 ②应用：用于精确评估精子的运动能力，对弱精子症等疾病的诊断具有重要意义。

（4）巴氏染色法：①描述：在精液样本中加入活性染色剂，通过评估精子的活跃程度来判断精子活力。②应用：作为精子活力评估的辅助手段，提高评估的准确性。

（5）酸碱度检查：①描述：通过检测精液的酸碱度来判断精子活力。偏酸时精子活动能力下降，碱性时精子活力较强。②应用：了解精液环境对精子活力的影响，为治疗提供依据。

（6）精液培养：①描述：通过培养精液样本以评估其中微生物的存在及其对精子活性的影响。②应用：用于诊断由感染引起的精子活力下降等问题。

2. 新兴检测方法

（1）电脑辅助精子运动分析（CASA）：①描述：利用高速摄像技术记录精子运动轨迹，并通过计算机分析精子的平均路径长度、速度等参数。②应用：提供更为精确和客观的精子运动能力评估结果，有助于早期发现和诊断精子活力问题。

（2）精子膜功能测定：①描述：通过特定染色剂或荧光标记探针与精子膜相互作用来评价膜稳定性及对环境因素的响应能力。②应用：了解精子膜功能的完整性及其对精子活力的影响，为治疗提供新的靶点。

（3）精子内钙浓度测定：①描述：利用荧光染料标记钙离子并通过流式细胞仪测量精子内的荧光强度，以了解精子内钙离子水平是否正常。②应用：判断是否存在影响精子活力和受孕的问题，为治疗提供新的思路。

（4）精子顶体酶活性测定：①描述：通过加入特异性底物观察其分解情况来评估顶体酶的活性水平，反映精子成熟度及其参与受精过程的能力。②应用：识别因顶体功能障碍导致的不育问题，为治疗提供重要依据。

（5）精子 DNA 完整性检测：①描述：利用特殊技术如单细胞凝胶电泳或流式细胞术分析精子 DNA 的完整性，评估精子核内染色质是否稳定。②应用：了解精子 DNA 损伤情况及其对生育能力的影响，为治疗不育症提供新的方向。

四、提高精子活动率的改进措施

1. 调整生活方式

（1）规律作息：保持规律的作息时间，避免熬夜和过度劳累，确保充足的睡眠。规律的作息有助于调节内分泌，促进精子生成和发育。

（2）健康饮食：均衡饮食，减少高脂肪、高糖食物的摄入，增加富含抗氧化剂的食物如深色蔬菜、坚果等。抗氧化物质有助于保护精子免受氧化损伤，提高精子活力。

（3）适当运动：进行规律性的体力活动，如慢跑、游泳等有氧运动，每周至少进行 3 次，每次持续 30 分钟以上。适当的运动有助于促进血液循环及新陈代谢，进而提升精子活力。但需注意避免过度劳累及剧烈运动，以免影响生殖系统健康。

（4）戒烟限酒：烟草中的尼古丁和酒精中的乙醇都可能引起精子 DNA 损伤，降低精子活力。因此，应戒烟限酒，为精子创造一个良好的生存环境。

（5）避免高温环境：长时间处于高温环境会影响精子的生成和活力。因此，应避免泡温泉、蒸桑拿等活动，减少高温对精子的不利影响。

2. 药物治疗

（1）维生素补充：补充维生素 E、C 以及锌等微量元素，这些维生素和矿物质参与精子生成与成熟过程，缺乏可能导致精子质量下降。适量摄取可作为辅助手段提升精子活力。

（2）中药调理：选择具有补肾益精功效的中药材如枸杞子、淫羊藿等制成汤剂或丸散服用。传统中医认为肾脏为先天之本，精气所藏之处，通过滋补肾阴或温阳固精方式可间接改善精子活力低下的问题。

（3）西药治疗：根据医生建议，小剂量、长时间地服用口服雄激素或维生素 E 等药物，以改善精子活力。此外，临床上还使用必利劲（盐酸达泊西汀片）、万艾可（枸橼酸西地那非片）等药物来改善精子的新陈代谢和活力。

3. 辅助生殖技术

对于精子活动率极低或经过生活方式调整和药物治疗后仍无法自然受孕的夫妇，可以考虑辅助生殖技术。辅助生殖技术主要包括人工授精和试管婴儿等：

（1）人工授精：对于轻度弱精症的男性患者，可采用人工授精助孕。通过体外优选技术将患者活力较好的精子挑出，在女性排卵期注射到宫腔内，帮助受孕。

（2）试管婴儿：对于精子活力弱或精子数目少等精液质量较差的男性患者，可以采用试管婴儿技术。将患者精子通过较细针管注射到卵母细胞胞浆内，辅助卵子受精，形成胚胎后再移植到女性子宫内着床发育。

五、提高精子活动率的临床意义

1. 提高受孕能力

精子活动率是评估男性生育能力的重要指标之一。提高精子活动率意味着增加精子在女性生殖道内游动的能力，从而提高精子与卵子相遇并结合的机会，进而提升受孕的成功率。这对于那些因精子活动率低下而导致不育的夫妇来说，具有至关重要的意义。

2. 改善男性生育功能

精子活动率的提升直接反映了男性生育功能的改善。正常范围内的精子活动率有助于确保精子具有足够的运动能力，以完成受精过程。这对于维持男性正常的生殖健康状态，以及实现生育愿望具有不可忽视的作用。

3. 促进生殖健康

精子活动率的提高不仅有助于受孕，还对男性的整体生殖健康有积极影响。它表明生殖系统功能良好，能够产生数量充足且质量上乘的精子。这对于预防男性生殖系统疾病，如前列腺炎、附睾炎等，也具有一定的预防作用。

4. 改善精液质量

精子活动率是精液质量评估的一个重要方面。当精子活动率处于正常水平时，通常意味着精液中的其他参数，如精子浓度、形态等也处于理想状态。这有助于提高精液的整体质量，为受孕创造更加有利的条件。

5. 增强免疫力

一些研究表明，提高精子活动率还可能对男性的免疫力产生积极影响。虽然这方面的具体机制尚不完全清楚，但一些药物或营养补充剂在提升精子活动率的同时，也可能通过改善体内微环境或增强抗氧化能力等方式，间接提升男性的免疫力。

6. 心理和社会意义

对于许多夫妇来说，成功受孕和生育健康的孩子是他们生活中的重要里程碑。提高精子活动率不仅有助于实现这一愿望，还能减轻因不育问题带来的心理压力和焦虑感。同时，它也有助于增强夫妻间的感情和家庭的稳定性。

第三节 精子存活率分析

一、概述

精子存活率是指一滴精液中活精子的比例，是评估男性生育能力的重要指标之一。正常情况下，精子存活率应达到一定的标准，以确保有足够的活精子参与受精过程。精子存活率的高低直接影响男性的生育能力，因此对其进行分析具有重要意义。

二、精子存活率的检测方法

1. 精液常规检查

精液常规检查是评估精子存活率的基础方法。通过采集受检者的精液样本，实验室人员会对精液量、精子密度、精子活力等参数进行检测。虽然精液常规检查本身并不直接测量精子的存活率，但通过分析精子的活力和密度等指标，可以间接评估精子的存活情况。通常，活力强、密度高的精液样本往往意味着较高的精子存活率。

2. 染色技术结合显微镜观察

这是目前临床上常用的精子存活率检测方法。具体步骤如下：①样本采集：受检者以自慰的方式取得精液，并使用无毒性的广口玻璃或塑料容器进行收集。收集后的精液需要尽快送到检验室，最好在半小时内送检。②染色处理：常用的染色法包括伊红染色法、台盼蓝染色法、伊红－苯胺黑染色法等。以伊红染色法为例，将一滴新鲜精液与一滴伊红染色剂在载玻片上混匀，覆盖盖玻片后静置一段时间（通常为 30 秒）。死精子的细胞膜受损，可以透入伊红染料而被染成红色，而活精子则不着色。③显微镜观察：使用光学显微镜观察染色后的精子样本。计数一定数量（如 200 个）的精子，并统计其中活精子和死精子的数量，从而计算出精子存活率。

3. 计算机辅助精子分析（CASA）

随着医学技术的进步，计算机辅助精子分析系统被广泛应用于精液质量的评估中。CASA 系统能够自动跟踪和记录精子的运动轨迹，并计算其运动参数如速度、直线性等。虽然 CASA 系统主要关注精子的运动能力而非直接测量存活率，但精子的运动能力往往与其存活状态密切相关。因此，通过 CASA 系统评估精子的运动能力，也可以间接反映精子的存活情况。

4. 其他检测方法

除了上述方法外，还有一些其他的检测手段可用于评估精子的存活率，如精子低渗肿胀试验、精子顶体酶活性检测等。这些方法各有特点，适用于不同的临床场景和需求。

三、影响精子存活率的因素

精子存活率受到多种因素的影响，主要包括以下几个方面：

1. 生活方式

不良的生活习惯如长期吸烟、酗酒、熬夜、缺乏运动等都会影响精子质量，降低精子存活率。

2. 环境因素

长时间暴露于高温、辐射、有毒有害物质等环境中也会对精子存活率产生不利影响。例如，高温环境会损害精子生成所需的凉爽环境，导致精子存活率下降。

3. 疾病因素

附属性腺炎症（如附睾炎、前列腺炎等）、精索静脉曲张等疾病都会影响精子的生成和存活。这些疾病可能导致精子数量减少、活力下降以及存活率降低。

4. 营养因素

缺乏锌、硒等微量元素以及维生素 E 等抗氧化物质也会影响精子的存活率和质量。这些营养素对于维持精子的正常功能和代谢具有重要作用。

四、提高精子存活率的措施

针对影响精子存活率的因素，可以采取以下措施来提高精子存活率：

1. 调整生活方式

保持规律的作息时间，避免熬夜和过度劳累；均衡饮食，多摄入富含抗氧化剂的食物如深色蔬菜、坚果等；进行适当的有氧运动如慢跑、游泳等；戒烟限酒；避免长时间处于高温环境如蒸桑拿、泡温泉等。

2. 治疗疾病

针对附属性腺炎症、精索静脉曲张等疾病进行针对性治疗，消除病因以提高精子存活率。

3. 补充营养

适量补充锌、硒等微量元素以及维生素 E 等抗氧化物质，有助于提高精子存活率和质量。可以通过饮食调整或服用相关营养补充剂来实现。

4. 避免有害环境

尽量减少接触辐射、有毒有害物质等有害环境，保护精子免受损伤。在工作和生活中注意防护措施，如穿戴防护服、佩戴口罩等。

第四节 精子形态学分析

一、概述

精子形态学分析是通过涂片染色的研究方法，观察与分析精子形态，以了解正常精子与生理及病理范围内的变异精子所占的比例。这一分析方法随着医学科学的发展，特别是在男科学领域的迅速崛起，以及不育症患者数量的增加，其重要性日益凸显。精子形态学分析不仅有助于全面、客观地反映患者的真实情况，还能为评价睾丸功能提供重要依据。

二、正常精子形态

正常精子形态似蝌蚪状，由头、颈、中段、主段和末段组成。然而，由于通过光学显微镜很难观察到精子末段，因此通常认为精子由头和尾（中段和主段）两部分构成。正常精子的头部外形光滑、轮廓规则，大体上呈椭圆形，顶体区可清晰分辨，占头部的 40% ~ 70%。中段应该细长、规则，大约与头部长度相等，主轴与头部长轴成一条直线。主段比中段细且均一，长约 45 微米（约为头部长度的 10 倍），尾部应没有显示鞭毛折断的锐利折角，主段可自身卷曲成环状。

三、异常精子形态分类

异常精子形态种类繁多，主要包括头部异常、颈部和中段异常、尾部异常以及混合异常等。头部异常如大头、小头、锥形头、梨形头、圆头、不定形头、有空泡的头等；颈部和中段异常如中段非对称地接在头部、粗的或不规则、锐角弯曲等；尾部异常如无尾、短尾、长尾、双尾、卷尾等。混合异常则是指精子头、体、尾均有或其中两者有不同程度异常的情况。

四、检测方法

1. 样本采集

首先，需要采集受检者的精液样本。这通常通过自慰的方式在检查室内进行，确保采集过程的无菌和卫生。采集后的精液样本应立即置于干净、干燥的广口瓶内，并尽快送往实验室进行分析，以避免样本质量下降。

2. 涂片与染色

（1）涂片制备：根据精子的浓度，选择直接涂片或离心后涂片。当精子计数较低时（如小于 10×10^9 / L），可能需要对精液进行离心处理，取沉淀物进行涂片；而当精子计数较高时，可以直接取一滴精液进行涂片，并在空气中自然干燥。

（2）染色处理：为了更清晰地观察精子的形态，需要对涂片进行染色。常用的染色方法包括 HE（苏木精 – 伊红）染色法、瑞 – 姬氏染色法以及改良巴氏染色法等。这些染色方法能够突出精子的不同结构特征，便于后续的显微镜观察。

3. 显微镜观察与分析

染色后的涂片被放置在显微镜下进行观察。专业人员会仔细分析精子的头部、体部和尾部形态，以判断其是否正常。正常精子的形态似蝌蚪状，具有规则的头部、细长的体部和尾部。而异常形态的精子则可能表现出头部畸形、体部弯曲、尾部缩短或缺失等特征。

4. 计数与分类

在显微镜观察过程中，专业人员会对一定数量（如 200 个）的精子进行计数和分类。他们会计算正常形态精子和异常形态精子的比例，并根据这一比例来评估受检者的精子形态学特征。

5. 正常参考值

根据世界卫生组织的标准，正常精液中异常精子的比例应小于一定阈值（具体数值可能因标准版本不同而有所差异，但一般认为小于 20% 为正常）。当异常精子比例超过这一阈值时，可能表明受检者的精子形态存在异常。

五、临床意义

精子形态学分析对于评估男性生育能力具有重要意义。异常形态的精子往往伴随着功能的缺陷，可能影响受精能力，从而导致男性不育。因此，通过精子形态学分析可以初步判断男性的生育能力状况，并为进一步的诊断和治疗提供依据。

（郑海波　孙启娥　于光彩　牛鑫）

第十七章　遗传学检测

第一节　染色体核型分析

一、概述

染色体核型分析是指将待测细胞的染色体按照其固有的形态结构特征，进行人为的配对、编号和分组，并进行形态分析的过程。其目的是发现和诊断由染色体异常引起的疾病。染色体异常包括结构异常（如缺失、重复、倒位、易位等）和数量异常（如三体、单体等），这些异常可能导致一系列的临床症状，如不孕、复发性流产、先天愚型、先天性多发畸形以及癌症等。

二、外周血细胞染色体制备技术

外周血细胞染色体核型分析是应用最为广泛的一种染色体核型分析技术。其制备过程大致包括以下几个步骤：

1. 样本采集

通常采集受检者的静脉血，一般需抽取 3 mL 肝素钠抗凝静脉血。

2. 细胞培养

将采集到的血液样本进行淋巴细胞培养，使细胞增殖并分裂到中期，此时染色体的形态最为清晰。

3. 染色体收获与制片

通过特定的方法（如秋水仙素处理）使细胞停留在分裂中期，然后收获细胞并制备染色体涂片。

4. 染色与观察

对染色体涂片进行染色处理（如 G 显带染色），以便在显微镜下更清晰地观察染色体的形态和结构。

三、羊水细胞染色体制备技术

羊水细胞染色体核型分析主要用于产前诊断，以检测胎儿是否存在染色体异常。其制备过程与外周血细胞染色体制备类似，但样本来源为羊水：

1. 羊水穿刺

通过特定的医疗手段（如羊水穿刺术）采集孕妇的羊水样本。

2. 细胞培养

将羊水中的细胞进行培养，使其增殖并分裂到中期。

3. 染色体收获与制片、染色与观察

步骤与外周血细胞染色体制备相同。

四、染色体分带技术

染色体分带技术是一种提高染色体核型分析精度的方法。通过对染色体进行特定的染色处理，可以使染色体上呈现出不同宽窄和明暗相间的横纹，这些横纹称为染色体带。根据带型的不同，可以对染色体进行更精确的分类和识别。常用的染色体分带技术包括 G 显带、Q 显带、R 显带等。

五、临床意义

染色体核型分析在遗传疾病诊断、产前诊断、生殖医学、白血病诊断、基因突变检测及肿瘤学研究等方面均有重要应用。例如，在产前诊断中，通过羊水细胞染色体核型分析可以及时发现胎儿是否存在染色体异常，从而采取相应的干预措施；在生殖医学中，染色体核型分析可以帮助夫妇了解自身是否存在染色体异常，以提高辅助生殖技术的成功率并降低流产风险。

第二节 特异性基因检测

一、检测目的

特异性基因检测的主要目的是识别和确认特定基因在生物体内的存在、表达水平以及可能的变异情况。这对于理解基因功能、遗传性疾病的诊断、个性化医疗方案的制定等具有重要意义。

二、检测方法

1. DNA 测序法

（1）概述：DNA 测序是最直接、最准确的特异性基因检测方法之一。它通过对特定 DNA 片段的序列进行测定，来确定是否存在目标基因及其序列特征。

（2）技术类型：包括传统的 Sanger 测序和新一代高通量测序技术（如 Illumina 测序、PacBio 单分子实时测序等）。高通量测序技术具有更高的通量和更低的成本，适用于大规模基因组测序项目。

2. 聚合酶链式反应（PCR）

（1）概述：PCR 是一种体外 DNA 扩增技术，通过特定的引物设计，可以在短时间内将目标基因片段进行大量复制。结合荧光定量 PCR 技术，还可以实时监测 PCR 扩增过程，提高检测的敏感性和特异性。

（2）应用：常用于特异性基因的定性和定量检测，如遗传性疾病的筛查、肿瘤标志物的检测等。

3. 基因芯片技术

（1）概述：基因芯片是一种高通量的基因检测技术，通过在固相载体上固定大量已知序列的 DNA 探针，与待测样本中的 DNA 进行杂交反应，从而实现对特异性基因的检测。

（2）优势：具有高通量、并行处理、自动化程度高等优点，适用于大规模基因组关联研究、疾病诊断等领域。

4. Southern blotting 法

（1）概述：Southern blotting 是一种经典的 DNA 分析技术，通过电泳将 DNA 片段分离后转移到固相载体上，再与标记的探针进行杂交反应，从而检测特定 DNA 序列的存在。

（2）应用：虽然操作相对繁琐且灵敏度较低，但在某些特定情况下仍具有不可替代的优势，如检测复杂基因组中的低丰度序列。

5. 其他技术

（1）实时荧光定量 PCR（RT–qPCR）：用于检测基因表达水平的变化。荧光原位杂交（FISH）：用于检测染色体和基因在细胞内的定位及异常变化。

（2）多克隆抗体技术：通过特异性抗体检测基因编码的蛋白质表达情况。

三、检测流程

特异性基因的检测流程通常包括样本采集、DNA 提取、PCR 扩增（或其他扩增技术）、测序或杂交反应、结果分析等步骤。具体流程会根据不同的检测方法和目的而有所不同。

四、注意事项

1. 在进行特异性基因检测时，需要确保样本的质量和完整性，避免污染和干扰因素对结果的影响。
2. 根据不同的检测目的和样本类型，选择合适的检测方法和参数设置。
3. 对检测结果进行仔细分析和解读，结合临床信息和实验室数据做出准确的诊断或治疗建议。

第三节　受精前与种植前遗传学诊断

受精前与种植前的遗传学诊断在辅助生殖技术中扮演着重要角色，但需要注意的是，通常所说的“受精前遗传学诊断”并不是一个标准的术语，因为受精过程中遗传物质已经结合，难以在受精前单独进行遗传学诊断。然而，在辅助生殖技术的背景下，我们可以在受精前对精子和卵子进行一定的筛选和处理，以减少遗传疾病的风险，并在种植前（即胚胎移植前）进行详细的遗传学诊断。

一、概述

1. 受精前处理

在辅助生殖技术中，受精前通常会对精子和卵子进行一定的筛选和处理，如精子洗涤以去除潜在的病原体和异常精子，卵子质量评估以确保用于受精的卵子健康。然而，这些处理并不直接等同于遗传学诊断。

2. 种植前遗传学诊断（PGD）

PGD 是在胚胎移植到母体子宫前，对胚胎进行遗传学检测的技术。它旨在识别胚胎是否存在染色体异常或特定遗传疾病的风险，从而选择健康的胚胎进行移植。

二、技术原理

PGD 的技术原理涉及从胚胎中取出少量细胞（如卵裂球或滋养层细胞），并使用先进的分子生物学技术对这些细胞进行遗传学分析。这些技术包括 PCR、FISH、CGH、SNP 芯片筛查以及 NGS 等。通过这些技术,可以准确地检测出胚胎的遗传信息,评估其是否存在遗传疾病的风险。

三、适应症

PGD 的适应症主要包括以下几类人群：

1. 遗传性疾病患者

对于已经明确病因的遗传性疾病患者，PGD 可以帮助他们选择不携带致病基因的胚胎进行移植。

2. 高龄孕妇

随着年龄的增长，女性生育能力逐渐下降，遗传疾病的风险也相应增加。PGD 可以帮助高龄孕妇筛选出健康的胚胎进行移植。

3. 反复自然流产史的孕妇

部分反复自然流产可能与胚胎的遗传异常有关,PGD 可以降低再次流产的风险。

4. 反复胚胎种植失败的夫妇

PGD 可以帮助他们找出失败的原因，并选择健康的胚胎进行移植。

四、操作流程

PGD 的操作流程大致包括以下几个步骤：

1. 体外受精

通过辅助生殖技术将精子和卵子结合形成受精卵

2. 胚胎培养

将受精卵在实验室条件下进行培养，形成早期胚胎。

3. 细胞取样

在胚胎发育到特定阶段（如卵裂期或囊胚期）时，从胚胎中取出少量细胞进行遗传学检测。

4. 遗传学检测

使用分子生物学技术对取出的细胞进行遗传学分析，评估胚胎的遗传信息

5. 结果分析

根据遗传学检测结果，筛选出健康的胚胎进行移植。

6. 胚胎移植

将健康的胚胎移植到母体子宫内，启动妊娠过程。

五、优势与局限性

1. 优势

（1）提高妊娠成功率：通过筛选出健康的胚胎进行移植，PGD 可以显著提高妊娠成功率。

（2）降低遗传疾病风险：PGD 能够帮助夫妇避免将遗传疾病传递给后代，降低遗传疾病的风险。

（3）减少心理负担：对于担心遗传疾病风险的夫妇来说，PGD 可以减轻他们的心理负担，增加生育健康后代的信心。

2. 局限性

（1）技术难度高：PGD 需要高精尖的实验室设备和专业的技术人员进行操作，技术难度较高。

（2）费用昂贵：由于技术复杂性和设备成本等因素，PGD 的费用相对较高，可能给一些家庭带来经济负担。

（3）对胚胎有一定损伤风险：细胞取样过程中可能会对胚胎造成一定的损伤风险，尽管这种风险通常很低。

（4）误诊可能性：尽管 PGD 的准确性很高，但仍存在一定的误诊可能性，这可能与技术本身的局限性或操作过程中的误差有关。

（孙启娥 郑海波 于光彩 成强）